Taschenlexikon

der natürlichen ätherischen Öle

Herausgeber:
H.I. Rombach Verlag
D-25887 Winnert

3. Auflage: Oktober 1995

Umschlag gedruckt auf chlorfrei hergestelltem Neupapier,
Innenseiten auf 100%igem Recycling-Papier.

Printed in Germany.

ISBN-Nr. 3-9803422-0-4

Taschen-Lexikon

der natürlichen ätherischen Öle

Verlag
H.I. Rombach

Erst wurde durch Wissen die Natur
in Hinsicht auf Wert »neutralisiert«,
dann auch der Mensch.
Nun zittern wir in der Nacktheit eines Nihilismus,
in der größte Macht sich mit größter Leere paart,
größtes Können mit geringstem Wissen davon, wozu.

Hans Jonas, 1987

VORWORT

Seit dem Erscheinen der ersten Auflage des »Taschenlexikon der natürlichen ätherischen Öle« sind mittlerweile fast drei Jahre vergangen. In dieser Zeit hat sich der Kreis derjenigen, die mit ätherischen Ölen umgehen, sie einfach nur wegen des schönen Duftes, aber auch derjenigen, die sie auch gezielt zur Gesundheitspflege, geistig, körperlich und seelisch anwenden, vervielfacht. Dies ist ein zartes Zeichen für Fortschritt in unserer Zivilisation, denn es zeigt, daß immer mehr Menschen, bewußt oder unbewußt, im wahrsten Sinne des Wortes "die Nase voll haben" vom Gestank und Schmutz unserer Zeit, der sich mittlerweile bis in die entlegensten Winkel unserer Mutter Erde und sogar in die äußersten Bereiche unserer Atmosphäre ausgebreitet hat. Die feinen ätherischen Öle tragen also dazu bei, die Sensibilität für das, was für den Menschen tatsächlich gesund ist, zu schärfen und zu verfeinern. Wir haben das an den immer weiter- und tiefergehenden Auskunftswünschen, sowie der immer höher steigenden ersten Auflage, mit Freude festgestellt. Das ist die schöne Seite der Medaille.

Die andere, nicht so gute Seite ist die Tatsache, daß immer mehr Anbieter auf dem Markt erscheinen, die eine schnelle Mark, mit z.T. minderwertigen Produkten machen wollen. Wie das funktioniert, welche List und Tücke dafür angewendet wird und wie Sie sich davor schützen können, sollten Sie im Einleitungstext nachlesen.

Einer der Gründe für die Herausgabe dieses erweiterten »Taschenlexikon der natürlichen ätherischen Öle« ist unsere Hoffnung, Ihnen die Möglichkeit zu geben, beim Kauf ätherischer Öle die richtige Auswahl, der richtigen, besten Qualitäten ermöglichen zu können. Denn, ätherische Öle vermitteln nicht nur schöne Düfte, sie wirken auch zum Teil erheblich auf den Körper und die Psyche des Menschen, der sie benutzt. Kaufen Sie deshalb ätherische Öle nur da, wo Sie eine gute, fachgerechte Beratung erhalten. Dieses und andere Kriterien können Sie ebenfalls im Einleitungstext nachlesen.

Ein weiterer, unseres Erachtens wichtiger Grund für dieses Lexikon ist die schon erwähnte Tatsache, daß ätherische Öle z.T. erhebliche Wirkungen auf den menschlichen Organismus haben. Es liegt doch auf der Hand, daß Menschen die z.B. hohen Blutdruck haben, keine blutdrucksteigernden und Menschen mit niedrigem Blutdruck, keine blutdrucksenkenden ätherischen Öle benutzen sollten. Umgekehrt wäre es sinnvoll, aber dazu muß man diese Tatsachen und Wirkungen einfach kennen. Diese Informationen können Sie in den Kapiteln »Ätherische Öle von A - Z«, »Pflanzliche Basisöle« und »Aquarôme« schnell und unkompliziert nachschlagen. Machen Sie vor oder während Ihres Einkaufs regen Gebrauch davon. Sie werden bald bemerken, wie hervorragend gute ätherische Öle zu Ihrem Wohlbefinden beitragen können, wenn Sie sie richtig anwenden.

Das hofft und wünscht Ihnen sehr -
»Der Autor«
und sein Mitarbeiterteam*.

* Ich danke für die hervorragende Mitarbeit; meinem Co-Autor Sebastian Fischer - Winnert; Frau L.Gerdes-Hoppe - Hamburg - für ihre Mitarbeit und zur Verfügungstellung der Hoppe-Bibliothek, sowie meiner Familie für die umfangreichen Recherchen, Satz-, Änderungs- und Korrekturarbeiten, und den vielen Freunden und Lesern für Ihre Anregungen.

Im Dezember 1994 ist der Autor dieses Buches, verstorben. In Liebe und Dankbarkeit gedenken der Co-Autor und die Familie Herrn Jürgen Rombach.

INHALTSVERZEICHNIS

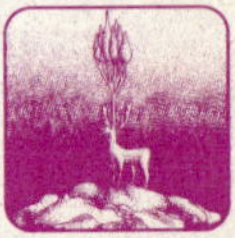

EINLEITUNG

Die Geschichte der Düfte

Seit alters her war unseren Vorfahren die Heilkraft der wohlriechenden Pflanzenextrakte und -harze bekannt, deren Duft, wenn man ihn richtig anwendet, **Körper, Geist und Seele in Harmonie** versetzt.
Im Gebiet des heutigen Orients und Asiens, wurden nachweislich 5000 v.Chr. aromatische Heilpflanzen kultiviert. Mehr als 3000 Jahre hat ein Destilliergerät überdauert, das zur Herstellung aromatischer Pflanzenauszüge diente. Aus den alten Kulturen der Sumerer, Assyrer, Ägypter, Griechen usw., aber auch der nordischen Völker sind Steintafeln, Papyri, kleine Ölgefäße, z.T. mit noch immer duftendem Inhalt erhalten, die beweisen, wie groß das Wissen über die **Heilwirkungen von Pflanzen und die Herstellung ihrer Essenzen** war. Schon im »Alten Testament« werden Rezepte für Salben, Salböle und Räucherungen beschrieben (2. Buch Moses 30, 22-25 und 34-36). Im »Hohen Lied Salomons« werden alle Wohlgerüche Arabiens beschworen.

Die großen Heiler des alten Griechenlands, wie z.B. Theophras oder Hippokrates, - auf ihn schwören noch heute die Ärzte ihren »Heiligen Eid« - haben dieses alte Wissen gesammelt, erhalten und neues hinzugefügt. Ihre Nachfolger, die Ärzte des römischen und byzantinischen Reiches, taten es ihnen gleich. In der darauf folgenden Phase des kulturellen Untergangs und der Barbarei, ist durch die Verfolgung und fast vollständige Vernichtung der wissenden »Weisen« Frauen und Männer mit ihrem uralten Wissen, ein folgenreicher Untergang und eine jahrhundertelange Unterbrechung in der Entwicklung der »Kunst des Heilens« entstanden. Die riesigen Seuchenepedemien des frühen Mittelalters, die Tod und Elend über die ganze damals bekannte Welt brachten, waren, wie man heute weiß, die direkte Folge.

Erst die Mönche des heiligen Benedikt nahmen die Entwicklung wieder auf, und Karl der Große unterstützte sie, z.B. durch einen Erlaß an alle Städte zum Anbau heilkräftiger Pflanzen. Seine große Liebe zu feinen, edlen Düften war so bekannt, daß ihm der Kalif von Bagdad zu seiner Kaiserkrönung 800 n.Chr., teuerste Duftessenzen zum Geschenk machte. Die »Heilige Hildegard«, die Äbtissin von Bingen am Rhein, entwickelte die Mönchsmedizin weiter und schrieb, heute noch gültig, mehrere Bücher über die Heilwirkungen und Anwendungen der Pflanzen und ihrer Düfte. Auch das Wissen und der Einfluß der arabisch-jüdischen Wissenschaftler an den arabischen Universitäten Spaniens und Südfrankreichs im 12./13. Jahrhundert, erneuerte und erweiterte dieses Wissen sehr. Erst im Mittelalter verhärtete sich die Haltung der christlichen Kirche, was wiederum zur Verfolgung und Ausrottung der Häretiker, Hexen und im hohen Norden, der Barden und Druiden mit ihrem alten Wissen über die Heilwirkung der Pflanzen führte.

In der Zeit der »Aufklärung« begann dann die Aufspaltung des bis dahin ganzheitlichen Heilwissens. Den Wohlgerüchen der Pflanzen stand man wegen der dekadenten und ausschweifenden Anwendung an den fürstlichen Höfen dieser Zeit skeptisch gegenüber. Andererseits entwickelten Alchimisten isolierte Bestandteile von allem, was ihnen erreichbar war. Die Zeit der chemischen Industrie, mit all ihren Vor- und Nachteilen begann. Vieles fing man an zu verstehen, aber noch mehr Erfahrung, Wissen und Können gingen dadurch verloren. Erst heute, wo sich in der ganzen Welt der Gestank von Verfall, Unrat und Gift bis in die letzten Winkel sogar der Arktis, der Antarktis, des Amazonas und in die höchsten Höhen der Atmosphäre ausgebreitet haben, beginnt bei immer mehr Menschen die Rückbesinnung auf die Ganzheit aller Dinge.

Die Qualität ist entscheidend!

Der in den letzten Jahren zu beobachtende Siegeszug der feinen, edlen Düfte »natürlicher ätherischer Öle«, ist überaus erfreulich, zumal er zeigt, daß immer mehr Menschen, ob ihnen das bewußt ist oder nicht, sozusagen »die Nase voll haben«, vom Gestank und Schmutz unserer Zeit. Sie bemerken die negativen Wirkungen immer stärker und wenden sich, zum Teil bewußt, zum Teil intuitiv der, von der Pflanzenwelt freigiebig verströmten, geheimnisvollen Welt der natürlichen Düfte

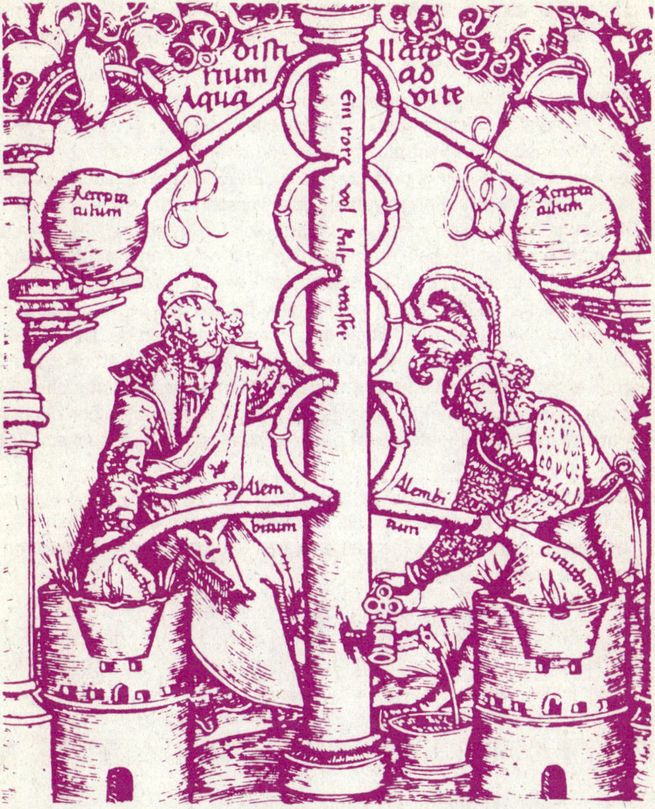

Ein im Mittelalter gebräuchliches aus Arabien übernommenes
Kühlgerät für die Destillation von Weingeist
(Titelbild eines Destillierbuches aus dem Jahre 1507/Straßburg)

zu. Die meisten wählen für sich die ätherischen Öle aus, die sie vom Duft her am liebsten mögen und treffen damit in der Regel die richtige Wahl für ihr Wohlempfinden.

Denn natürliche ätherische Öle sind ja nicht nur schöne Duftstoffe, wie die meisten Verbraucher/-innen meinen, sondern sie haben, von der Wissenschaft unbestritten, auch Wirkungen über die Schleimhäute der Atemwege, die Haut und vom kundigen Aromatherapeuten, Homöopathen oder vom Arzt angewendet oder verschrieben, auch über die Einnahme. Sie wirken ganzheitlich auf Geist, Körper und Seele des Menschen. Es ist deshalb ein absolutes Muß für jeden verantwortungsbewußten Anbieter, darauf zu achten, daß er nur absolut reine, 100 % natürliche, sorten- und artenreine ätherische Öle aus besten Lagen, in Therapiequalität anbietet. Mit diesem »Taschenlexikon der natürlichen ätherischen Öle« unternehmen wir den Versuch, den Verbrauchern und Verbraucherinnen eine Antwort auf das inflationäre Auftauchen von immer mehr Anbietern ätherischer Öle, mit sehr unterschiedlichen, zum Teil minderwertigen, sogar gepanschten oder synthetischen Qualitäten, zu ermöglichen.

Als erstes achten Sie deshalb beim Kauf darauf, daß auf dem Etikett des von Ihnen gesuchten ätherischen Öles auf jeden Fall folgende Angaben enthalten sind:

1) **100 % reines, natürliches (oder pflanzliches) ätherisches Öl.**
Diese Angabe garantiert zwar nicht - mangels einer gesetzlichen Regelung -, daß es sich bei dem Inhalt nun wirklich um gutes, sortenreines ätherisches Öl handelt, - oft werden sie aus billigen Bestandteilen anderer Pflanzenöle gepanscht - aber man kann ziemlich sicher sein, daß es sich nicht um synthetische oder synthetisch-pflanzliche Mischungen handelt.

2) **Der handelsübliche, »offizielle« Name.**
Es muß sich dabei um die im internationalen Handel festgeschriebenen, einen Mindestqualitätsstandard voraussetzende Ölebezeichnungen handeln und nicht um irgendwelche »verkaufsfördernde« Phantasienamen. Dieser offizielle Name garantiert meist mit einiger Sicherheit, daß in dem Fläschen das ätherische Öl enthalten ist, für

das Sie sich entschieden haben. In diesem »Taschenlexikon der natürlichen ätherischen Öle« werden deshalb ausschließlich die »offiziellen« Handelsbezeichnungen verwendet.

3) **Der vollständige botanische Name des ätherischen Öles**.
Es ist z.B. ein erheblicher Unterschied, ob Sie »ätherisches Lavendelöl« aus »Lavandula officinalis« bzw. »Lavandula angustifolia Miller« oder aus »Lavandula hybrida« kaufen. Alle drei Pflanzen sind zwar Lavendelpflanzen, aber während »Lavandula officinalis« und »Lavandula angustifolia Miller« Lavendelpflanzen der kräftigen, ursprünglichen, wildwachsenden Form, mit einem sehr feinen, vielschichtigen Duft und einer großen Anzahl überaus wertvoller, heilender Wirkstoffe sind, die nur in den hohen Berglagen der südlichen Alpen gedeihen, ist »Lavandula hybrida« eine auf große Ausbeute gezüchtete, d.h. sehr große, überaus blütenreiche, in Monokulturen angebaute und fast industriell behandelte und verarbeitete Züchtung, deren ätherisches Öl bei weitem nicht so fein im Duft, nicht so reich an Inhaltsstoffen und damit nicht so wertvoll ist. Dieses Beispiel ist auf den gesamten Bereich der pflanzlichen ätherischen Öle übertragbar. Machen Sie sich deshalb vor dem Kauf von ätherischen Ölen kundig.

4) Angaben über die **Anbauweise oder die sonstige Herkunft des Pflanzenmaterials,** aus dem das ätherische Öl durch Wasserdampfdestillation, Kaltpressung, Enfleurage oder Extraktion gewonnen wird.
● Die meisten ätherischen Öle werden aus Pflanzen gewonnen, die weltweit in der konventionellen Landwirtschaft angebaut werden. Bei den aus diesen Pflanzen gewonnenen ätherischen Ölen werden in der Regel keine diesbezüglichen Angaben auf dem Etikett gemacht. Gute Markenanbieter kontrollieren diese Öle sehr genau auf Rückstände und sprechen dann von »rückstandskontrollierten ätherischen Ölen«. Fragen Sie bei Ihrem Kaufmann, ob dies für die von ihm geführten Öle auch zutrifft.
● **kbA-Öle** stammen aus, in der ökologisch orientierten Landwirtschaft angebauten Pflanzen. Diese Landwirte haben sich verpflichtet z.B. keine Pflanzen- und Bodengifte oder bodenverdichtende Großmaschinen anzuwenden. Diese, den Boden, Pflanzen

und letztendlich die Menschen schonende Anbauweise, wird von nationalen und internationalen umweltorientierten Anbauverbänden strengstens kontrolliert.

- Durch **Wildsammlungen** von Samen, Blüten, Beeren, Pflanzen, Blättern, Hölzern, Wurzeln usw. erhält man ein sehr schönes, gesundes Basismaterial für qualitativ hochwertigste ätherische Öle. Wildwachsende Pflanzen gedeihen nur in ihren Ursprungsländern, in Harmonie mit den sie umgebenden Pflanzen, Böden und klimatischen Bedingungen. Deshalb haben dort schonende Wildsammlungen von Pflanzen die sehr verbreitet sind und in großen, ausreichenden Mengen gedeihen, oft eine lange Tradition. Die sachgerechte Ernte dieser hochwertigen Rohstoffe, die sorgfältige Verarbeitung und pflanzengerechte Gewinnung der ätherischen Öle, beruhen oft auf Generationen langer Erfahrung.

- **Kontrollierte Wildsammlungen:** Wie Sie wissen, sterben weltweit immer mehr Pflanzen aus. Damit dies nicht auch durch den Bedarf für die Erzeugung ätherischer Öle geschieht, wird die Ernte vieler Pflanzen heute durch Staaten, beauftragte Naturschutzorganisationen und ökologisch orientierte Erzeugerverbände kontrolliert. Ein schon lange funktionierendes Beispiel ist die in den hohen Lagen der Alpen wildwachsende Zirbelkiefer, auch Arve genannt. Sie wäre schon längst ausgestorben, wenn sie nicht vor vielen Jahren unter Schutz gestellt worden wäre. Heute dürfen deshalb nur noch heruntergefallene oder durch die Waldpflege anfallende Nadeln und Ästchen, zu dem überaus wertvollen, sehr heilenden »Zirbelkiefernnadelöl« destilliert werden. Leider trifft dies erst für einige wenige Pflanzen und ihre Öle zu. Auch durch die gezielte Nachfrage von verantwortungsvollen Markenanbietern ätherischer Öle, kommen langsam aber sicher immer mehr geschützte Pflanzen dazu. So haben auch Sie als Verbraucher die Chance, weltweit den Artenschutz voranzubringen.

5) Die Nennung des **Herkunftslandes** auf dem Etikett des ätherischen Öles ist deshalb eine wichtige Aussage, weil der Ort des Wachstums der Pflanzen für die Qualität und Heilwirkung des ätherischen Öles eine große Rolle spielt. Es liegt auf der Hand, daß besonders

das Klima, die geophysikalischen Gegebenheiten und damit der Ort des Wachstums Einfluß darauf nehmen. Das spielt - ähnlich wie beim Wein die Lage - eine große Rolle. In diesem Taschenlexikon haben wir bei der Beschreibung der einzelnen ätherischen Öle, das wichtigste Herkunftsland immer an den Anfang der Aufzählung gestellt und entsprechend sind dann die folgenden Länder geordnet.

Zusammenfassend:

Sie sollten beim Kauf eines ätherischen Öles also unbedingt darauf achten, daß

1.) es sich um ein 100% reines, natürliches ätherisches Öl handelt, das Angaben über

2.) die offizielle Handelsbezeichnung,

3.) den vollständigen offiziellen botanische Namen,

4.) die Anbauweise oder die sonstige Herkunft des Pflanzenmaterials (kbA, Ws, kWs)

5.) das Herkunftsland enthalten ist und möglichst über

6.) das Ernte- bzw. Gewinnungsjahr auf dem Etikett richtig Auskunft gegeben wird.

In Bezug auf die **Haltbarkeit** sollten Sie davon ausgehen, daß ätherische Öle aus Zitrusfrüchten und aus Nadelhölzern, in unangebrochenen Braunglasflaschen, gelagert bei ca +8°C und nicht der Sonne oder hellem Licht ausgesetzt, ca. 1 1/2 Jahre halten. Alle anderen Öle werden, wenn sie wie oben beschrieben gelagert werden, immer besser, je älter sie werden. D.h. sie reifen und werden dabei feiner im Duft, besser in der Wirkung und damit auch wertvoller.

Noch ein Tip! Testen Sie selbst. Der Duft und seine Vielschichtigkeit sagen viel über die Qualität eines ätherischen Öles aus. Vergleichen Sie den Duft ätherischer Öle verschiedener Anbieter. Sie werden dabei überraschende Erfahrungen machen.

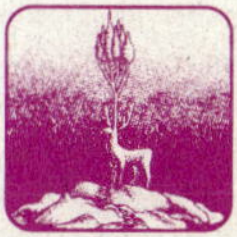

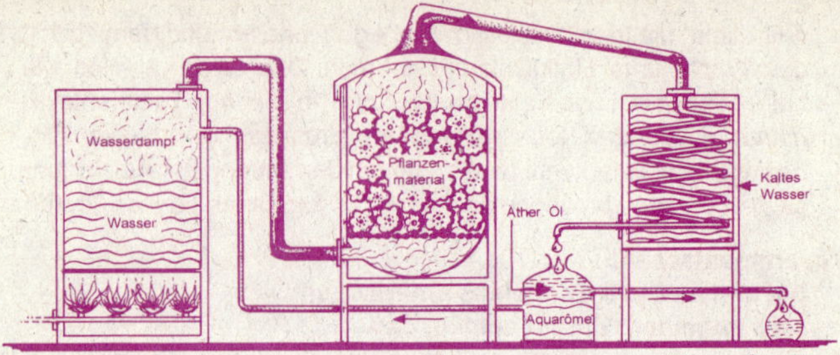

WASSERDAMPFDESTILLATION - Im Dampferzeuger, einem Dampfkochtopf vergleichbar, entsteht der auf die schonendste Temperatur und den entsprechenden Druck geregelte Dampf, der durch das in einem anderen Kessel befindliche Pflanzenmaterial geleitet wird. Dadurch schließen sich die in den Pflanzen befindlichen Duftkammern auf. Die nun im Dampf freigesetzten Duftmoleküle werden durch eine, mit kaltem Wasser gekühlte, Kühlschlange geleitet. Dort kondensiert der Dampf zu aromatischem Wasser (Aquarôme) und fließt in den Abscheider. Da ätherisches Öl in der Regel leichter als Wasser ist, trennt es sich und wird in ein anderes Gefäß abgeleitet. Das »Aquarôme« fließt entweder in den Dampferzeuger zurück oder wird für viele andere Zwecke verwendet.

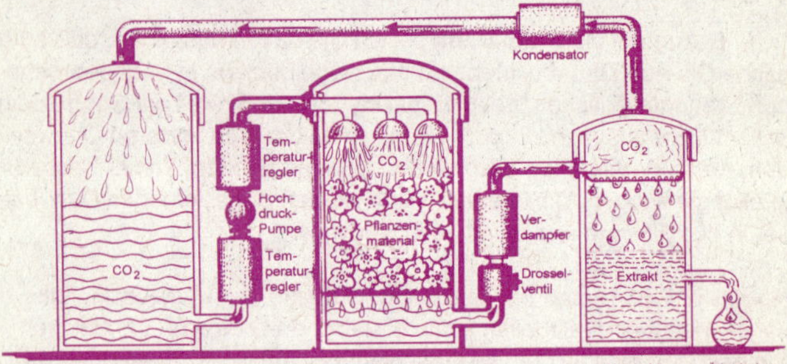

CO_2-EXTRAKTION - In der CO_2-Extraktion wird die, zunächst unter niedrigem Druck stehende, aber schon flüssige Quellkohlensäure, durch noch höhere Verdichtung zu einem Lösungsmittel mit regelbaren Temperaturen zwischen 30° und 40°C umgewandelt. Dieses löst nun aus dem Pflanzenmaterial die Duftmoleküle und Wirkstoffe heraus. Durch Regulierung des Drucks und Verdampfung trennen sich nun Kohlensäure und Extrakt restlos. Das CO_2 kehrt, durch einen Kondensator wieder verflüssigt, in den Arbeitstank zurück. Übrig bleibt ein absolut reiner, rückstandsfreier Extrakt, bzw. ätherisches Öl.

Methoden zur Gewinnung ätherischer Öle

- **Die traditionsreichste Methode zur Gewinnung ätherischer Öle ist die Wasserdampfdestillation.** In einem Dampferzeuger, entsteht der auf die schonendste Temperatur und dem entsprechenden Druck geregelte Dampf, der durch das, in einen anderen Kessel befindliche, Pflanzenmaterial geleitet wird. Dadurch brechen die Duftbläschen auf, in denen die Essenz enthalten ist. Die freigesetzte Essenz steigt mit dem Dampf durch ein Rohr nach oben und wird durch eine Kühlspirale geleitet. Dadurch kondensiert der Dampf als wässriges Destillat und da ätherisches Öl leichter als Wasser ist, trennt es sich und schwimmt, leicht trennbar auf dem Wasser.

- Das ätherische Öl aus Zitrusfrüchten wird in der Regel durch die **Kaltpressung der Schalen** gewonnen. Dafür muß vor der Pressung das Fruchtfleisch und die weiße Haut sorgfältig entfernt werden, so daß nur noch die feine, in gut sichtbaren Kammern ätherisches Öl enthaltende Außenhaut übrig bleibt. Diese wird dann entweder frisch, manchmal auch in getrocknetem Zustand, einfach ausgepreßt. Bei Spitzenqualitäten geschieht dies auch heute noch per Handpressung. Deshalb befindet sich in guten ätherischen Ölen oft ein wenig Bodensatz, bzw. eine leichte Fruchttrübe. Sie können dieses Verfahren für kleinste Mengen mit einer in jedem Haushalt vorhandenen, gut gereinigten Knoblauchpresse, leicht selbst ausprobieren. Achten Sie aber darauf, nur ungespritzte, ungewachste oder -lackierte Früchte zu verwenden.

- Einige hochwertige ätherische Öle werden durch Extraktionen mit den verschiedensten Lösungsmitteln gewonnen. Die preiswerteste und leider am häufigsten angewendete Methode ist die **Lösungsmittelextraktion mit synthetischem, flüssigem Hexan**. Bei diesem Verfahren fließt in einem geschlossenen Vakuumsystem, ganz langsam Hexan über das auf perforierten Platten befindliche Pflanzenmaterial, wobei sich die ätherischen Öle herauslösen. Am Ende des Vorganges werden zwar in einer Vakuumdestillation ätherisches Öl und Hexan wieder voneinander getrennt. 5 bis 30 ppm (Prozent per Millionen) des Lösungsmittels lassen sich jedoch nicht entfernen, das entspricht etwa einem Tropfen in einem mittelgroßen Swimmingpool. Die Anwendung dieser mit Hexan gelösten »Absolue-Öle« in der Aromalampe oder im

Mikrozerstäuber ist völlig problemlos. Die großen Vorteile der Qualität und Heilwirkung bei der äußeren Anwendung und in naturkosmetischen Zubereitungen sind in hohem Maße gegeben.

Anders sieht es aber bei der Einnahme aus. Das Prinzip der homöopathischen Wirkungen selbst kleinster Anteile von Wirkstoffen, verbietet die innere Anwendung solcher »Absolue-Öle«. Sind die Wirkstoffe als Heilmittel für die innere Anwendung unabdingbar, sollte man sich für das ätherisches Öl einer Pflanze entscheiden, die diese Wirkstoffe in gleicher oder ähnlicher Zusammensetzung auch enthält, aber nicht mit Hilfe von Hexan gewonnen wurde.

- Die immer stärker werdende Bewegung zu Naturheilverfahren, aber auch das weltweit wachsende Umwelt- und Qualitätsbewußtsein der Menschen, hat zur Entwicklung der **Alkoholextraktionen** geführt. Bei ihr wird zur Extraktion statt des giftigen synthetischen Hexan reiner, natürlicher Trinkalkohol bzw. Trinkbranntwein verwendet. Technisch ist der Vorgang der Gleiche. Durch die immer größer werdende Nachfrage nach diesen alkoholgelösten »absoluten Ölen«, steigt auch die Zahl der Hersteller, die sie anbieten. Aber nicht bei allen Pflanzen läßt sich das ätherische Öl durch Alkoholextraktion herauslösen. Doch die Entwicklung geht weiter.

- Seit kurzem erst werden auf dem Markt eine kleine Anzahl qualitativ hochwertigster, absolut reiner ätherischer Öle angeboten, die durch **CO 2-Extraktion** gewonnen werden. Das zur Extraktion verwendete CO 2 ist die in der Natur in großen Mengen vorkommende natürliche Quellkohlensäure, ein Gas, das im Gesamtkreislauf der Naturvorgänge ein wesentlicher, unverzichtbarer Bestandteil ist und den jeder aus sprudelnden Mineralwässern und Limonaden kennt. Ist die Flasche geschlossen, steht das im Wasser vorhandene CO 2 unter Druck und bleibt dadurch flüssig. Öffnet man die Flasche, kann es sprudelnd aus dem Wasser entweichen. Läßt man die Flasche oder das Glas zu lange offen stehen, verfliegt die Kohlensäure nach kurzer Zeit. Diesen Vorgang hat man sich zu Nutze gemacht. Kohlensäure in einem geschlossenen System unter Druck gesetzt, verflüssigt sich, wie andere Gase auch. Je nach Druck und der damit entstehenden Temperatur löst nun dieses flüssige CO 2 die flüchtigen Inhalts- und Wirkstoffe aus den

Heilpflanzen heraus. Temperaturen von maximal 40°C verhindern, daß dabei eine Denaturierung der empfindlichen Essenzen auftritt. Übrigens, eine Temperatur, die weit unter der, zur Destillation notwendigen liegt. Hat die Kohlensäure schließlich ihre Schuldigkeit getan, verabschiedet sie sich unauffällig, ohne die geringste Spur von Rückständen im ätherischen Öl zu hinterlassen. Es gibt bei der Herstellung nicht einmal Abluft oder Abwasserprobleme. Das Ergebnis sind »absolute Öle« von einer unglaublich guten, reinen Qualität.

- Zum Schluß beschreiben wir noch die älteste, traditionellste natürlichste, aber leider auch teuerste Methode der Gewinnung ätherischer Öle, die **Enfleurage**. Die Herstellung erfolgt in reiner Handarbeit, ist daher sehr zeitaufwendig und kostenintensiv, was die ätherischen Öle fast unbezahlbar macht. Bei der Enfleurage werden auf, mit gereinigtem Schweineschmalz oder Rinderfett bedeckte Glasplatten z.B. Blütenblätter gestreut. Diese Glasplatten werden dann zu großen Stapeln aufeinander gelegt. Das Fett nimmt mit der Zeit die Duft- und Wirkstoffe der Pflanze auf. Wenn die Blütenblätter verwelkt sind, werden sie entfernt und es kommen wieder frische darauf. Dieser Vorgang wird so lange fortgesetzt, bis das Fett mit Duft- und Wirkstoffen gesättigt ist und nichts mehr aufnimmt. Das dauert, je nach Pflanzenart, bis zu drei Wochen. Danach wird das Fett von allen Unreinheiten gesäubert. Das nun entstandene Produkt wird Pomade genannt. Diese wird nun durch 24 Stunden dauerndes Schütteln in Alkohol gelöst. Dadurch löst sich das ätherische Öl vom Trägerfett und kann dann vorsichtig abgeschöpft werden. Eine Variation dieses Verfahrens wird mit auf Holzrahmen bespanntem, olivenölgetränktem Baumwollmusselin praktiziert.

Die so gewonnenen »Absolues« sind sehr hoch konzentriert und mit sehr starker therapeutischer Kraft versehen. Man wendet sie deshalb sehr sparsam, in kleinen Mengen an. Ein Tropfen in der Wasserschale einer Aromalampe reichen vollkommen aus, um einen ganzen Raum mit feinem Duft zu erfüllen. Aber auch für die Anwendung in Naturkosmetika oder der Einnahme, sind diese ätherischen Öle hervorragend geeignet.

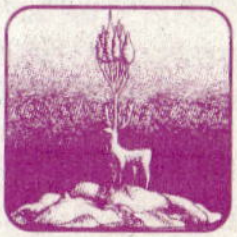

Wie wirken ätherische Öle?

Es gibt tausende aromatischer Pflanzen. Nicht alle verwendet man zur Herstellung ätherischer Öle und nicht alle dieser pflanzlichen Essenzen sind für die Aromatherapie geeignet. Jede Pflanze hat ihren eigenen Duft und auch die Wirkungen und Eigenschaften sind bei jeder Pflanze einzigartig, sie existieren kein zweites Mal in gleicher Form. So, wie jeder Mensch einen eigenen Fingerabdruck hat, hat jede Pflanze ihre eigene »Duft-Persönlichkeit«. Warum das so ist, hat die Forschung noch nicht endgültig geklärt. Man weiß aber, daß Pflanzen mit ihrem Duft Insekten anlocken um sie zu »fressen« oder weil sie bestimmte Insekten zur Bestäubung brauchen. Genauso können sich manche Pflanzen nicht »riechen« und schaffen oder reservieren sich dadurch den Platz und die Nahrung, die sie zu ihrem Gedeihen brauchen. Im Duft des ätherischen Öles, ist das Wesen der jeweiligen Pflanze enthalten. Ihre Seele ist aus dem schwerstofflichen Bereich herausgelöst und verdichtet.

Die Wirkung auf den Menschen ist deshalb in hohem Maße dort zu suchen, wo Körper, Geist und Seele zusammentreffen.

Der Geruchssinn des Menschen ist direkt und ohne Filter mit den für den Gefühlsbereich (lymbisches System) und Steuerzentren (dem Hypothalamus und der Hypophyse) zuständigen Bereichen des Gehirns verbunden. Seelische Zustände werden von physischen Reizen und umgekehrt beeinflußt. Wenn man sich vor Augen hält, daß laut Statistik zwei Drittel aller Krankheiten psychosomatisch bedingt sind, wird die Bedeutung der heilenden, wohlriechenden Anwendung von ätherischen Ölen erst vorstellbar. Dazu kommt, daß bestimmte Inhaltsstoffe der ätherischen Öle eine enge Verwandschaft mit den menschlichen Hormonen haben. Sie sind zwar nicht gleich, jedoch sehr ähnlich, was ebenfalls für die heilende und vorbeugende Wirkung von großer Bedeutung ist. Die hormonelle Wirkung der ätherischen Öle bietet die bisher kaum genutzte Möglichkeit zur Therapie über den Geruchssinn mit Verdampfungsgeräten (Diffusoren, Aromalampen) und die Haut, durch aromatische Bäder, Hautöle und Cremes. Andere Wirk- und Inhaltsstoffe, wie Alkohole, Esther, Ketone, Aldehyde und Terpene in vielen Variationen, wirken auf gleichem Wege. Dadurch ist die innere Anwendung auf einige wenige Bereiche begrenzbar. Ausnahmen sind die ganz we-

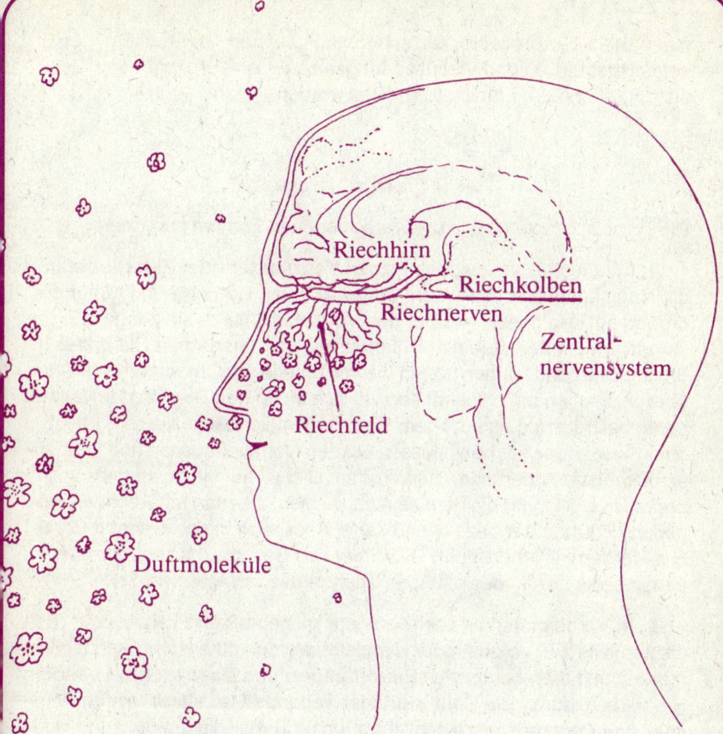

Im entwicklungsgeschichtlich ältesten Teil des menschlichen Gehirns befindet sich das Riechhirn. Die von dort ausgehenden Riechnerven sind die einzigen Nervenzellen, die direkt an der Körperoberfläche, d.h. im oberen Bereich der Nase, enden. Die hier eintreffenden Duftmoleküle werden deshalb vom Gehirn, diesem hochempfindlichen Zentrum aller Sinnesempfindungen, des Bewußtseins, des Gedächtnisses und aller geistigen und seelischen Leistungen des Menschen, völlig ungefiltert aufgenommen und verarbeitet.

nigen alten Hausrezepte, die schon von unseren Großmüttern ganz selbstverständlich und verantwortungsbewußt zur vorbeugenden Gesunderhaltung der Familie eingesetzt wurden.

Was ist Aromatherapie?

Die Aromatherapie wird in drei verschiedenen Formen praktiziert:

1. Ätherische Öle, die durch einen **Verdunster oder Zerstäuber** in die Raumluft gebracht werden, wirken über die Geruchs- und Atmungsorgane auf den ganzen Körper des Menschen. Durch die Lunge z.B. gelangen Wirkstoffe der feinen Duftmoleküle der ätherischen Öle in den Blutkreislauf und können so auf die verschiedenen Organe wirken. Oder über das sogenannte Riechfeld, das sich im oberen Bereich der Nasenhöhle befindet und das mit dem Riechhirn im zentralen Nervensystem direkt verbunden ist, beeinflussen sie den Hormonhaushalt und können so Gemütsveränderungen hervorrufen. Hier ist auf die besondere antidepressive Wirkung einiger Öle hinzuweisen, die man mit Recht als natürliche Tranquilizer bezeichnen kann. Aber auch die physischen Bereiche werden mit ätherischen Ölen über den Bereich des zentralen Nervensystems positiv beeinflußt (s. Therapeutischer Index ab Seite 265).

2. In Verdünnung mit hochwertigen, kaltgepreßten Pflanzenölen (Basisölen) wie z.B. Jojoba- oder Mandelöl, werden ätherische Öle zu pflegenden und therapeutischen **Einreibungen und Massagen** verwendet. Sie wirken durch die Haut auf tiefer liegende Gewebeschichten, Muskeln und Organe. Dies macht man sich z.B bei der Behandlung von Krampfadern, bei der die Aromatherapie erstaunliche Erfolge erzielen kann, zunutze. Eine weitere Therapieform über die Haut stellen **Kompressen, Teil-, Sitz-, Voll- und Dampfbäder** dar. Neben diesen physisch-therapeutischen Einwirkungen, bieten diese Anwendungsformen eine gute Möglichkeit, auf den ganzen Menschen einzuwirken. In der Heilkosmetik ergänzen sich hautpflegende und therapeutische Wirkungen der ätherischen Öle auf ideale Weise. Sie wirken z.B. auf entzündliche und allergische Hautirritationen heilend und können gleichzeitig faltenglättend und bindegewebestraffend wirken.

3a. In seltenen Fällen können zur Heilung bestimmte ätherische Öle auch eingenommen werden. Dieses sollte aber nur unter Anleitung von fachkundigen Personen, Aromatherapeuten, Ärzten, Heilpraktikern oder auch Apothekern geschehen. Da in den meisten Fällen eine Heilung auch durch eine der vorher beschriebenen Methoden erreicht werden kann, greifen auch Therapeuten nur selten auf die Anwendungsform der Einnahme zurück.

3b. Eine Ausnahme bilden einige wenige Hausrezepte, die in dieser oder jener Form schon seit alten Zeiten erfolgreich angewendet werden. 1-2 Tropfen, 2-3 mal täglich dürfen dabei ohne ärztliche Überwachung nicht überschritten werden. Nach spätestens 1-2 Wochen sollten Sie auf jeden Fall einen Therapeuten aufsuchen.

Für die therapeutische Einnahme werden ätherische Öle immer in einem Medium angewendet.

Honig: 1-2 Tropfen auf einem Teelöffel Honig verrührt, in etwas warmem Tee aufgelöst, schluckweise trinken.

Zucker oder Brot: Auf einem Würfelzucker bzw. einem Würfel Brot langsam im Munde zergehen lassen. Oder auf einem halben Teelöffel Zukker mit etwas warmem Wasser oder Tee herunterspülen.

Alkohol: In 50 ml 80%-igem Weingeist (Apotheke), 15 Tropfen ätherisches Öl mischen. In einem Glas Wasser oder Tee, täglich 5-15 Tropfen einnehmen.

Bittermittel für den Magen müssen, um zu wirken, ihren Geschmack auf der Zunge entfalten.

3c. Eine lange bewährte, erprobte, vorbeugende Anwendung ätherischer Öle ist der zielgerichtete Einsatz in der Küche. Speisen und Getränke zu aromatisieren und damit gleichzeitig auf ganz einfache Weise Krankheiten vorzubeugen, ist ein wichtiger Aspekt in der Vollwertküche, aber auch in der Aromatherapie.

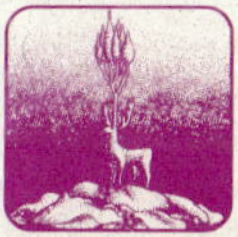

Welche ätherischen Öle wann nicht verwendet werden sollten.

Die im Folgenden genannten ätherischen Öle sollten **nur von Therapeuten** zur Anwendung in Rezepturen verschrieben werden, da sie, falsch angewandt, sehr giftig sind und deshalb ihr therapeutischer Einsatz nur mit genauem Wissen erfolgen darf: Croton, Poley und Poleyminze, Rainfarn und Rautenöl, Wermut.

Während der Schwangerschaft sollten u.A. folgende ätherische Öle in keiner Form verwendet werden: Beifuß, Cedernholz, Fenchel, Kampfer, Liebstöckel, Macisöl, Muskatnuß, Rosmarin, Thuja, Thymian, Salbei und Ysop. Vanille nicht ins Badewasser geben. Äußerlich soll weder Eisenkraut, Muskatellersalbei noch Majoran angewendet werden. Ätherische Öle, die in der Schwangerschaft problemlos angewendet werden dürfen, werden im Kapitel »Therapeutischer Index« genannt.

Folgende ätherische Öle sollten **von Epileptikern** nicht angewendet werden: Fenchel, Kampfer, Rosmarin, Salbei, Thuja, Macisöl, Ysop.

Die in den drei vorherigen Absätzen erwähnten Öle, außer Fenchel und Vanille, dürfen **für Kinder nicht verwendet werden**. Des weiteren sollte bei Kindern auf den Einsatz von Minzölen verzichtet werden. Andererseits können ätherische Öle bei Kindern, ohne schädliche Nebenwirkungen, die viel zu oft und zu hoch dosiert verschriebenen Arzneimittel ersetzen. Generell muß man berücksichtigen, daß Kinder wegen ihres noch ungetrübten Geruchsinns und der noch nicht desensibilisierten Organe auf ätherische Öle viel stärker reagieren. 30-50 % der Erwachsenenmenge reichen immer aus.

Die Lichtempfindlichkeit der Haut steigernde ätherische Öle

Die folgenden Öle machen die Haut empfänglicher für ultraviolette Strahlungen und dürfen nicht benutzt werden, wenn man sich anschliessend starkem Sonnenschein oder anderen ultravioletten Lichtquellen aussetzen möchte. Sie können zu Pigmentstörungen o.ä. führen: Angelikawurzel, Blutorange, Bergamotte, Citronella, Eisenkraut, Johanniskraut, Kreuzkümmel, Limette, Orange, Verbenenkraut und Zitrone.

Armbeugentest bei Allergien und empfindlicher Haut!

Falls Sie unter Allergien leiden, oder eine sehr empfindliche Haut haben, sollten Sie folgendes unbedingt beachten:

1. Immer darauf achten, nur beste, naturreine ätherische Öle zu verwenden. Das sollte vom Anbieter garantiert werden. Denn nicht alles, was auf dem Markt angeboten wird, ist, wie schon vorher beschrieben, von einwandfreier Qualität.

2. Ätherische Öle, die Sie nicht nur in der Aromalampe, sondern auf der Haut, - z.B. in Form von Massage-Ölen, Badezusätzen, Kompressen, Parfumes usw., - anwenden wollen, sollten Sie erst einmal auf Ihre individuelle Hautverträglichkeit hin testen. Zu diesem Zweck tupfen Sie ganz wenig, höchstens 1/2 Tropfen, in die Armbeuge. Bei Rötung oder Bildung von kleinen Pusteln, sollten Sie dieses ätherische Öl nicht für diese Zwecke verwenden.

Bei thujonhaltigen Ölen wie Salbei extra (nicht bei griechischem Salbei), Ysop, Rosmarin oder Zimt, empfiehlt sich besondere Vorsicht. Das gleiche gilt für alle »Absolues«, die mit Hexan gewonnen wurden.

Besonders hautfreundlich, d.h. mild pflegend, schonend und sogar heilend, sind Kamille, Schafgarbe, Lavendel, Rose, Rosenholz, Sandelholz, Weihrauch olibanum, Ylang-Ylang und Geranium. Diese ätherischen Öle können Sie problemlos **pur auf die Haut aufbringen**.

Zur Chemie der ätherischen Öle.

Die meisten ätherischen Öle bestehen, wie schon vorher beschrieben, aus vielen verschiedenen Substanzen. Neben Verbindungen die als sogenannte Geruchsträger gelten, wie z.B. das Eukalyptol des Eukalyptusöles, gibt es weitere Gruppen, denen verschiedene Wirkungsweisen zufallen. Hervorzuheben seien die Ketone, die zu den wirksamsten Bestandteilen der ätherischen Öle gehören. Ähnlich dem homöopathischen Prinzip wirken sie in kleinsten Mengen heilend, haben jedoch in größeren Mengen toxische Wirkungen. So kann z.B. das in den meisten Salbei-Ölen (Ausnahme ist der griechische Salbei mit 5 % Thujon) hochprozentig vorhandene Thujon, bei sehr hoher Dosierung, über lange Zeiträume eingenommen, zu Krämpfen, Übelkeit und epileptischen Anfällen führen. Andererseits ist nur das komplette Öl mit allen natürlichen Bestandteilen in der Lage die erwünschte heilende Wirkung zu erzielen. Sie sollten diese Öle nur nach Verschreibungen einnehmen. Es empfiehlt sich deshalb bei diesen Ölen die therapeutische Anwendung in der Aromalampe, sparsam dosiert und nicht über einen längeren Zeitraum.

Immer feinere technische Geräte, u.a. für den Bereich der Gaschromatographie und der Massenspektrometrie, machen es möglich, immer mehr und immer neue Bestandteile zu entdecken. Dennoch sind viele ätherische Öle, entweder nur zum Teil oder noch gar nicht erforscht.

Synthetische Duftöle

Viele Firmen bieten immer noch synthetische Duftstoffe an. Diese Produkte haben keinerlei Heilwirkung, sie können sogar schädlich sein! Apfel, Jasmin, Flieder und Maiglöckchen, aber auch Amber und Moschus gehören zu den oft synthetisch imitierten Düften. Am viel zu niedrigen Preis und daran, daß manche Düfte weder in der Pflanze noch in der Frucht (z.B. Apfel) als ätherisches Öl existieren, können Sie solche billigen, manchmal sogar schädlichen, chemischen Duftnachahmungen erkennen.

Wie schon am Anfang beschrieben; qualitativ hochwertige natürliche ätherische Öle, die für die Aromatherapie wirksam sein sollen, müssen folgende Bedingungen erfüllen:

Sie müssen mit »100% natürlich und rein« deklariert sein, der botanische Name der Pflanze muß genau angegeben sein, auch über Herkunft und Anbau müssen genaue Informationen vorliegen.

Ätherische Öle in Verbindung mit anderen Heilmitteln und Heilmethoden

Aromatherapie und allopathische Medikamente:

Vor Beginn einer Therapie mit allopathischen Medikamenten, sollte immer geprüft werden, ob sich alternativ die Möglichkeit bietet, qualitativ hochwertige ätherische Öle, anstatt dieser Medikamente einzusetzen. Sie wirken - fachkundig angewendet - nebenwirkungsfrei und sind in der Lage, nicht die Symptome, sondern die Ursachen einer Krankheit zu heilen. Während bei der Verwendung ätherischer Öle zur Verdunstung keine Rücksicht auf einzunehmende Medikamente genommen werden muß, sollte besonders die Einnahme natürlicher ätherischer Öle immer mit dem Therapeuten abgesprochen sein.

Ähnliche Verabreichungsformen von Medikamenten und ätherischen Ölen, müssen grundsätzlich vermieden werden! So darf z.B. nicht gleichzeitig ein Rheumamassageöl aus ätherischen Ölen und eine allopathische Rheumasalbe verwendet werden. Es könnte zu unerwünschten oder sogar gefährlichen Wechselwirkungen kommen.

Ätherische Öle und Homöopathie:

Ätherische Öle können in seltenen Fällen die Wirkung homöopathischer Medikamente negativ beeinflussen. Sie wirken zwar auf der gleichen Ebene, jedoch nicht in der, für die Homöopathie essentiellen, Potenzierung. Dies gilt für die Einwirkung ätherischer Öle über die Haut, sowie für deren Einnahme, nicht aber für die Anwendung in der Aromalampe. Es ist daher sinnvoll, die gleichzeitige Anwendung beider Therapien mit dem behandelnden Therapeuten abzusprechen. Es sei hier noch darauf hingewiesen, daß eine Ergänzung einer homöopathischen Therapie durch die Aromatherapie sehr erfolgreich sein kann.

Ätherische Öle und Bachblütentherapie:

Die Bachblütentherapie läßt sich hervorragend durch die Aromatherapie ergänzen und umgekehrt. Die ätherischen Öle beeinträchtigen nicht die feinstoffliche Wirkungsweise der Blütenlösungen, können jedoch hervorragend katalytische Impulse geben. Es können Blockaden aufgehoben und Hilfestellung bei den wichtigen Verarbeitungsprozessen gegeben werden.

Ätherische Öle und Meditation:

Hier kommt den ätherischen Ölen eine wesentliche Bedeutung zu! Sie sind in der Lage Spannungen zu lösen, Blockaden zu beseitigen und den Menschen für die vielfältigen Eindrücke einer Meditation zu öffnen. Je nach Wahl des einzelnen Öles, kann das meditative Erlebnis beeinflußt bzw. geprägt werden. Dies macht man sich besonders bei der sogenannten »Zielgerichteten Meditation« zunutze.

Ätherische Öle und Chakren-Therapie

Um störende Blockaden zu lösen und eine bessere Verbindung zu den frei werdenden Energien zu entwickeln, werden ätherische Öle in Massageölen verdünnt, über den einzelnen Chakren verrieben. Eine sehr oft angewendete Praxis, weltweit.

Die Qualitätsmerkmale pflanzlicher Basisöle

Über 90% aller, im Handel angebotenen pflanzlichen Öle sind sog. »raffinierte Öle«. Sie sind völlig geschmacks- und geruchsfrei, sie wurden mit vielerlei Chemikalien »geschönt« und haben dabei alle wertvollen Inhaltsstoffe eingebüßt.

Naturreine, kaltgepreßte Pflanzenöle dagegen nähren die Hautzellen und wirken pflegend auf den Gewebezustand ein. In der Körperpflege und Kosmetik dienen diese Basisöle oft als Träger von ätherischen Ölen, können aber auch pur sehr erfolgreich eingesetzt werden. Achten Sie deshalb darauf, daß Sie nur reine Pflanzenöle bester Qualität verwenden. Das heißt, sie müssen durch Kaltpressung gewonnen worden sein und dürfen nur aus erster Pressung stammen! Einige dieser Qualitätsöle gibt es mittlerweile auch aus kontrolliert biologischem Anbau. Raffinierte oder auch hocherhitzte Öle - das macht man bei der Pressung, um mehr Öl aus dem Pflanzenmaterial gewinnen zu können - sind für die Naturkosmetik oder die Aromatherapie absolut unbrauchbar. Sie haben jegliche pflegende oder heilende Wirkung verloren.

Mineralöle - aus Erdöl und Kohle gewonnene Öle - verstopfen die Hautporen und können nicht in den Stoffwechsel der Haut einwirken.

Sie sind deshalb für die Naturkosmetik und die Aromatherapie unbrauchbar (Basisöle ab Seite 230)

Was sind »Aquarôme«?

Bei manchen Pflanzen, z.B. Kamille, Rose usw., kann das wässrige Destillat, in dem sich während der Destillation auch wertvolle, wasserlösliche Wirk- und Duftstoffe der Pflanze mit dem Wasser verbunden haben, als sehr wertvolles und heilendes »Aquarôme« genutzt werden. Nur die so entstandenen Hydrolate, können als »echte Aquarôme « bezeichnet werden. Die meisten auf dem Markt angebotenen Produkte, unter den verschiedensten Bezeichnungen wie Blütenwasser, Duftwasser, usw. sind billige, nachträglich aus destilliertem Wasser und ätherischem Öl zusammengemischte Imitationen, die der Verbraucher viel preisgünstiger selbst herstellen kann. Die durch Wasserdampfdestillation entstandenen echten »Aquarôme« enthalten in kleinsten Spuren zwar auch ätherisches Öl, aber zusätzlich auch viele andere, nur in Wasser lösliche Bestandteile der Heilpflanze (»Aquarôme« ab Seite 259).

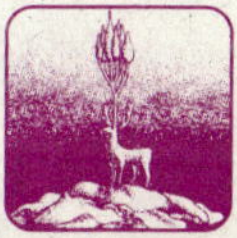

Die Veilchen kichern und kosen
und schaun nach den Sternen empor;
Heimlich erzählen die Rosen
sich duftende Märchen ins Ohr.

Heinrich Heine

PRAKTISCHE ANWENDUNG

Die Verbreitung feiner Düfte mit der Aromalampe

Die verbreiteste Form der Verdunstung der feinen, edlen Düfte, der hochwertigen, natürlichen ätherischen Öle, geschieht durch Verwendung einer Duftlampe (auch Aromalampe, Verdunster usw. genannt). Man kann sie im Handel aus den verschiedensten Materialien, wie Keramik, Porzellan, Glas usw. in unterschiedlichsten Größen, Formen und Farben erwerben. Achten Sie beim Kauf darauf, daß bei der Herstellung der Aromalampen giftfreie Glasuren, Farben usw. verwendet wurden.

Die Verdunstung des ätherischen Öles geschieht mittels eines auf der Aromalampe, meist abnehmbar angebrachten Schälchens, in das **vor** Gebrauch Wasser hineingegeben werden muß, damit nach dem Entzünden des darunter befindlichen Teelichtes, oder der elektrischen Lampe, die Glasur wegen der entstehenden Hitze nicht springt. **In das sich langsam erwärmende Wasser (40-70°C), tropfen Sie je nach Duftintensität des Öles, Sensibilität des Anwenders und Größe des Raumes insgesamt 5 - 15 Tropfen** eines oder mehrerer ätherischer Öle. Die dabei frei werdenden Duftmoleküle wirken über das Riechfeld im oberen Nasenbereich, sehr intensiv auf das menschliche Gehirn, da dieser Riechfeld-Bereich ganz direkt und ohne Filter, mit dem zentralen Nervensystem verbunden ist, von dem Stimmungen, Emotionen, Lebensfreude und Kreativität gesteuert werden (siehe Zeichnung Seite 21).

Außerdem werden von den Atmungsorganen die in der Luft befindlichen Duftmoleküle aufgenommen und über den Stickstoff-/ Sauerstoffaustausch der Lungen, von den roten Blutkörperchen in den gesamten Organismus transportiert. Über diese beiden nachgewiesenen Wege, leitet sich die umfassend wohltuende, heilende und harmonisierende Wirkung, der Verdunstung von ätherischen Ölen, auf den Menschen ab. Dazu kommt die ionisierende und desinfizierende Wirkung der Duftmoleküle auf das Wohnraumklima, mit ihrer Wirkung auf das allgemeine Wohlbefinden.

Die zielgerichtete Anwendung ätherischer Öle in der Aromalampe.

Arbeitszimmer und Büro: Anregend, konzentrationsfördernd: Bergbohnenkraut, Blutorange, Cedernholz, Clementine, Eisenkraut, Gingergras, Grapefruit, Ingwer, Krauseminze, Lemongras, Limette, Litsea Cubeba, Mandarine, Melisse, Minze, Muskateller Salbei, Myrte, Rosmarin, Spearmint, Thymian, Ysop, Wachholderholz und -beere, Zitrone, Zirbelkiefer.

Entspannungsöle: Bei seelischer und körperlicher Verspannung und Streß: Bergamotte, Cedernholz, Cypresse, Eisenkraut, Geranie, Grapefruit, Iris, Lavendel, Lemongras, Limette, Mandarine, Melisse, Minze, Muskateller Salbei, Myrte, Neroli, Orange, Petitgrain, Rose damascena, Sandelholz, Vetiver, Wachholderholz und -beere, Ysop, Zirbelkiefer, Zitrone.

Erkältungsöle: Bergbohnenkraut, Cajeput, Cedernholz, Eukalyptus, Fichtennadel, Kamille blau, Kampfer, Kiefernnadel, Latschenkiefer, Lavendel, Melisse officinalis, Minze, Muskateller Salbei, Niaouli, Pfefferminze, Salbei 30 %, Teebaum, Ysop, Zirbelkiefer, Zitrone.

Schlaf- und Beruhigungsöle: Baldrian, Geranie, Honig, Lavendel, Melisse officinalis, Mimose, Myrte, Neroli, Orange bitter, Petitgrain, Rose damascena, Schafgarbe, Sandelholz west- und ostindisch, Ylang-Ylang.

Kinderöle: Blutorange, Clementine, Geranie, Grapefruit, Honig, Kamille römisch, Lavendel, Limette, Mandarine, Melisse officinalis, Orange süß, Rose damascena, Rosenholz, Schafgarbe, ceylonesisches Zimtblätter- oder -blütenöl. Bei Husten und Erkältungen: Cajeput, Eukalyptus, Myrte, Niaouli, Teebaum, Ysop. Bei Magen- und Darmbeschwerden: Fenchel, Galbanum.

Aphrodisierende Öle: Asant, Angelikawurzel, Benzoe, Cardamom, Cedernholz, Cypresse, Eichenmoos grün, Geranie, Jasmin, Karottensamen, Moschuskörner, Muskatellersalbei, Muskat, Myrrhe, Neroli, Patchouli, Rose damascena, Sandelholz ostindisch, Tuberose, Vanille, Vetiver, Weihrauch, Ylang-Ylang, Zimt chinesisch.

Insektenöle: Akazienblüte, Basilikum, Cedernholz, Citronella, Costuswurzel, Cypresse, Eugenol, Eukalyptus, Geranie, Gingergras, Lavendel, Lavandin, Minze, Nelke, Pimentbeere, Teebaum, Vetiver, Zirbelkiefer, Zitrone.

Zigarettenrauch-Öle: Bergamotte, Lavendel, Lemongras, Litsea Cubeba, Myrte, Neroli, Salbei extra, Teebaum, Wachholderbeere, Wachholderholz, Ysop, Zirbelkiefer, Zitrone.

Meditationsöle: Cedernholz, Lavendel, Myrrhe, Myrte, Muskateller Salbei, Mastix-Pistazie, Narde, Salbei extra, Sandelholz, Wachholderbeere, Wachholderholz, Weihrauch, Ysop.

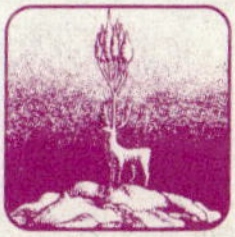

Siehe, du liebst die Wahrheit auch im Verhüllten,
und über Verborgenes lehrst du mich Weißheit.
Entsündige mich mit Ysop, das ich rein werde,
wasche mich, das ich weißer werde als Schnee!

Altes Testament, Psalm 50 - 8 und 9

GRUNDREZEPTE

Die äußere Anwendung ätherischer Öle

Wie schon im Kapitel »Was ist Aromatherapie?« beschrieben, können ätherische Öle in vielfältigster Weise - einfach zum Vergnügen, zur Erholung, kosmetisch aber auch zielgerichtet therapeutisch angewandt werden. Sie sollten aber wegen ihrer starken Konzentration, mit wenigen Ausnahmen, immer verdünnt werden. Bedenken Sie, daß in einem Tropfen ätherischen Öles, z.B. von Neroli, die Duft- und Wirkstoffe von ca. 1 kg Blüten des Bitterorangenbaumes enthalten sind. Es könnten bei unsachgemäßer oder übertrieben dosierter Anwendung ätherischer Öle, auf empfindlicher Haut, unangenehme Hautreaktionen auftreten (siehe »Armbeugentest« auf Seite 25). Damit das nicht geschieht, beschreiben wir in den folgenden Rezepten die gebräuchlichsten äußeren Anwendungen (siehe auch »Literaturempfehlungen« ab Seite 293).

Badetherapie

Grundrezeptur: 15 - 20 Tropfen ätherisches Öl werden in 3 - 4 Eßlöffeln Akazienhonig oder Sahne gelöst dem Badewasser beigegeben, aber erst wenn die Wanne voll ist.

Einige Beispiele:

Pflegebad zur Pflege der Haut:
Wie oben angegeben, werden je 5 Tropfen der Essenzen von Honig absolue, Lavendel und Sandelholz (ostindisch) in Honig oder Sahne gelöst, dem Badewasser beigegeben.

Erkältungsbad zum Vorbeugen:
10 Tropfen Eukalyptus, 5 Tropfen Fichtennadel, 2 Tropfen Salbei extra, 2 Tropfen Thymian. Dieses Bad stärkt die Schleimhäute und fördert die Abwehrkräfte.

Ein belebendes Bad für Morgenmuffel oder nach einem schweren, stressigen Tag:
Je 5 Tropfen Bergamotte, Zitrone oder Lemongras und Rosmarin. Es macht müde Frauen und Männer wieder munter.

Abendbad vor dem Schlafengehen:
Je 6 Tropfen Rosenholz, Lavendel extra und Kamille blau. Sie werden tief und entspannt schlafen und schöne Träume haben.

Entspannungsbad. Ausgleichend und entkrampfend:
Je 6 Tropfen Rosenholz, Cananga, Blutorange und 2 Tropfen Jasmin. Damit schütteln Sie Streß und Ärger ab, ohne müde zu werden.

Wärmendes Bad bei niedrigem Blutdruck aber auch wenn Stein und Bein gefrieren:
Je 6 Tropfen Salbei und Rosmarin und je 2 Tropfen Thymian, Cypresse, Jasmin oder türkische Rose. Das wärmt durch und durch.

Ein aphrodisisches Bad in Honig oder Sahne eröffnet ein liebevolles, anregendes partnerschaftliches Erlebnis:
Ein Vergnügen wie bei Cäsar und Cleopatra! 15 Tropfen Ylang-Ylang, je 2 Tropfen türkische Damascener-Rose und Moschuskörneröl, 1 Tropfen Asant. Mit einer anschließenden, individuell komponierten Ganzkörpermassage ein vollkommenes Erlebnis.

Fußbad:
In einer Schüssel warmem Wasser 2 Eßlöffel grobes Meersalz auflösen. In einem halben Teelöffel Akazienhonig oder Sahne je 2 - 3 Tropfen Minze und Vetiver auflösen und dem Wasser zugeben.

Sitzbad bei Hämorrhoiden:
4 Tropfen Cypresse, 3 Tropfen Lavendel in 2 Eßlöffeln Akazienhonig aufgelöst, mit ca. 4 Liter lauwarmem Wasser mischen.

Saunaaufguß-Mischung

Entweder Sie verwenden für therapeutisch zielgerichtete Saunaaufgüsse die ätherischen Öle einzeln oder Sie stellen sich, die Wirkungen in den nachfolgenden Ölebeschreibungen berücksichtigend, Ihre eigene Aufgußmischung zusammen. Ihrer Phantasie und Experimentierfreude sind da keine Grenzen gesetzt. Geben Sie ca. 5-8 Tropfen des ätherischen Öles oder Ihrer Mischung in eine mit Wasser gefüllte Kelle und gießen Sie den Inhalt auf die Steine. Da ätherische Öle leicht entflammbar sind, dürfen Sie diese nie pur auf die heißen Saunasteine gießen!

Grundrezeptur: In ein 10 ml-Braunglasfläschchen mischen Sie 100 - 120 Tropfen (ca. 5 ml) verschiedener ätherischer Öle. Lassen Sie diese Mischung ca. 2 Wochen reifen.

Beispiel für eine finnische Mischung: 40 Tropfen Eukalyptus 80/85%, 40 Tropfen Cedernholz, Kiefernnadel oder Latschenkiefer, je 10 Tropfen Wachholderbeere oder -holz, Eisenkraut, Melisse officinalis und Melisse citriodora.

Körper- und Massageöle

Grundrezeptur: Sie sollten als Basisöl grundsätzlich hochwertige, d.h. kaltgepreßte Pflanzenöle aus erster Pressung, verwenden. Wenn möglich, sollte das Basismaterial der Öle aus kontrolliert biologischem Anbau stammen. In 80 ml dieses Basisöles - Sie können eine bestimmte Sorte verwenden oder auch mehrere mischen - geben Sie 40 - 60 Tropfen ätherisches Öl - wiederum, entweder ein bestimmtes oder eine Mischung - hinein. Das Ganze gut geschüttelt ca. 2 - 3 Wochen reifen lassen, damit sich alle Bestandteile miteinander verbinden können.

Als Beispiel ein sehr pflegendes Massageöl für die strapazierte Haut: Mischen Sie zur Herstellung des Basisöles 50 ml Sonnenblumenöl kbA (bei Neigung zu geplatzten Äderchen (Couperrose) Mandelöl verwenden), 10 ml Weizenkeim- oder Borretschöl und 20 ml Jojobaöl. Fügen Sie je 7 Tropfen ätherisches Öl aus Melisse officinalis, Lavendel officinalis, ostindischem Sandelholz und 4 - 5 Tropfen Iris hinzu.
Reifen lassen!

Noch ein Beispiel: Für eine durchblutungsfördernde, schmerzstillende Massage bei Muskelkater, Verspannungen oder Rheuma mischen Sie 90 ml Arnikaöl mit je 15 Tropfen Lemongras-, Majoran- und Zirbelkiefernöl (auch Arvenöl genannt).

Körperöle nach dem Bad

Grundrezeptur: Auf 100 ml kaltgepresstem Pflanzenöl Ihrer Wahl, 28-30 Tropfen ätherische Öle.

Beispiel: In 80 ml Mandelöl, 10 ml Avocadoöl und 10 ml Nachtkerzenöl je 7 Tropfen Jasmin, ostindisches Sandelholz, Vetiver und Ylang-Ylang mischen. Aufbauend für die Haut und die Seele.

Gesichtsöl

Grundrezeptur: Auf 50 ml eines Basisöles Ihrer Wahl geben Sie maximal 10 Tropfen ätherisches Öl.

Beispiel für ein Gesichtsöl gegen Akne und unreine Haut: 50 ml Aloe-Vera-Hautöl bester Qualität mit je 3 Tropfen Lavendel officinalis, Neroli und Rose damascena mischen.

Salben und Crémes

Hier einige Grundrezepte für Gesichts- und Körpercrémes, ohne Konservierungsmittel und ohne chemische Emulgatoren. Welche Créme Sie am liebsten mögen, sollten Sie einfach ausprobieren. (Im Eisschrank ca. 6 - 8 Wochen haltbar).

1. Grundrezeptur für eine sehr weiche Créme:

50 g Kakaobutter oder Karitébutter - auch Sheabutter -, schonend im Wasserbad handwarm erwärmen. Eventuell mit 15 - 20 ml Jojobaöl mischen. Etwas abkühlen lassen und erst dann maximal 12 Tropfen ätherische Öle einrühren. Im Eisschrank abkühlen.

Beispiel für die reifere Haut:

40 g Kakaobutter, 20 ml Jojobaöl, 6 Tropfen Weihrauch olibanum, 1 Tropfen Vetiver, 2 Tropfen Lavendel extra, 3 Tropfen Neroli, 1 Tropfen Grapefruit.

Beispiel für die trockene Haut:

40 g Karitébutter (sie ist aus der Kariténuß gewonnen), auch Sheabutter genannt, 20 ml Jojobaöl, 2 Tropfen Ylang-Ylang, 4 Tropfen Rosenholz, 2 Tropfen Orange bitter, 1 Tropfen ostindisches Sandelholz.

2. Grundrezeptur für eine etwas festere Créme:

50 g Körperöl (kaltgepreßte Pflanzenöle) und 5-10 g Bienenwachs im Wasserbad auf 50-60°C erwärmen, bis die Wachsmasse flüssig ist. Auf Handwärme abkühlen lassen, erst dann, je nach Verträglichkeit, 10-15 Tropfen ätherisches Öl einrühren. Im Eisschrank abkühlen lassen.

Beispiel für eine Gesichtsfältchencréme:

40 ml Jojobaöl, 10 g gelbes Bienenwachs, 6 Tropfen Karotte, 2 Tropfen Weihrauch olibanum oder Benzoe Siam, 3 Tropfen Neroli.

3. Grundrezeptur für eine feuchtigkeitsspendende Gesichts- oder Baby-Pflegecréme:

10 g Kakaobutter und 15 g reines Bienenwachs im Wasserbad bei 50°C-60°C verflüssigen (nie direkt über der Flamme erhitzen!). 10 ml Avocadoöl, 10 ml Aprikosenkernöl, 10 ml Calendulaöl, 10 ml Mandelöl dazugeben. Separat 50 ml Kamillen-Aquarôme auf ca. 50-60° C erwärmen. Dieses langsam, unter stetigem Rühren (am besten mit einem Mixer im Langsamgang) dem Wachsgemisch beigeben, bis es auf ca. 30°C abgekühlt ist. Dann 5 Tropfen Rose damascena, 5 Tropfen Sanddorn, 5 Tropfen römische Kamille einrühren. Im Eisschrank abkühlen!

4. Grundrezeptur für eine Handcréme:

10 g Kakao- oder Karitébutter und 10 - 15 g reines Bienenwachs langsam im Wasserbad bei 60°-70°C verflüssigen. 10 ml Avocadoöl, 5 ml Nachtkerzenöl, 5 ml Mandelöl dazugeben. Separat 25 ml Kamillen-Aquarôme und 25 ml Melissen-Aquarôme auf ca. 60-70°C erwärmen und dann der Basis unter stetigem Rühren (Mixer auf langsam) beigeben, bis alles auf ca. 30°C abgekühlt ist. Danach 10 Tropfen Lavendel

extra und 5 Tropfen Kamille blau einrühren. Im Eisschrank abkühlen!

Weitere Rezepte finden Sie bei den Beschreibungen der ätherischen Öle (siehe auch »Therapeutischer Index« ab Seite 265).

Packungen und Masken

Eine Gesichtspackung mit Heilerde ist sehr mineralreich. Sie entschlackt und entgiftet deshalb die Haut sehr tiefgehend. Nicht mehr als zweimal wöchentlich 10-20 Minuten einwirken lassen. Danach jeweils mit frischem, kaltem Wasser abwaschen und zum Schluß mit echtem Kamillen-Aquarôme abtupfen. Sie sollten die Gesichtspackung oder Maske möglichst abends in Verbindung mit einem Erholungsbad machen, da die Haut dann am aufnahmefähigsten ist.

Kaltgepreßte Pflanzenöle in Packungen und Masken:

Aloe-Vera Öl:	Wirkt sehr gut gegen trockene, entzündliche und abgespannte Haut.
Avocado:	Nährend für trockene, empfindliche, müde und alternde Haut.
Jojobaöl:	Feuchtigkeitsregulierend, gegen Akne, empfindliche und farblose Haut
Mandelöl:	Feuchtigkeitsspendend bei sehr trockener Haut.
Nachtkerzenöl:	Hervorragend geeignet bei zu Ekzemen neigender Haut und bei stoffwechselbedingten Alterserscheinungen.
Weizenkeimöl:	Gegen alternde, trockene Haut, gegen Falten.

Welche ätherischen Öle, für welche Haut

Normale und Mischhaut: Bergamotte, Benzoe Siam oder Benzoe Sumatra, Honig abs., Karotte, Lavendel fein, Myrte, Ylang-Ylang, Zitrone.

Trockene und empfindliche Haut: Karotte, Lavendel, Bergamotte, Honig abs., Kamille römisch, Cedernholz, Narde indisch, Petitgrain, Orange süß oder bitter, Grapefruit, Galbanum.

Bei Akne, fetter- und unreiner Haut: Myrrhe, Kamille blau, Kamille römisch, Lavendel fein, Kampfer, Rosmarin, Melisse officinalis, Salbei, Rosenholz, Wachholder, Vetiver, Cypresse, Schafgarbe, Cedernholz, Rose damascena, Bergamotte.

Reife und empfindliche Haut: Neroli, Weihrauch, ostindisches Sandelholz, Rose damascena, Birkenrinde dopp. rekt., Opopanax, Grapefruit.

1. Grundrezeptur: 2 Eßlöffel echtes Aquarôme nach Wahl mit ca.1 Eßlöffel grüner Heilerde (pulverisierter Naturlehm) verrühren. Je nach Zweck der Packung 2-4 Tropfen ausgesuchtes ätherisches Öl sehr gut einmischen.

2. Grundrezeptur: 2 Teelöffel Naturjoghurt, 1/2 Teelöffel feine Haferflocken, 1 Teelöffel kaltgepreßtes Pflanzenöl, 2 Tropfen ätherisches Öl.

Die entstandene Paste vom Haaransatz an, fein im Gesicht und eventuell am Hals auftragen. Augenpartie freilassen.

Beispiel bei gereizter und entzündlicher Haut: Fügen Sie dem Grundrezept je einen Tropfen ätherisches Karottenöl oder Sanddornöl und Kamille blau oder Geranie und griechischen Salbei bei.

Beispiel bei fetter Haut: Grundrezeptur plus je 1 Tropfen Zitrone extra und Teebaum.

Körpermilch

Grundrezeptur: 50 ml echtes Aquarôme nach Wahl im Wasserbad auf ca. 40°C erwärmen. Darin1-2 Eßlöffel weiße Heilerde verrühren. Dann 25 ml kaltgepreßtes Pflanzenöl nach Wahl tropfenweise untermischen. Wirkungen: Siehe »Aquarôme« und »Pflanzliche Basisöle«.

Reinigungsmilch

Grundrezeptur: Es werden der oben beschriebenen Körpermilch nach Abkühlung 6 - 8 Tropfen ätherisches Öl nach Wahl beigemischt. Wirkungen: Siehe »Aquarôme«, »Pflanzliche Basisöle« und »Ätherische Öle von A - Z«.

Gesichtswasser

<u>**Grundrezeptur:**</u> 50 ml echtes Aquarôme, 20 ml 90%-igen Weingeist, 5 - 10 Tropfen ätherisches Öl.

Beispiel Melissen-Karmelitergeist: In 20 ml 90 %igem Weingeist 4 Tropfen Melisse officinalis, 3 Tropfen Zitrone extra, 2 Tropfen Muskatöl, 1 Tropfen chinesischer Zimt (Cassia), 1 Tropfen Nelke mischen. 5 ml echtes Melissen-Aquarôme hinzufügen und verschütteln. Ca. drei Wochen reifen lassen. 30 Tropfen in einem Glas destilliertem Wasser als erfrischendes Gesichtswasser verwenden.

Gesichtswasser für empfindliche Haut

<u>**Grundrezeptur:**</u> 3 - 5 Tropfen ätherisches Öl nach Wahl in maximal einem halben Teelöffel Akazienblütenhonig einrühren und danach in 50 ml echtem Aquarôme verschütteln. Ca. 2 - 3 Wochen reifen lassen. Dieses Gesichtswasser sollte zusätzlich immer 2 Tropfen ätherisches Öl von Kamille, Lavendel extra oder Schafgarbe enthalten.

Beispiel für ein herb duftendes Gesichtswasser: In maximal einem halben Teelöffel Akazienhonig je 1 Tropfen Kamille blau, Moschuskörneröl, Bergamotte, Teebaum mischen. in 50 ml echtem Melissen-Aquarôme verschütteln. Zwei Wochen reifen lassen.

Beispiel für ein lieblich duftendes Gesichtswasser: In einem halben Teelöffel Akazienhonig je 1 Tropfen Kamille römisch, Ylang-Ylang oder Rose damascena, 2 Tropfen Bergamotte oder Neroli, in 50 ml Melissen-Aquarôme verschütteln. 3 Wochen reifen lassen.

Aftershave

<u>**Grundrezeptur:**</u> In 25 ml 90%-igem Weingeist, maximal 40 Tropfen ätherischer Öle nach Wahl sehr gut verschütteln. Mit 50 ml echtem Aquarôme mischen. Ca. 3 Wochen reifen lassen.

Beispiel für ein herbes Aftershave: Je 10 Tropfen Moschuskörneröl, Rosmarin, Bergamotte und Jasmin zunächst in 25 ml 90%-igem Weingeist und danach in 50 ml Melissen-Aquarôme verschütteln.

Beispiel für ein sehr frisches, trockenes Aftershave: Je 10 Tropfen Litsea Cubeba, Limette, Zirbelkiefer und Sandelholz ostindisch zunächst in 25 ml Weingeist und danach in 50 ml Kamillen-Aquarôme verschütteln.

Aftershave für empfindliche Haut

Grundrezeptur: Lösen Sie maximal 30 Tropfen ätherisches Öl nach Wahl in ca. einem halben Teelöffel Akazienhonig und verschütteln Sie das Ganze in 50-70 ml Kamillen-Aquarôme. Ca. 1 Woche reifen lassen. Vor jedem Gebrauch erneut verschütteln!

Parfumes

Machen Sie erst mal eine Probemischung. Fangen Sie vorsichtig mit dem Mischen der Basisnote an, denn sie gibt den Grundton und wird Sie am längsten begleiten. Notieren Sie sehr genau, wieviele Tropfen von welchem ätherischen Öl Sie verwendet haben. Fügen Sie dieser Basiskomposition nach und nach die Herz- und Kopfnotenöle hinzu. Die Kopfnotenöle werden Sie bei dem fertigen Parfum immer als ersten Eindruck wahrnehmen. Die Herzöle sollen zwischen dem Basisduft und den Kopftönen vermitteln.

In einer 50 ml Braunglasflasche komponieren Sie ca. 25-30 Tropfen ätherischer Öle. Riechen Sie sich vorher durch die Öle und wählen Sie die Ihnen angenehmsten Düfte aus. Schütteln Sie die Mischung dann gut durch. Wenn Ihnen am Duft noch etwas fehlt oder zu stark duftet, dann können Sie jetzt noch ausgleichen. Danach fügen Sie als pflanzliches Fixativ je nach Verträglichkeit 10 ml reines Jojobaöl oder Weingeist 90% hinzu. Schütteln Sie dann den Inhalt nochmal gut durch. Erst jetzt machen Sie die erste Probe auf Ihrer Haut. Der Duft wird sich mit Ihrer eigenen Note vermischen. Wenn es Ihnen noch nicht »rund« erscheint, können Sie mit den einzelnen Ölen noch ausgleichen.

Die Flasche danach drei Wochen gut verschlossen, an einem dunklen, kühlen Ort aufbewahren, damit die Düfte sich verbinden können. Wenn das Parfum zu stark geworden ist, können Sie es mit etwas Jojobaöl oder Weingeist strecken, ohne das die Qualität darunter leidet.

Beachten Sie die Kapitel »Verdunstungswerte« - »Duftintensität« und »Duftklassifizierung« auf den Seiten 50 bis 53!

Franzbranntwein

Grundrezeptur, gut geeignet für Massagen bei Muskelkater und müden Beinen: In 1 Liter naturbelassenem Trester- oder Obstschnaps, je 5 Tropfen Birkenrinde, Zirbelkiefer, Latschenkiefer und Salbei, sowie 3 Tropfen Angelikawurzel und 8 Tropfen Melisse officinalis mischen. Etwa 2 Wochen reifen lassen! Danach eventuell mit echtem Kamillen-Aquarôme verdünnen.

Ätherische Öle für die natürliche Haarpflege

Dunkles Haar: Cedernholz, Lavendel extra, Muskateller Salbei, Rose damascena, Rosenholz, Salbei griechisch, Sandelholz, Ylang Ylang.

Helles Haar: Gingergras, Grapefruit, Lavendel extra, Lemongras, Limette, Litsea Cubeba, Zitrone.

Graues Haar: Bayöl, Benzoe, Coriander, Mastix-Pistazie, Salbei extra, Zitrone.

Fettes Haar: Bergamotte, Cedernholz, Clementine, Cypresse, Kiefernnadel, Lavendel extra, Melisse citriodora, Narde, Salbei extra, griechischer Salbei, Zirbelkiefer.

Trockenes Haar: Geranie, Honigöl, Lavendel extra, Lavendel fein, Melisse off., Mimose, Palmarosa, Schafgarbe, Rosenholz, Ylang-Ylang.

Schuppen im Haar: Cedernholz, Cypresse, Eukalyptus 80/85%, Kamille off., Lavendel extra, Melisse off., Rosmarin, Schafgarbe, Sandelholz, Teebaum.

Splissiges, gespaltenes Haar: Bayöl, Birkenrinde, Galbanum, Rosenholz, Sandelholz, Ylang-Ylang.

Haarausfall: Bayöl, Birkenrindenöl, Cedernholz, Coriander, Galbanum, Lavendel fein oder extra, Rosmarin, Salbei extra oder griechischer Salbei, Zirbelkiefer.

Haarshampoo

Durch die Verwendung von seifigen Haarshampoos werden die Talg- und Fettdrüsen der Kopfhaut zu verstärkter Tätigkeit angeregt, so daß es zunächst zu fettem Haar kommt, bis diese dann eines Tages ganz resignieren, was dann zu trockenem, brüchigem Haar führt.

Mit Ihrem eigenen, selbstgemachten Shampoo unter Verwendung natürlicher Zutaten und Essenzen, können Sie Ihr Haar pflegen, stärken, glänzen lassen, den Haarboden entgiften und besser durchbluten.

Grundrezeptur für gesundes Haar: 3 Eigelb in eine Schale geben, mit einem Schneebesen cremig schlagen. 3 Eßlöffel ca. 60%-igen Rum, sowie je 4-6 Tropfen ätherisches Öl langsam, portionsweise dazugeben. Nach der Kopfwäsche das Haar mit handwarmem Wasser auswaschen und mit stark verdünntem Apfelessig (siehe Seite 47) nachspülen.

Grundrezept für ein mildes Shampoo: 2 Eigelb, 100 ml Bier, 2 Eßlöffel Rum, 6 Tropfen Kamille blau. Herstellung und Anwendung wie vorheriges Rezept.

Beispiel bei fettem Haar: Wie Grundrezeptur, aber mit 2 Tropfen Cedernholz, 2 Tropfen Lavendel extra, 1 Tropfen Melisse und 1 Tropfen Bergamotte. Alternativ je 2 Tropfen Cypresse, Rose und Zitrone.

Beispiel bei trockenem Haar: Wie Grundrezeptur, aber mit je 2 Tropfen Ylang-Ylang, Honigöl, Melisse. Alternativ je 2 Tropfen Rosenholz, Geranie, Melisse.

Beispiel bei Schuppen: Wie Grundrezeptur, aber mit je 2 Tropfen Rosmarin und Lavendel, sowie je 1 Tropfen Wachholderholz und Kamille blau. Alternativ je 2 Tropfen Cedernholz und Lavendel, sowie je 1 Tropfen Eukalyptus und Kamille blau.

Beispiel bei Haarausfall: Wie Grundrezeptur, aber mit je 1 Tropfen Lavendel, Salbei, Thymian, Schafgarbe, Basilikum. Alternativ 2 Tropfen Rosmarin, je 1 Tropfen Birkenholz, Cedernholz, Geranie.

Bei Haarausfall kann es hilfreich sein, die Kopfhaut durch kräftiges Massieren und durch das Zusammenziehen der Daumen und der übrigen Finger, zu lockern und zu dehnen. Seifige Haarschampoos meiden.

Haarkuren

Wahre Wunder wirkt eine zielgerichtete Ölkur bei trockenem, strohigem und sprödem Haar.

Grundrezeptur: 3-4 Eigelb schaumig schlagen. 100 ml kaltgepreßtes Pflanzenöl bester Qualität, gemischt mit 20-25 Tropfen ätherischer Öle, träufelnd, mit dem Schneebesen in die schaumige Eimasse hineinrühren. Wenn diese Masse cremig ist geben Sie 4-5 Tropfen Zitronensaft hinzu.

Einen Teil oder das Ganze, je nach Menge der Haare, gründlich in die gewaschenen, noch leicht feuchten Haare einmassieren und mit einer Badehaube abdecken. Danach in ein vorgewärmtes Handtuch einwickeln. Warm halten, wenn möglich in die Sonne setzen. Ca. 20-30 Minuten einwirken lassen. Danach zunächst mit lauwarmem Wasser und dann evtl. mit einem milden Shampoo auswaschen und mit verdünntem Apfelessig oder einer Haarspülung (siehe Seite 47) nachspülen. Die Kur höchstens zweimal pro Woche durchführen.

Beispiel bei trockenem Haar: Wie Grundrezeptur, aber mit 90 ml Weizenkeimöl, 1 Eßlöffel Nachtkerzenöl, 15 Tropfen Lavendel, 10 Tropfen Geranie oder alternativ 2 Tropfen Ylang-Ylang, 8 Tropfen Lavendel, 6 Tropfen Sandelholz ostindisch und 4 Tropfen Orange süß.

Beispiel bei sprödem, splissigem Haar: Wie Grundrezeptur, aber mit 90 ml Jojobaöl, 1 Teelöffel Nachtkerzenöl, mit je 10 Tropfen Lavendel extra, Rosenholz oder Cedernholz bei dunklem Haar oder 15 Tropfen Kamille und 5 Tropfen Zitrone bei hellem Haar, sowie 15 Tropfen Sandelholz und 8 Tropfen Ylang Ylang.

Haarspülung

Nach der Haarwäsche spülen Sie das Shampoo unter fließendem, handwarmem Wasser aus. Danach sollten Sie eine pflegende Haarspülung mit aromatisiertem Wasser machen. Ihr Haar wird duftend leicht und bei längerfristiger Anwendung wird es einen gesunden, seidigen Glanz bekommen.

Grundrezeptur: In 1 Liter abgekochtes Wasser oder Brunnenwasser mischen Sie 50 ml Apfelessig. Dann fügen Sie 15-20 Tropfen ätherische Öle nach eigener Wahl zu (siehe Seite 45/46).

Sie können statt einer Spülung mit verdünntem Apfelessig, Ihr Haar auch mit verdünntem Melissen- oder Kamillen-Aquarôme nachspülen. Echte Aquarôme enthalten neben geringsten Mengen ätherischen Öles, auch die vielen, wertvollen und heilkräftigen, wassergelösten Bestandteile der jeweiligen Heilpflanze.

Natürlicher Haarfestiger

Grundrezeptur: Einen natürlichen, Ihr Haar pflegenden Haarfestiger stellen Sie her, indem Sie das im Kapitel »Haarspülung« beschriebene Haarwasser auf ca. 40-60°C erwärmen und darin pro Liter 2-3 Eßlöffel Honig auflösen. Haare oder Haarspitzen damit leicht befeuchten, in Form bringen, trocknen lassen.

Kompressen

Kate Naßkompressen bei Fieber sind ein altes Hausmittel. Aber auch bei leichten Prellungen und Zerrungen sind sie sehr hilfreich. Warme Kompressen mit ca. 40-60°C. helfen bei müden Augen, Augenringen, strapazierter und müder Gesichtshaut.

Grundrezeptur für kalte Naßkompressen: Auf 1 Liter Wasser, 6-8 Tropfen ätherisches Öl mischen, die vorher in einem Teelöffel Akazienhonig gelöst wurden. Ein mittleres Tuch darin tränken, etwas ausdrücken, auf die betroffene Stelle legen und mit einem dicken Handtuch ca. eine halbe Stunde warmhaltend abdecken. Evtl. wiederholen, bis eine Linderung eintritt.

Fieberwickel: In 1 Liter kaltes Wasser, je 2 Tropfen Zitrone, Lavendel und Melisse. Erneuern wenn der Wickel Körpertemperatur erreicht hat.

Sportkompresse: In 1 Liter handwarmes Wasser je 2 Tropfen Wacholderholz, Rosmarin und Kampfer, in Honig gelöst hineinmischen.

Augenkompresse, warm, bei müden Augen und Augenringen: In einem Liter warmem Wasser je 2 Tropfen gelöster Fenchel und Rose.

Gesichtskompresse, warm, zum Klären, Reinigen und Vitalisieren der Gesichtshaut: In 2 Liter warmem bis heißem Wasser je 2 Tropfen in Honig gelöste Geranie, Kamille römisch und Myrte oder alternativ 2 Tropfen Rosenholz und je 1 Tropfen Mandarine, Eisenkraut, Ysop und Cedernholz mischen.

Nach der Rasur kann man auch diese oben beschriebenen Gesichtskompressen, anstatt Aftershave anwenden, so heiß, wie Sie es vertragen. Eine für die strapazierte Haut, aber auch das allgemeine Wohlbefinden hervorragend erfrischende, pflegende Prozedur.

Hinweis! Bei Neigung zu geplatzten Äderchen (Couperose), dürfen keine heißen Kompressen gemacht werden, d.h. gleiche Rezeptur, aber mit handwarmem Wasser.

Inhalationen

Grundrezeptur für eine feuchte Inhalation gegen Grippe und Erkältungen: 6 Tropfen ätherisches Öl in 2 Liter warmem Wasser, 2 - 3 mal täglich mit einem Inhalator oder unter einem dicken Tuch direkt inhalieren. Nicht für Asthmatiker oder Couperosebetroffene geeignet.

Grundrezeptur für trockene Inhalationen: 6 - 8 Tropfen auf ein Tuch träufeln. So zusammenlegen, daß das ätherische Öl in diesem Faltpolster verschlossen ist. Vor Nase und Mund halten und tief einatmen.

Beispiel bei Erkältungen oder zum Einschlafen: 10 - 12 Tropfen des entsprechenden ätherischen Öles entweder, wie im zweiten Grundrezept, oder pur auf das Bettuch im Kopfbereich tropfen. Z.B. bei Schnupfen oder Husten mit Kiefernnadel und Eukalyptus. Bei Schlafstörungen verhilft Lavendel zu einem tiefen, harmonischen Schlaf, bei hartnäckiger Schlaflosigkeit Baldrian verwenden.

Gurgellösung

Grundrezeptur: 1/4 Liter lauwarmes Wasser. In 1 Teelöffel 96 %-igem Weingeist, 3 - 4 Tropfen ätherisches Öl lösen, dem Wasser zugeben.

Zum Beispiel bei einer Hals- oder Mandelentzündung 2 Tropfen Salbei extra und 1 Tropfen Sandelholz.

Baby- und Kinderpflege

Kinderöle in der Aromalampe: Blutorange, Clementine, Geranie, Grapefruit, Honig, römische Kamille, Kakaoextrakt, Lavendel fein (beruhigend), Limette, Mandarine, Melisse officinalis, Orange süß, Rose damascena, Rosenholz, Schafgarbe, Vanille, Zimtblätteröl.

Kinderbad: In 2 Eßlöffeln Akazienhonig, je 1 Tropfen Honigöl und Geranie, je 2 Tropfen Orange süß und Kamille römisch verrühren. Im Badewasser auflösen.

Babybad: In 2 Eßlöffeln Akazienhonig 2 Tropfen Rose damascena und 2 Tropfen Neroli gut einrühren. Im halbgefüllten Wännchen im körperwarmen Wasser auflösen.

Babymassageöl: In 50 ml Mandelöl, 2 Tropfen Rose damascena und 1 Tropfen Orange süß mischen, 2 Wochen reifen lassen.

Babycreme: 30 ml Mandelöl, 10 ml Jojobaöl und 10 ml Avocadoöl mischen. Auf maximal 60°C erwärmen. Darin 8g echtes Bienenwachs auflösen. Nach dem Abkühlen auf 20°C, 2 Tropfen Rose damascena und 2 Tropfen römische Kamille einrühren. Abfüllen. Abkühlen.

Baby-Wundpuder: In 50 g weißem Lehmpulver je 1 Tropfen Rose damascena, Kamille römisch und Orange süß einrühren.

Duftintensität ätherischer Öle

Die verschiedenen ätherischen Öle haben unterschiedlich intensive Düfte. So duftet z.B. Kamille ca. sechs mal so stark wie Lavendel, d.h., daß 6 Tropfen Lavendel vonnöten sind um in einer Duftkomposition mit 1 Tropfen Kamille gleichwertig zur Geltung zu kommen. Das spielt zwar bei der therapeutischen Anwendung von ätherischen Ölen keine Rolle - da ist die Wirkkraft der Heilpflanze einfach wichtiger - aber beim Komponieren individueller Naturparfums, aber auch in der Naturkosmetik, darf dieser Aspekt nicht unterbewertet werden.

Stark duftende Öle: Asant, Basilikum, Eukalyptus, Jasmin, Kamille blau, Knoblauch, Mimose, Nelke, Neroli, Pfefferminze, Rose, Vanille, Weihrauch, Ylang-Ylang, Zwiebel.

Mittel duftende Öle: Anis, Cajeput, Geranium, Benzoe, Basilikum, Citronella, Eichenmoos, Eisenkraut, Fenchel, Kamille römisch, Kampfer, Karottensamen, Lavendel, Lemongras, Muskateller Salbei, Niaouli, Orange, Patchouli, Rosenholz, Salbei, Sandelholz, Thymian.

Leicht duftende Öle: Bergamotte, Cedernholz, Cypresse, Fenchel, Fichtennadel, Grapefruit, Majoran, Mandarine, Melisse, Muskatnuß, Myrrhe, Nelkenblüte, Petitgrain, Teebaum, Wachholderholz und -beere, Zimt, Zirbelkiefer, Zitrone.

Duftklassifizierung ätherischer Öle

Jeder verbindet mit einem Duft eine ganz individuelle Erinnerung und stuft oder ordnet diesen Duft auf seine Weise ein. Deshalb kann jede »Duftklassifizierung« nur eine grobe Richtung anreißen, ein bißchen Hilfe sein. Am besten Sie sammeln sich Ihr ganz persönliches Duftrepertoire zusammen und teilen es sich selbst ein. Bei manchen ätherischen Ölen ist das sehr einfach, bei manchen etwas schwieriger. Aber Spaß macht es auf jeden Fall.

Frische Düfte
Anis, Beifuß, Bergamotte, Birke, Blutorange, Bohnenkraut, Citronella, Clementine, Eisenkraut, Eucalyptus, Eucalyptus-citriodora, Eukalyptol,

Grapefruit, Kampfer, Krauseminze, Lemongras, Limette, Litsea Cubeba, Melisse citronella, Minze, Muskatnuß, Nelke, Petitgrain, Petitgrain super, Pfefferminze, Pimentbeere, Ravensara, Rosmarin, Salbei, Spearmint, Sternanis, Wiesenkönigin, Wintergrün, Zirbelkiefer, Zitrone.

Warme Düfte

Angelikawurzel, Benzoe Siam und -Sumatra, Blutorange, Cananga, Cedernblätter, Clementine, Eichenmoos, Fenchel, Honig, Hopfen, Iris, Jasmin, Lavendel, Mandarine, Moschuskörner, Myrrhe, Neroli, Opopanax, Orange, Patchouli, Palmarosa, Perubalsam, Pfeffer schwarz, Rosenholz, Sandelholz, Tolubalsam, Vanille, Veilchenblätter, Vetiver, Wachholderbeere, Ylang-Ylang, Zimtrinde, Zimt chinesisch.

Intensive, schwere Düfte

Asant, Baldrian, Benzoe, Copaiva-Balsam, Eichenmoos, Hopfen, Immortelle, Iris, Jasmin, Kalmus, Knoblauch, Lorbeer, Mimose, Moschuskörner, Patchouli, bulgarische Rose, Vetiver, Veilchenblätter, Ylang-Ylang, Zimtrinde, Zwiebel.

Narkotische Düfte

Asant, Baldrian, Hopfen, Immortelle, Iris, Jasmin, Patchouli, bulgarische Rose, Ylang-Ylang.

Herbe und würzige Düfte

Asant, Beifuß, Bergbohnenkraut, Cardamom, Cedernholz, Copaivabalsam, Coriander, Eichenmoos, Estragon, Galbanum, Guajakholz, Kalmus, Majoran, Muskatnuß, Myrrhe, Narde, Nelke, Oregano, Pfeffer schwarz, Pimentbeere, Quendel, Sandelholz, Thymian, Vetiver, Weihrauch, Ysop, Zitrone.

Euphorisierende Düfte

Benzoe, Blutorange, Citronella, Clementine, Grapefruit, Honig, Iris, Jasmin, Lemongras, Limette, Litsea Cubeba, Mimose, Muskateller Salbei, Neroli, Orange, Perubalsam, Rose, Tuberose, Vanille, Ylang-Ylang.

Aphrodisierende Düfte

Asant, Beifuß, Cardamom, Cistrose, Cypresse, Geranium, Iris, Jasmin, Knoblauch (stark verdünnt), Moschuskörner, Muskateller-Salbei, Myrrhe, Neroli, Orange, Palmarosa, Patchouli, Rose, Sandelholz, Tuberose, Veilchenblätter, Vetiver, Vanille, Ylang-Ylang, Zimt.

Rosenartige Düfte
Cistrose, Geranie bourbon, Ho-Blätter, Iris, Palmarosa, Rose, Rosenholz.

Honigartige, süße Düfte
Anis, Basilikum, Benzoe Sumatra und -Siam, Birke, Bergamotte, Blutorange, Cananga, Cedernblätter, Fenchel, Honig, Jasmin, Kakao, Krauseminze, Lemongras, Limette, Litsea Cubeba, Mandarine, Muskateller Salbei, Neroli, Orange, Pfefferminze, Perubalsam, Rose, Rosenholz, Thuja, Tuberose, Spearmint, Vanille, Ylang-Ylang, Zimt.

Kräuterartige Düfte
Angelikawurzel, Bergbohnenkraut, Dill, Eisenkraut, Estragon, Kamille blau, Kamille römisch, Karotte, Melisse officinalis, Majoran, Muskateller Salbei, Myrte, Oregano, Petersilie, Quendel, Salbei, Schafgarbe, Sellerie, Teebaum, Thymian.

Wald-, Moos-, Laub-Düfte
Cypresse, Edeltanne, Eichenmoos, Fichtennadel, Galbanum, Guajakholz, Kiefernnadel, Latschenkiefer, Lorbeer, Moschuskörner, Myrte, Patchouli, Sassafras, Teebaum, Ysop, Zirbelkiefer.

Erdige Düfte
Angelikawurzel, Balsamterpentin, Cedernholz, Copaivabalsam, Cypresse, Edeltanne, Eichenmoos, Fichtennadel, Galbanum, Guajakholz, Kalmus, Kiefernnadel, Latschenkiefer, Lärche, Narde chinesisch und indisch, Patchouli, Pinie, Sandelholz, Wachholderholz, Vetiver, Weihrauch, Ysop, Zirbelkiefer.

Verdunstungswerte ätherischer Öle

Basisnoten (langsam verdunstend, ca. 1 Woche): Asant, Balsamterpentin, Bayöl, Benzoe, Birkenrinde, Cedernholz, Elemi, Eichenmoos, Galbanum, Geranium, Ho-Blätter, Ingwer, Jasmin, Mastix-Pistazie, Muskatellersalbei, Myrrhe, Neroli, Nelke, Patchouli, Rose damascena, Sandelholz, Teebaum, Vanille, Weihrauch, Ylang-Ylang.

Mittelnoten - auch Herznoten genannt (ca. 2-3 Tage haltend): Anis, Bayöl, Cajeput, Cedernholz, Cypresse, Eisenkraut, Fenchel, Guajakholz, Honig, Immortelle, Iris, Kalmus, Karotte, Latschenkiefer, Lavendel, Lemongras, Macisblüte, Mandarine, Mimose, Moschuskörner, Muskatnuß, Niaouli, Orange bitter, Orange süß, Petitgrain, Pfefferminze, Pfeffer, Salbei, Teebaum, Vetiver, Ysop.

Topnoten - auch Kopfnoten genannt (schnell verdunstend, 1 Tag): Bergamotte, Blutorange, Cananga, Cedernblätter, Cistrose, Clementine, Eukalyptus, Gingergras, Grapefruit, Immortelle, Kamille blau, Kamille römisch, Krauseminze, Limette, Majoran, Melisse, Minze, Myrte, Palmarosa, Rosenholz, Rosmarin, Sassafras, Spearmint, Wachholder, Wintergrün echt, Zimt, Zitrone.

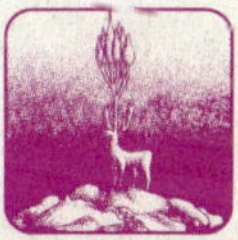

ÄTHERISCHE ÖLE IN DER FEINEN KÜCHE

In vielen Ländern der Welt, gehört die Verwendung ätherischer Öle in der exquisiten Küche zur Selbstverständlichkeit. Aber auch im deutschsprachigen Raum entdecken immer mehr Hausfrauen und Profi-Köche die Vorteile dieser natürlichen, feinen Art des Würzens. Einer der großen Vorteile gegenüber getrockneten Streugewürzen ist, daß ätherische Öle ihre Würzkraft über Jahre nicht verlieren, während der Verfall des Aromas und der Wirksamkeit von getrockneten und gemahlenen Gewürzen schon sehr früh beginnt.

Ein weiterer, nicht zu übersehender Vorteil ist, daß ätherische Öle weder gegen Schädlingsbefall begast, noch zur Haltbarmachung radioaktiv bestrahlt werden, wie das bei Trokkengewürzen häufig der Fall ist. Ätherische Öle sind außerdem frei von Pestiziden, Schwermetallrückständen und anderen Schadstoffen. Und man sollte auch nicht vergessen, daß ätherische Öle hoch konzentriert sind. Z.B. entspricht ein Tropfen ätherisches Oreganumöl der Würzstärke mehreren Pfund der echten Oregano-Pflanze. Deswegen sollten Sie besser selbst hergestellte »Würzöle« verwenden. Damit läßt sich die Würze besser dosieren. Sie eignen sich hervorragend für gesundheitsorientierte Rohkost, aber auch zum Kochen oder Backen. Unsere Großmütter haben die Heilwirkung der Würzkräuter noch gekannt und sie in der Küche gezielt zur Gesunderhaltung ihrer Familien eingesetzt.

Ätherische Öle in der Küche pur verwendet

Als Emulgatoren können Sie Honig, Ahornsirup, Sahne, Sauerrahm, Créme fraiche, Quark, Naturjoghurt, Eigelb, fette Pflanzenöle und Butter verwenden. Die ätherischen Öle werden tropfenweise je nach Würzintensität verwendet.

Beispiel eines exquisiten Obstquarks: 500 g Quark schaumig rühren. 500 g kleingeschnittenes Obst der Saison, 2 Eßlöffel Honig, 2 Eßlöffel gewaschene Rosinen, 2 Eßlöffel grob gehackte Nüsse, 1 Tropfen Zimtöl, 1 Tropfen Ingweröl dazugeben. Alles vorsichtig vermischen. Danach 1/4 Liter steifgeschlagene Sahne unterziehen.

Beispiel eines Erfrischungsgetränkes für den Sommer: In 1 Eßlöffel Ahornsirup, 3 Tropfen Zitrone und 2 Tropfen Zimt lösen. In 1 Liter grünem Tee und 1/4 Liter Apfelsaft verschütteln. Kaltstellen!

Würzöle selbstgemacht

Grundrezeptur: In 50 ml kaltgepreßtem Pflanzenöl (Wirkungen siehe »Basisöle«), ca. 30 Tropfen ätherisches Öl mischen. Sofort verwendbar. Teelöffelweise zum Würzen raffinierter Suppen, Saucen, Salatdressings, Desserts und anderer warmer Gerichte, süßer Leckereien und Getränke verwenden.

Die wichtigsten Würzöle: Anis, Asant, Basilikum, Beifuß, Blutorange und Bergbohnenkraut, Cardamom, Coriander, Dill, Estragon, Fenchel, Ingwer, Kakaoextrakt, Karotte, Knoblauch, Kreuzkümmel, Kümmel, Limette, Lorbeer, Macisblüte, Majoran, Mandarine, Muskatnuß, Nelkenblüte und Nelke extrafein, Orange süß oder bitter, Oreganum, Petersilie, Pfeffer schwarz, Pimentbeeren, Rosmarin, Salbei extra, Sellerie, Spearmint, Sternanis, Thymian, Wachholderbeere, Ysop, Zimt, Zitrone, Zwiebel.

Natürliche Backaroma-Öle selbstgemacht

Grundrezeptur: In einem 10ml Braunglasfläschchen mischen Sie 5ml ätherisches Öl mit 5ml kaltgepreßtem Pflanzenöl bester Qualität. Gut verschüttelt ist es mit einem Tropfer auf der Flasche, wie gewohnt anwendbar.

Alle Citrusfruchtöle können unverdünnt als natürliche Backaroma-Öle, wie gewohnt dosiert, angewendet werden.

Die wichtigsten Backaroma-Würzöle: Anis, Cardamom, Coriander, Ingwer, Vanille 70%, Zimt (Cassia), Zimtrinde 75%.

Kräuteressig selbstgemacht

Grundrezeptur: In 2 Eßlöffel Akazienhonig oder Ahornsirup 8 - 10 Tropfen ätherisches Öl lösen. In 200 ml gutem Essig verschütteln.

Beispiel: 200 ml guter Apfelessig, 2 Eßlöffel Akazienhonig, 2 Tropfen Ysop, 3 Tropfen Melisse, 4 Tropfen Estragon.

Verwendung im Haushalt

Die Möglichkeiten zur Anwendung ätherischer Öle im Haushalt sind überaus vielfältig. Hier nur einige Beispiele:

Geschirrspülmittel: 500 ml flüssige Neutralseife, 10 Tropfen Litsea Cubeba oder Melisse citronella oder Zitrone oder Limette mit je 5 Tropfen Kamille blau und Schafgarbe mischen.

Waschmaschine: 1 - 2 Tropfen Ihres ätherischen Lieblingsöles in den Spülgang geben.

Bügelwäsche: Entweder für den Tank Ihres Dampfbügeleisens, oder zum Spritzen der Bügelwäsche, geben Sie in einen 1/2 Liter destilliertes Wasser 5-10 Tropfen Ihres Lieblingsduftes, auf einem Eßlöffel 90%-igen Alkohol gelöst. Die farblosen ätherischen Öle machen keine Flecken.

Möbelpolitur: In 100 ml Jojobaöl je 20 Tropfen ätherisches Cedernholz und Orange oder Rosenholz geben. Wenn Sie die Reinigungskraft der Möbelpolitur verstärken wollen, fügen Sie dieser Mischung 1 Eßlöffel Apfelessig hinzu. Vor Gebrauch jeweils gut verschütteln.

Bitte beachten Sie!

Ätherische Öle sind hochkonzentrierte Pflanzenessenzen, die durch falsche Anwendung Schaden anrichten können. Sie dürfen pur z.B. nicht mit den Schleimhäuten in Kontakt kommen. Auch auf der Haut dürfen sie - mit den wenigen Ausnahmen, die auf Seite 25 genannt werden - nur in Verdünnung, z.B. mit pflanzlichen Basisölen, angewandt werden.

Auch deshalb müssen ätherische Öle unbedingt außer Reichweite von Kindern aufbewahrt werden!

Die Behandlungstechniken, Anregungen und Vorschläge in diesem Buch sind kein Ersatz für reguläre ärztliche Beratung. Jegliche Anwendung der hier vorgestellten Behandlungstechniken, Anregungen und Vorschläge geschieht ausschließlich in freier Entscheidung der Leser und in Ihrer eigenen Verantwortung.

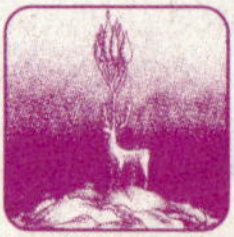

ÄTHERISCHE ÖLE von A bis Z

Der Akazienstrauch gehört zur Familie der Hülsenfrüchtler (Leguminosae). Seine Heimat ist Westindien, er wächst aber auch in den Tropen, im Mittelmeergebiet und in Neukaledonien. Das ätherische Öl wird durch Extraktion mit Lösungsmitteln, selten auch durch das aufwendige aber besonders schonende Pomadeverfahren (Enfleurage) aus der Blüte gewonnen.

Wirkungen durch Verdunstung: Antidepressiv, harmonisierend, beruhigend ohne zu ermüden, wärmend, aphrodisierend. Wirkt beruhigend und entkrampfend auf Bronchien und Lunge. Insektenvertreibend.

Indikation: Bei seelischer Unausgeglichenheit, Nervosität. Bei psychosomatisch (seelisch) bedingten Streßleiden, wie z.B. Kopfschmerzen, juckenden Hautirritationen, erhöhter Reizbarkeit und Angstzuständen, hat sich Cassie-Öl hervorragend bewährt. Es nimmt auf die seelische Seite der Leiden ausgleichenden und heilenden Einfluß.

Sonstiges: Im Garten des Fürstenhauses Farnese in Rom, wurde seit 1611 der Cassie-Strauch als Zierpflanze kultiviert. Der Name des fürstlichen Gartens wurde daher für die botanische Bezeichnung verwendet.

Parfum: Cassie-Öl wird wegen seines sowohl süßen als auch blütigen Duftes gerne für Parfumes verwendet. Zusammen mit den ätherischen Ölen des Rosenholzes und der Bergamotte erhält man ein Parfüm, das außer seinem angenehmen Duft auch noch gute Laune verbreitet.

Hautöl: Zusammen mit den ätherischen Ölen der Kamille röm. und der Melisse officinalis kann man Hautirritationen wirksam behandeln.

Massageöl: Cassie-Öl unterstützt in Massageöl-Mischungen die harmonisierende und regenerierende Wirkung der Massage.

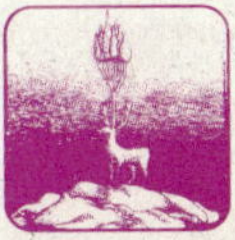

Hinweis: Das ätherische Öl des Akazienstrauches ist nicht zur Einnahme geeignet!

Grundrezepturen ab Seite 31, "Therapeutischer Index" ab Seite 265

Angelikawurzel (Engelswurz)

Angelica archangelica

Die Angelikapflanze gehört zur Familie der Doldenblütler (Umbelliferae). Sie wächst wild in Mittel- und Ost-Europa, sowie in Italien und wird in den USA angebaut. Das ätherische Öl wird durch Wasserdampfdestillation aus den Wurzeln dieser Pflanze gewonnen.

Wirkungen durch Verdunstung: Abwehrstärkend, stark schleimlösend, entzündungshemmend, antiseptisch, verdauungsanregend, seelisch stärkend, harmonisierend, wärmend, motivierend, erdend.

Indikation: Infektiöse Erkrankungen, Bronchitis, Stirnhöhlenvereiterung, Nasenpolypen, nervöser Reizmagen, Reiseübelkeit und -angst. Nervöse und streßbedingte Schwächezustände, Schwindel, Mutlosigkeit, Entscheidungsschwäche.

Sonstiges: In modernen Präparaten der Volksrepublik China findet man aus Angelika z.B. Gehirnstärkungspillen »Pu-Nao-Wan«.

Hausmittel: Ein bis zwei Tropfen täglich auf einen Bissen Vollkornbrot eingenommen schützt vor Ansteckungen z.B. gegen Grippe.

Massageöl: Bei rheumatischen Beschwerden wirkt diese Essenz schmerzlindernd und durchblutungsfördernd.

Salbe: Sehr hilfreich bei Stirnhöhlenkatarrh, in Verbindung mit ätherischem Weihrauchöl. Vor dem Schlafengehen Brust und Rücken einreiben.

Bad: Stärkend und vitalisierend bei Schwächezuständen aller Art.

VORSICHT! Starke Sonneneinwirkung kann bei äußerer Anwendung in Verbindung mit dem ätherischem Öl der Angelikawurzel, Hautirritationen verursachen.

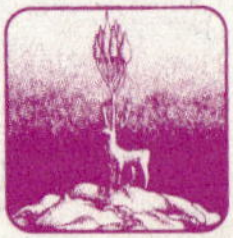

Grundrezepturen ab Seite 31, "Therapeutischer Index" ab Seite 265

Anis

Pimpinella anisum L.

Der auch »süßer Kümmel« genannte Anis stammt aus der Familie der Doldenblütler. Das traditionelle Anbaugebiet sind die östlichen Mittelmeerländer, aber auch in Asien und Nordamerika werden gute Qualitäten geerntet. Das ätherische Öl wird durch Wasserdampfdestillation schonend aus dem Samen der Pflanze gewonnen.

Wirkungen durch Verdunstung: Wirkt belebend auf die Flimmertätigkeit der Atemwege. Krampflösend, schleimlösend, wärmend, verdauungsfördernd. Hilft in Verbindung mit Fenchel gegen Blähungen (für kleine Kinder besonders gut geeignet).

Indikation: Husten, trockener Schluckauf, Müdigkeit, nervöse Magen- und Darmbeschwerden.

Sonstiges: In Verbindung mit Zimt chinesisch oder Zimtrinde und Orange bitter, eine schöne Weihnachtsduftmischung.

Kosmetik: Interessant in Parfums, Deodorants und Rasierwasser.

Massageöl: In Verbindung mit Jojoba- oder Mandelöl (1 Eßlöffel) und je 3 Tropfen ätherischem Anis- und Fenchelöl gut als Bauchmassage (stets im Uhrzeigersinn, zum linken Bein hin ausstreichend) bei Magen und Darmbeschwerden.

Küche: Eignet sich gut zum Aromatisieren von Speisen und Backwaren (je nach Geschmack ein bis zwei Tropfen). In Verbindung mit Sonnenblumen- und/oder Mandelöl ein schönes Würzöl.

VORSICHT! Einnahmen in zu hohen Dosen können zu Übelkeit und Schwindel führen. Bei Kindern genügt ein Tropfen.

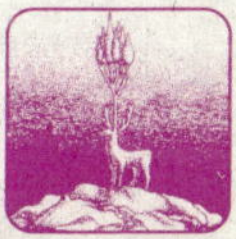

Grundrezepturen ab Seite 31, "Therapeutischer Index" ab Seite 265

Asant (Stinkasant - Teufelsdreck)

Ferula assa foetida L.

Dieser wild wachsende Doldenblütler hat seinen Ursprung in den Wüsten- und Salzsteppen Ostirans, kommt aber auch in Afghanistan und im Indusgebiet vor. Das ätherische Öl wird durch Wasserdampfdestillation aus dem milchigen Saft der Wurzel gewonnen. In den Ernteländern wird er gerne zum Würzen von Speisen verwendet.

Wirkungen durch Verdunstung: Wegen seines intensiven Duftes, nur in Mischungen und in kleinsten Mengen verwenden (höchstens 1 Tropfen)! Allgemein beruhigend und ausgleichend, auch auf die Herztätigkeit. Stark erotisierend, erhitzend, blutdrucksenkend, verdauungsfördernd.

Indikation: Hysterie, erhöhte Reizbarkeit, Angstgefühle, Bluthochdruck, krampfartige Leiden der Verdauungsorgane, sexuelle Müdigkeit.

Sonstiges: Stinkasant sollte wegen seiner intensiven Wirkung aber auch wegen seines, nur in hoher Verdünnung angenehmen Duftes, in kleinsten Mengen (höchstens 1 Tropfen) verwendet werden.

Kosmetik: Gibt edlen Duftkompositionen unerwartet etwas animalisch-erotisierendes.

Massageöl: Wirkt auch in frischen und leichten Massageölen oder Badezusätzen, nur in kleinsten Mengen, stark erotisierend und entkrampfend.

Küche: In stark blähende Gerichte nach dem Aufkochen höchstens 1-2 Tropfen gut einrühren.

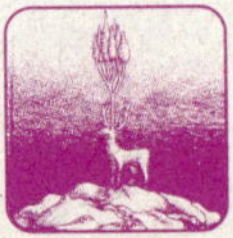

Grundrezepturen ab Seite 31, "Therapeutischer Index" ab Seite 265

Aus der auch »Tollkraut« oder »Katzentollkraut« genannten, ursprünglich aus China stammenden, und schon in sehr früher Zeit auch in Europa als Heilmittel verwendeten, wild wachsenden Pflanze, wird das Baldrianöl per Wasserdampfdestillation aus der Wurzel gewonnen.

Wirkungen durch Verdunstung: Stark schlaffördernd - aber nicht ermüdend, generell entspannend, emotional entkrampfend.

Indikation: Bei Schlafstörungen, nervösen Kopfschmerzen, geistiger Überanstrengung, nervösem Herzklopfen, Erregungszuständen und bei Angstzuständen.

Allgemeines: Ein Geruch, den man entweder gerne mag oder abscheulich findet.

Massageöl: Beruhigend mit Lavendel, Neroli und Geranie.

Bad: Baldrianbäder wirken bei Bluthochdruck beruhigend und sind in Verbindung mit Hopfenöl ein hervorragendes natürliches Schlafmittel (siehe Grundrezepturen).

Haushalt: 1 bis 3 Tropfen im Futter oder Trinkwasser von Haustieren wirken beruhigend (z.B. vor Reisen oder Tierarztbesuchen), außer bei Katzen, die von »Baldrian toll« werden (sie rollen sich und werden unruhig).

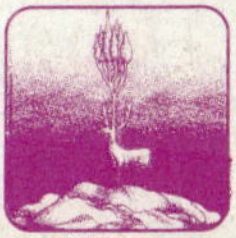

Grundrezepturen ab Seite 31, "Therapeutischer Index" ab Seite 265

Balsamterpentin

Pinus halepensis Mill., P.Palustris Mill., P.sylvestris L. u.v.m.

Dieser aus der Familie der Pinaceaen stammende wild wachsende Pinienbaum, ist in weiten Gebieten Europas, Nordafrikas, Nord- und Mittelamerikas und in Asien verbreitet. Das ätherische Öl wird per Wasserdampfdestillation aus den Nadeln und Sprossen gewonnen.

Wirkungen durch Verdunstung: Antiseptisch, schleim- und auswurffördernd.

Indikation: Infektiöse und chronische Bronchitis, Keuchhusten, Asthma, Nasenbluten.

Sonstiges: Balsamterpentinöl ist ein wichtiger Bestandteil des von J. Valnet als besonders wirksam beschriebenen »Harlem-Öles«.

Hausmittel: 3 Tropfen in einen Teelöffel Honig eingerührt und dann in einem Glas lauwarmem Wasser aufgelöst, über mehrere Tage 2 mal täglich eingenommen, hilft gegen Blasenentzündungen Gallensteine und hartnäckige Verstopfung.

Massageöl: Seit Alters her gegen Rheuma, Gicht, Neuralgien und Hüftschmerzen als sehr wirksam bekannt.

Salben: Zur Einreibung der Brust bei Bronchialleiden. Als Salbenpflaster bei Verbrennungen oder Frostschäden.

VORSICHT! Bei Kindern höchstens in 1/3 Dosierung verwenden!

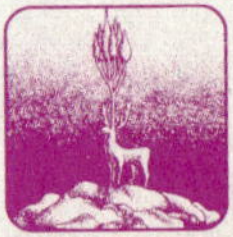

Grundrezepturen ab Seite 31, "Therapeutischer Index" ab Seite 265

Der in Asien beheimatete Basilikum aus der Familie der Lippenblütler (Labiatae) wächst heute auch in Südeuropa, Nordafrika und Nordmerika. Das ätherische Öl wird aus der wild wachsenden Pflanze, durch Wasserdampfdestillation gewonnen.

Wirkungen durch Verdunstung: Appetitanregend, schlaffördernd, sehr antidepressiv, kräftigend, konzentrationsfördernd bei geistiger Arbeit. Durch seinen sehr kräftigen aromatischen Geruch hilft Basilikum wenn der Geruchssinn, durch eine Erkältung oder durch Schnupfen, gestört ist.

Indikation: Migräne, Depressionen, Nervenschwäche, Angst und Melancholie. Ohnmachtsanfälle, Atembeschwerden, Blähungen.

Sonstiges: Wird in der Ayurveda-Medizin häufig verwendet und hat eine jahrtausende alte Tradition. Schon im alten Ägypten wurde Basilikum auch als Heilmittel verwendet.

Massage: Eine sanfte Massage mit Basilikum und Lavendelöl, verdünnt in Mandel-, oder noch besser Nachtkerzenöl, lindert Regelschmerzen.

Kompressen: Warm angewandt, bei Magen-Darmbeschwerden und Gallencholiken.

Küche: Zum Aromatisieren von Speisen, Suppen und Salatsoßen, hervorragend geeignet. Eine klassische Würzessenz und Grundlage für Basilikum-Würzöl, Würzölmischungen und Würzessigmischungen (siehe Seite 56/57).

Haushalt: Vertreibt Insekten bei Anwendung in der Aromalampe.

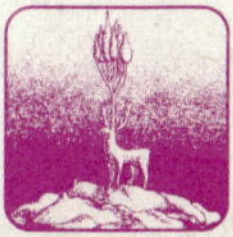

VORSICHT! In der Schwangerschaft nicht einnehmen.

Grundrezepturen ab Seite 31, "Therapeutischer Index" ab Seite 265

Bayöl

Pimenta racemosa W. Moore

Die Baypflanze gehört zur Familie der immergrünen Myrtengewächse. Sie ist hauptsächlich auf den Kanarischen Inseln und in Ostafrika heimisch. Das ätherische Öl wird aus den Blättern und Samen wasserdampfdestilliert.

Wirkungen durch Verdunstung: Nervenstärkend, wärmend, anregend. Wirkt beruhigend auf das neuro-vegetative Nervensystem. Schließt emotional kalte Menschen auf.

Indikation: Bei niedrigem Blutdruck, Erkältungen, streßbedingte Beschwerden und Gefühlskälte.

Sonstiges: Aus pimenta racemosa var. citrifolia wird falsches Bayöl (Zitronen-Bayöl) gewonnen. Es wird auf dem Markt für ätherische Öle als Bayöl angeboten, ist aber für die Aromatherapie nicht geeignet.

Parfum: Bayöl läßt sich für Parfums gut mit Ylang-Ylang, Orange und Sandelholz mischen (siehe Seite 43/44).

Kosmetik: In Kamillenwasser (auf 50 ml 30 Tropfen Bayöl) kann die Essenz die oft »ausgefranste« Haut an den Fingernägeln pflegen, indem man diese regelmäßig darin badet.

Haarwasser: Bayöl fördert den Kopfhaarwuchs. Mit dieser Eigenschaft eignet es sich hervorragend zur Herstellung von Haarwasser.

Vollbad: Ein Bayölbad wirkt durchblutungsfördernd und hilft in Verbindung mit Eukalyptusöl bei Erkältungsbeschwerden (siehe Seite 35/36).

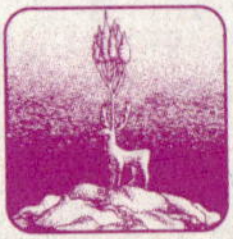

Grundrezepturen ab Seite 31, "Therapeutischer Index" ab Seite 265

Diese wildwachsende Staude, auch »Wilder Wermut« genannt, stammt aus der Familie der Korbblütler (Asteraceae). Sie gedeiht in Europa, Nordamerika und Asien. Hauptherkunftsgebiete sind Deutschland, Frankreich, Italien und Rußland. Das ätherische Öl wird durch Wasserdampfdestillation aus dem Kraut gewonnen.

Wirkungen durch Verdunstung: Appetitanregend, konzentrationsfördernd, menstruationsfördernd, desinfizierend.

Indikation: Magen- und Darmbeschwerden, Müdigkeit, Abgespanntheit, unregelmäßiger Menstruationszyklus.

Sonstiges: Nach »Plinius« leitet sich der botanische Name von der Tochter des Zeus, von »Artemis Pythia« ab, welche die Kunst der Hebammen erfand.

Massageöl: Auf Grund seiner durchblutungsfördernden Eigenschaft mildert die Massage rheumatische Beschwerden.

Bad: Beifußbäder haben eine, den Hormonhaushalt ausgleichende Wirkung. Fußbäder helfen Menschen, die leicht frieren.

VORSICHT: Bei Epileptikern, Schwangeren und Kindern darf dieses ätherische Öl nicht angewendet werden. Es ist grundsätzlich nicht zur Einnahme geeignet!

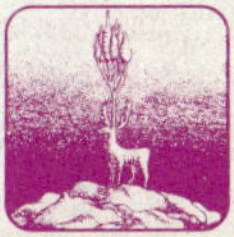

Grundrezepturen ab Seite 31, "Therapeutischer Index" ab Seite 265

Benzoe Sumatra und Benzoe Siam

Styrax benzoin Dryander und Stryrax tonkinense Craib.

Dieser 20 Meter hoch wachsende Baum aus Sumatra, Java und den Sunda-Inseln bzw. aus den indomalaiischen Gebieten, Indochina, Laos und Tongking, stammt aus der Familie der Styraxgewächse (Styracaceae). Das ätherische Öl wird mit Hilfe einer Alkohol- (Trinkbranntwein) Extraktion aus dem Harz gewonnen.

Wirkungen durch Verdunstung: Schleimlösend, auswurffördernd, entzündungshemmend, nervenstärkend, antidepressiv, beruhigend, harmonisierend, entspannend.

Indikation: Husten, Keuch-, Krupphusten, Asthma, Heiserkeit, Halsentzündung, Streß, Reizbarkeit, Nervenüberreizung und Depressionen.

Sonstiges: Benzoe Siam wird in der Aromatherapie wegen seines höheren Anteils an Benzoe-Säure bevorzugt für die Inhalation verwendet, dagegen wird Benzoe Sumatra wegen seines zusätzlichen Inhaltes an Zimtsäure sinnvoller zur äußeren Behandlung eingesetzt. Sein Duft erinnert an Vanille und Schokolade.

Hausmittel: Bei Husten und Heiserkeit 2-3 Tropfen Benzoe Siam in etwas Honig einrühren und in einer Tasse Wasser aufgelöst gurgeln und/ oder inhalieren.

Kosmetik/Parfum: Ein hervorragendes natürliches Konservierungsmittel für selbst hergestellte Kosmetika. Auch zur Duftfixierung in Parfums gut geeignet.

Salbe: Als Wundbalsam trägt es zur besseren Vernarbung bei.

Vollbad: Ein Benzoe-Bad stimmt auf sanfte Art glücklich, gibt trauernden oder verbissenen Menschen die Möglichkeit, sich fallen zu lassen und wirkt dazu noch heilend bei Hautirritationen.

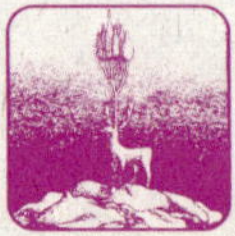

Grundrezepturen ab Seite 31, "Therapeutischer Index" ab Seite 265

Die Bergamotte, eine Pomeranzenart, ist eine birnenförmige, nicht genießbare Zitrusfrucht aus der Familie der Rautengewächse (Rutaceae), die von Alters her, wegen ihres feinen Duftes in Süd-Italien (beste Qualität kommt aus Reggio di Calabria) hoch geschätzt ist. Versuche, diesen Citrusbaum in anderen Gegenden des Mittelmeeres zu kultivieren schlugen fehl. Das ätherische Öl wird durch Kaltpressung der meist unreifen Schale der Frucht gewonnen und hat einen wunderbar blumigen Duft.

Wirkungen durch Verdunstung: Aufmunternd, stimmungshebend, antidepressiv, nervenentspannend, entzündungsmildernd für die Atemwege. Die Wirkung des ätherischen Bergamotteöles auf die Psyche ist so intensiv, daß man von einer psychopharmakaähnlichen Beeinflussung sprechen kann. Selbst bei Hysterie und schweren Angstzuständen kann sie eingesetzt werden.

Indikation: Bei Depressionen, bei starken Gefühlsschwankungen, Hysterie, während der Gesundung nach einer Krankheit, Streß.

Sonstiges: In der Aromalampe angewendet, macht ein Gemisch aus den natürlichen ätherischen Ölen Bergamotte, Myrte und Zitrone eine sehr angenehme Raumluft. Ein hervorragender Antiraucher-Duft.

Parfum: Es ist ein wesentlicher Bestandteil des »Eau de Cologne« und in fast allen Parfumes unentbehrlich.

Hausmittel: 1 - 2 Tropfen zweimal täglich eingenommen, haben sich als sehr wirksam gegen Blasentzündung erwiesen.

Bei Fieberblasen (Herpes labialis) können Sie Bergamotte pur aufbringen. Es heilt diese Viruserkrankung.

Kosmetik: Ein sehr schöner Duft für Parfums, Rasierwasser und Deodorants. Entspannendes Gesichtsöl in Mischung mit Jojobaöl. ▶

Grundrezepturen ab Seite 31, "Therapeutischer Index" ab Seite 265

Hautöl: Bergamotteöl hat eine hautreinigende Wirkung und hilft oft sehr erfolgreich bei Hautirritationen im Gesicht.

Kompresse: Fiebersenkend.

Mundwasser: Bei Entzündungen im Mundraum heilend.

Küche: Bergamotte wird zum Aromatisieren von Earl-Grey-Tee verwendet. Auch in Kuchen und Puddings schmeckt Bergamotteöl angenehm frisch und aromatisch. Es gibt Ihren Desserts und Backwaren (z.B. Käsekuchen) das gewisse Etwas.

Hinweis: Bei manchen Menschen kann Bergamotte als Zusatz von Hautölen, Salben und Cremes die Lichtempfindlichkeit der Haut soweit erhöhen, daß es zu Hautirritationen kommen kann. Falls Sie sonnenlichtempfindliche Haut haben, machen Sie in jedem Fall den Armbeugentest« (siehe Seite 25).

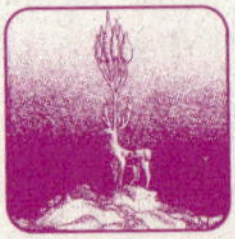

Das Bergbohnenkraut wächst wild auf den felsigen, sonnenbestrahlten Berghängen des südlichen und östlichen Mittelmeeres. Es stammt aus der Familie der Lippenblütler (Labiatae). Das ätherische Öl wird durch Wasserdampfdestillation aus der ganzen Pflanze gewonnen.

Wirkungen durch Verdunstung: Entzündungshemmend, schleimlösend, krampfstillend, revitalisierend, energiespendend und sexuell anregend.

Indikation: Bronchitis, Asthma, Depressionen, Antriebsschwächen, geistige Überlastung, Nervosität.

Sonstiges: Bergbohnenkraut hat eine stärkere Wirkung als das allgemein übliche Gartenbohnenkraut.

Hausmittel: 2 Tropfen in einem halben Teelöffel Johanniskrautbasisöl mischen. In einem Wattebausch über Nacht im Ohr getragen, hilft gegen Schwerhörigkeit.

Körperöl: Im Magenbereich verrieben lindert es nervöse Magenbeschwerden.

Bäder und Kompressen: Seine erst jetzt erforschte starke antibakterielle und antimykotische (pilzhemmende) Wirkung macht Bergbohnenkraut in Teilbädern, Körperölen und Kompressen zu einem besonders guten Mittel gegen Pilzerkrankungen und infektiöse Entzündungen. Eine sehr gute Ergänzung zum Teebaumöl.

Küche: Gemischt in Mandelöl verwenden es Kenner zur Verlängerung der Reifelagerung von Fleisch.

VORSICHT! Nicht in der Schwangerschaft verwenden.

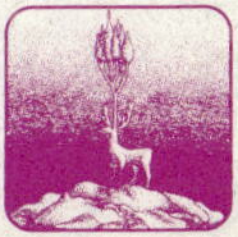

Grundrezepturen ab Seite 31, "Therapeutischer Index" ab Seite 265

Birkenrindenöl dopp. rekt.

Betula lenta L.

Betula lenta L. stammt aus der ca. 40 botanische Formen umfassenden Familie der Birkengewächse (Betulaceae). Wachstumsgebiete sind Nordamerika - besonders das südliche Kanada - und Nordeuropa - besonders Rußland. Das ätherische Öl wird erst durch eine Trockendestillation der Birkenrinde, bei der zunächst ein Birkenteer gewonnen wird und dann durch eine Wasserdampfdestillation dieses Produktes gewonnen.

Wirkungen durch Verdunstung: Desinfizierend, antiseptisch, kräftigend, harmonisierend, erdend.

Indikation: Infektiöse und fiebrige Erkrankungen, Schwächezustände, zur Unterstützung in der Rekonvaleszenz.

Sonstiges: Eine negative Ausnahme unter den 40 verschiedenen Betula-Arten bildet die häufig angebotene Essenz der Betula alba wegen ihrer karzinogenen (krebserzeugenden) Wirkung.

Hausmittel: Bei Schuppenflechte und chronischen Ekzemen; 5-8 Tropfen in 50 ml echtem Kamillen-Aquarôme verschütteln. Einige Tropfen dieser Mischung, nach dem Waschen oder Baden, in die noch feuchte Haut einmassieren. Zur Duftverfeinerung können 4 Tropfen Ylang-Ylang beigegeben werden.

Kompresse: Bei schlecht heilenden Wunden und Geschwüren.

Hinweis: Vor Anwendung die Verträglichkeit im »Armbeugentest« prüfen. Das Öl sollte nicht über längere Zeit angewendet werden.

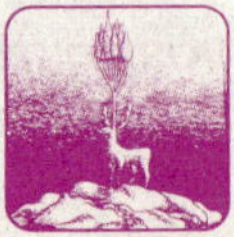

Grundrezepturen ab Seite 31, "Therapeutischer Index" ab Seite 265

Dieser wildwachsende Baum, der zur Familie der Birkengewächse (Betulaceae) gehört, wird auch Zuckerbirke genannt. Seine Rinde nimmt, sobald sie naß wird, den auch für das ätherische Öl typischen süßen Geruch an. Dadurch kann diese Birkenart leicht von allen anderen unterschieden werden. Sie wächst überwiegend in Nordamerika und Europa. Das ätherische Öl wird durch Trockendestillation aus der Ast- und Zweigrinde und den daran wachsenden Blättern gewonnen.

Wirkungen durch Verdunstung: Anregend, konzentrationsfördernd, psychisch aufmunternd, erheiternd, kräftigend und wärmend.

Indikation: Bei geistiger Erschöpfung, Antriebsschwäche, Schwächezuständen, depressiven Phasen und Ängsten. Bei streßbedingter Reizbarkeit und Nervosität.

Sonstiges: Das ätherische Öl der Birke, (Betula lenta L.) und des Wintergrüns (Gaultheria procumbens L.) sind chemisch fast identisch. Beide Öle werden daher nur selten in reiner Form angeboten.

Parfum: Birkenöl harmonisiert sehr gut mit herben Düften wie z.B. Patchouli, Myrrhe oder Cedernholz. Gibt man dazu noch ätherisches Zitronenöl und Limettenöl erhält man eine angenehm weich-herbe Duftmischung.

Haarspülung: Zur Anregung des Haarwuchses und Pflege der Kopfhaut mischt man je 8 Tropfen ätherisches Bayöl und ätherisches Birkenöl in einem Glas warmer Milch und massiert dieses nach der Haarwäsche in die noch warme Kopfhaut ein. Mit einem Frotteetuch warm einpacken. Nach 15 Minuten spült man die Haare gut aus.

Massageöl: Als Zusatz zu Arnika- oder Calendula-Basisöl wirkt ätherisches Birkenöl gegen Muskelverspannungen und -schmerzen. In der Aromatherapie hat sich eine Mischung mit je 5 Tropfen Birkenöl und

Grundrezepturen ab Seite 31, "Therapeutischer Index" ab Seite 265

Majoranöl auf 50 ml Johanniskrautbasisöl zur Schmerzlinderung und Heilung bei Sehnenscheidenentzündungen bewährt.

Kompresse: Kompressen mit Birkenöl helfen bei Hautausschlägen und schlecht heilenden Wunden.

Bäder: Wegen der durchblutungsfördernden Wirkung gibt man Birkenöl bei rheumatischen Beschwerden als Zusatz ins Badewasser. Es wärmt kalte Glieder und hilft mit Rosmarin im Fußbad angewendet, Menschen, die zum Frösteln neigen.

Hinweis: Ätherisches Birkenöl eignet sich nicht zur Einnahme!

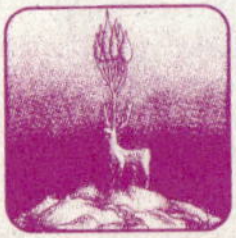

Grundrezepturen ab Seite 31, "Therapeutischer Index" ab Seite 265

Der Blutorangenbaum stammt aus der Familie der Rautengewächse (Rutaceae). Die angestammte Heimat ist Süditalien. Das ätherische Öl wird durch Kaltpressung der Schalen gewonnen.

Wirkungen durch Verdunstung: Luftverbessernd, erfrischend, nervenstärkend, erheiternd, entspannend, harmonisierend und wärmend.

Indikation: Streß, Nervosität und Kopfschmerzen, bei Migräne noch besser als Orange süß, Fieber.

Sonstiges: Wird von vielen Menschen angenehmer als Orange süß oder -bitter empfunden.

Kosmetik: Aus der Blutorange läßt sich besser als aus der Orange ein erfrischendes Orangenwasser mischen.

Ein schöner, vielseitig anwendbarer Duft, auch in Mischungen mit Petitgrain und Minze, für Parfums, Rasierwasser und Deodorants.

Bad: Als Bad günstig wirkend bei Orangenhaut (Cellulitis).

Massageöl: Mit der gleichen Wirkung (partiell anwendbar).

Küche: Wie alle ätherischen Citrusfruchtöle zum Aromatisieren von Gebäck, Glühwein, Erfrischungsgetränken u.v.m. hervorragend geeignet!

Haushalt: Als angenehm frischer Duft in der Waschmaschine oder dem Putzwasser anwendbar.

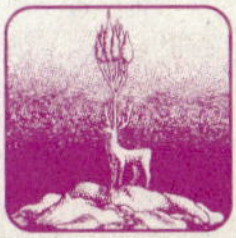

Grundrezepturen ab Seite 31, "Therapeutischer Index" ab Seite 265

Cajeputöl

Melaleuca leucadendron L.

Diese wild wachsende Pflanze gedeiht hauptsächlich in Australien, Indonesien, auf den Malaiischen Inseln und den Philippinen. Das ätherische Öl wird aus den Blättern und Knospen der Pflanze mit Hilfe der Wasserdampfdestillation gewonnen.

Wirkungen durch Verdunstung: Schleimlösend, stark antiseptisch, öffnet die Bronchien. Cajeput eignet sich hervorragend bei Erkältungen, auch gegen Kopfschmerzen.

Indikation: Grippe, Erkältung, Hals- und Kehlkopfentzündung, Heiserkeit, Bronchitis und sonstigen Beschwerden der Atemwege. Bei trockenen Nasenschleimhäuten.

Sonstiges: Cajeput ist einer der wichtigsten Bestandteile des Olbas-Öles. Ein feiner, leicht frischer Duft.

Kosmetik: Verleiht warmen Parfummischungen eine klare Note, ebenso bei Rasierwassern und Deodorants.

Massageöl: Erfrischender und milder als Niaouli. Anregend. Kann bei rheumatischen Schmerzen und Neuralgien sehr wirkungsvoll eingesetzt werden.

Cremes und Salben: Bei Erkältungen, in Mischung mit Eukalyptus, als Brustmassage schleimlösend.

Sauna / Dampfbad: Irisch-römisch als Aufgußzusatz oder im Inhalationswasser.

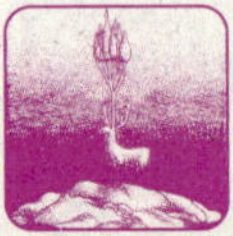

Grundrezepturen ab Seite 31, "Therapeutischer Index" ab Seite 265

Die aus dem indomalaiischen Gebiet stammende Pflanze ist die Gleiche, aus der Ylang-Ylang gewonnen wird. Sie stammt aus der Familie der Anemonengewächse (Annonaceae). Für die Herstellung des ätherischen Cananga-Öles wird nicht nur die Blüte, wie bei Ylang-Ylang-Öl, sondern es werden auch die Blätter und Zweige destilliert.

Wirkungen durch Verdunstung: Entkrampfend, beruhigend, stärkt bei nervösen Erschöpfungen, ausgleichend bei menstruationsbedingten Stimmungsschwankungen, aphrodisierend, erotisierend.

Indikation: Erhöhte Reizbarkeit oder Depressionen, bei psychosomatisch bedingten Beschwerden, prämenstruellem Syndrom, Impotenz.

Sonstiges: Canangaöl hat gegenüber Ylang-Ylang den Vorteil, weniger schwer und süß zu duften, hat aber die gleichen hervorragenden Wirkungen.

Hausmittel: Gegen chronische Kopfschmerzen, auch in Folge von Verspannungen, 1-3 Tropfen drei mal täglich in Honig, Zucker usw.

Parfum: Wegen seines etwas krautigen, leicht erotischen Duftes eignet es sich hervorragend in Kombination mit Muskateller Salbei, Petitgrain und ein wenig Rose. Es wirkt außerdem auf die flüchtigeren Düfte fixierend.

Massageöl: In einer Mischung mit Neroli und Muskateller Salbei wirkt eine Massage hervorragend gegen prämenstruelle Beschwerden.

Bad: Ein Cananga-Bad löst Muskelverspannungen, die Ausdruck von psychischen Belastungen sind und hilft, regelmäßig wiederholt, gegen Bluthochdruck.

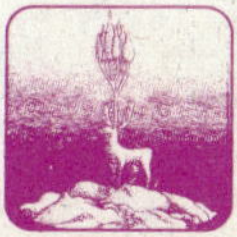

Grundrezepturen ab Seite 31, "Therapeutischer Index" ab Seite 265

Cardamomöl

Elettaria cardamomum White et Maton

Cardamom gehört zu den Ingwergewächsen (Zingiberaceae). Er gedeiht wild in Ceylon (Bergland von Kandy), im Gebirge der Westküste Vorderindiens, auf Java und auf den Sunda-Inseln (kultiviert). Das ätherische Öl wird per Wasserdampfdestillation aus den Samen gewonnen.

Wirkungen durch Verdunstung: Antiseptisch, krampflösend, tonisierend, appetitanregend, anregend bei geistiger Erschöpfung, aphrodisierend. Stark geruchsneutralisierend!

Indikation: Husten, Kopfschmerzen, Appetitlosigkeit, Koliken, allgemeine Schwäche, geistige Erschöpfungszustände, Antriebsschwäche.

Sonstiges: Cardamomöl war schon in frühesten Zeiten, im Ursprungsland der Pflanze, in Indien, ein wichtiger Wirkstoff in der Ayurveda-Medizin. In Europa wird Cardamom Mitte des 12. Jahrhunderts erstmalig erwähnt.

Hausmittel: Bei Sodbrennen 2-3 Tropfen auf einem Stück Brot einnehmen. Dies hilft auch bei Magen- und Darm-Beschwerden.

Mundwasser: Bei Mundgeruch in einem Eßlöffel 90%-igem Trinkbranntwein 1-2 Tropfen ätherisches Öl lösen, in einem Becher mit etwas lauwarmem Wasser aufgießen, dann gurgeln.

Küche: Einige Tropfen ätherisches Cardamomöl machen Kohlgerichte bekömmlicher und mildern den strengen Geruch. Es ist außerdem eine wichtige Zutat in der Lebkuchenbäckerei.

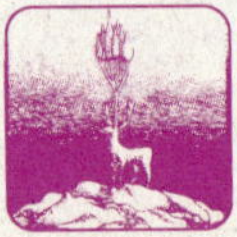

Grundrezepturen ab Seite 31, "Therapeutischer Index" ab Seite 265

Der auch »Rote Ceder« genannte Baum gehört der Familie der Cypressengewächse (Cupressaceae) an. Er wächst nur wild, ausschließlich im atlantischen Nordamerika. Sowohl aus dem Holz, als auch aus den Zweigspitzen und Nadeln, wird durch Wasserdampfdestillation ätherisches Öl gewonnen.

Wirkungen durch Verdunstung: Cedernblätteröl ist wegen seines hohen Ketongehaltes für die Verdunstung in der Lampe ohne ärztliche Verschreibung nicht anzuwenden! Cedernholzöl dagegen kann wegen seiner antiseptischen, schleimlösenden, zusammenziehenden und beruhigenden Wirkung gut angewendet werden.

Indikation: (Cedernholzöl): Bronchitis, Katarrh, Erkrankungen der Atemwege, Schnupfen, nervöse Spannungen.

Sonstiges: Das hochwertigste Cedernöl wurde früher aus der Libanon-Ceder gewonnen. Dieser Baum, ein Bestandteil der Fahne des Libanon, ist jedoch so sehr vom Aussterben bedroht, daß die Verarbeitung fast vollständig eingestellt wurde. Ganz geringe Mengen werden noch in den nördlichen und östlichen Nachbarregionen angeboten.

Parfum und Naturkosmetik: In geringsten Mengen verwendet (maximal 3 Tropfen) fixiert Cedernblätteröl schnell flüchtige Düfte und gibt einen leichten, süßen Ton.

Massage: Cedernholzöl wirkt in Massagemischungen bei Hautausschlägen, Dermatitis und Schuppenflechte heilend.

VORSICHT! Schwangere und Epileptiker dürfen dieses ätherische Öl nicht verwenden! Nicht zur Einnahme geeignet!

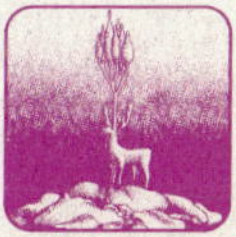

Grundrezepturen ab Seite 31, "Therapeutischer Index" ab Seite 265

Cedernholzöl

Cedrus atlantica M.

Aus dem Holz dieses im Atlasgebirge wild wachsenden Baumes aus der Nadelholzfamilie (Pinaceae), wird durch schonende Wasserdampfdestillation dieses wertvolle, fein aromatische ätherische Öl gewonnen. Es ist dem ätherischen Öl der Libanonceder sehr ähnlich.

Wirkungen durch Verdunstung: Antiseptisch, schleimlösend, leicht beruhigend.

Indikation: Bronchitis, Husten, generell bei Erkrankungen der Atemwege. Besonders gut bei längerer Anwendung, wenn die Leiden chronisch sind, weniger bei akuten Leiden.

Sonstiges: Ein hervorragendes Meditationsöl.

Kosmetik: Mischt sich gut mit Rose, Wachholder und Cypresse. Gibt Mischungen eine tiefe, edle Note. Angewandt in Haarwasser ist es hilfreich gegen Haarausfall, Schuppen und fettes Haar.

Massage: In Mandelöl bei fetter Haut wirksam regulierend.

Kompressen: Hilfreich bei Blasenentzündung.

Hautöl: In Jojobaöl verdünnt, anwendbar gegen Akne (siehe auch Petitgrain).

Haushalt: Sehr gut zum Vertreiben von Insekten, Holzwürmern, Motten usw., z.B. einige Tropfen (5-6) der Möbelpolitur beigeben.

Tip: Einen Flacon mit 15-20 Tropfen ätherischem Öl in den Kleiderschrank stellen. Schützt Naturtextilien vor Motten.

VORSICHT! In der Schwangerschaft nicht anwenden!

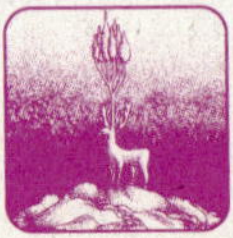

Grundrezepturen ab Seite 31, "Therapeutischer Index" ab Seite 265

Cistrosenöl

Cistus ladaniferus L.

Dieser Strauch, ursprünglich aus Kleinasien kommend, gedeiht heute wild an den Küsten des westlichen Mittelmeeres. Er stammt aus der Familie der Cistrosengewächsen (Cistaceae). Das ätherische Öl wird durch Wasserdampfdestillation aus dem Holz, den Blättern und den Zweigen gewonnen.

Wirkungen durch Verdunstung: Ein Seelenöl; aphrodisierend und erotisierend, harmonisierend, ausgleichend, vertiefend, seelisch wärmend, Blockaden lösend, entspannend, aufmunternd.

Indikation: Frigidität, Impotenz, sexuelle Lustlosigkeit, Aggressivität, aber auch Depressionen, besonders wirksam bei psychosomatischen Störungen, bei seelischen Schockzuständen, zur Meditation.

Sonstiges: Cistrose ist ein sehr edles goldgelbes, stark verdünnt - sehr liebliches ätherisches Öl, dessen Duft an das, vom Aussterben bedrohten Pottwal stammende und deshalb unbezahlbare, »echte Ambra« erinnert.

Parfum: Ein verführendes Damenparfum; 4 Tropfen Cistrose, 3 Tropfen Ylang-Ylang, je nach Geschmack entweder 3 Tropfen Geranium oder 5 Tropfen Orange oder 5 Tropfen Bergamotte oder 2 Tropfen bulgarische Rose in 10 ml Jojobaöl.

Massageöl: Bei Schuppenflechte in 50 ml Avocadoöl, 5-8 Tropfen Cistrose und 4 Tropfen Melisse offi. mischen. Betroffene Stellen einreiben.

Kompressen: Gegen Akne, aber auch sonstige Hautirritationen; in 50 ml echtem Kamillen Aquarôme, 5 Tropfen Cistrose und 5 Tropfen Sandelholz ostindisch verschütteln - 2-3 Eßlöffel davon in ausreichender Menge lauwarmem Wasser verteilen. Eine damit benetzte Kompresse (Leinentuch o.ä.) auf die betroffene Stelle legen, bis die Kompresse abgekühlt ist. Mehrmals wiederholen.

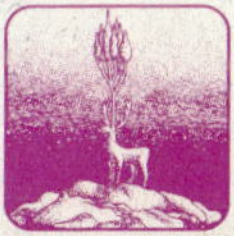

Grundrezepturen ab Seite 31, "Therapeutischer Index" ab Seite 265

Citronella

Cymbopogon nardus W. Wats.

Dieses ätherische Öl (Ceylon-Typ), das aus dem in Ceylon, Malakka, Malaya, Singapur, Philippinen und Madagaskar wachsenden Süßgras (Gramineae) durch Wasserdampfdestillation gewonnen wird, wird gegenüber dem Java-Typ in der Aromatherapie bevorzugt.

Wirkungen durch Verdunstung: Stark antiseptisch, antiviral, entzündungshemmend, desinfizierend, konzentrationsfördernd, aber auch hervorragend ausgleichend, inspirierend, antidepressiv.

Indikation: Schnupfen, Nasennebenhöhlenkatarrh, Migräne, Gedächtnisschwäche, Müdigkeit, wechselnde Stimmungen.

Sonstiges: Schützt durch Verdunstung vor lästigen Insekten, z.B. Mükken. Macht Sanitärräume sehr frisch und clean.

Parfum: Besonders in Sommerparfums als erfrischende, coole Note sehr geschätzt.

Hausmittel: Bei Schlaflosigkeit, Migräne, Kopfschmerzen in 50 ml 90%-igem Trinkbranntwein je 2 Tropfen Muskatöl, Zimtrindenöl und Nelkenöl (Eugenia Caryophyllata) verschütteln. Davon bei Bedarf 10 - 20 Tropfen in einem Glas Wasser schlückchenweise einnehmen.

Massageöl: Bei Verspannungen in 50 ml fettem Arnikaöl je 2 Tropfen Muskatöl, Zimtrindenöl und Nelke extrafein verschütteln und dann einmassieren.

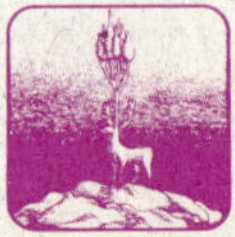

Grundrezepturen ab Seite 31, "Therapeutischer Index" ab Seite 265

Die Clementine wird nach den Richtlinien des kontrolliert biologischen Anbaus (kbA) in Südfrankreich angebaut. In herkömmlicher Anbauweise kommt sie in ganz Südeuropa, Südamerika, China und Japan vor. Sie ist die kernlose Schwester der Mandarine aus der Familie der Rautengewächse (Rutaceae). Das ätherische Öl wird durch Kaltpressung aus der Schale gewonnen.

Wirkungen durch Verdunstung: Inspirierend, erheiternd, lockernd, seelisch aufbauend, harmonisierend. Gut für leicht reizbare Menschen und Choleriker. Kinder lieben diesen Duft.

Indikation: Verspannung, Traurigkeit, Melancholie, Schlaflosigkeit, Aggression, Migräne, Angstgefühle bei Kindern.

Sonstiges: Mandarinen-Essenz hat besonders bei jungen Menschen positive, aufbauende Wirkungen.

Kosmetik: Mit Honig gut für ein entspannendes Bad.

Sehr schön als Duftkomposition in Salben, Cremes, Massageölen, Gesichtswasser, Aftershave usw. mit Honig absolue, Sandelholz und Bergamotte.

Massagen: Im Massageöl angewendet, entspannt es die verkrampfte Muskulatur.

Küche: Limonade, Kuchen oder Pudding mit Clementine aromatisiert - ein sehr leckerer Geschmack!

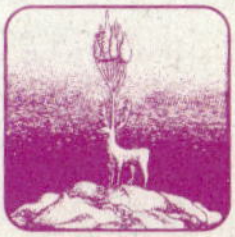

Grundrezepturen ab Seite 31, "Therapeutischer Index" ab Seite 265

Copaiva-Balsamöl

Copaifera reticulata Ducke

Der Copaiva-Baum wächst wild im tropischen Südamerika, besonders häufig sieht man ihn in Brasilien. Er gehört zur Familie der Leguminosae. Das ätherische Öl wird durch Wasserdampfdestillation aus dem Harz des Hülsenfrüchtlers gewonnen.

Wirkung durch Verdunstung: Hustenreizstillend, schleimlösend, beruhigend auf Reizzustände der Bronchien. Psychisch-seelisch harmonisierend, beruhigend, wärmend, erdend.

Indikation: Bronchitis, Krampfhusten, Raucherhusten. Nervosität, streßbedingte Kopfschmerzen. Das ätherische Öl wird als angenehm warm und ausgleichend empfunden. Es bietet sich zusammen mit Orange oder Mandarine hervorragend an, um seelische Unausgeglichenheit zu beheben.

Sonstiges: Die Gewinnung des Harzes wird auf sehr vorsichtige Art vorgenommen. Der Stamm wird in einer Höhe von 60 cm bis in das Kernholz gebohrt um eine Art Ablaufrinne aus Holz in dem Loch zu befestigen. Daraufhin muß nur noch der ausfließende Balsam in Gefässen aufgefangen werden. Danach wird das Loch mit Wachs verstopft und kann wenige Tage später zum gleichen Zweck geöffnet werden. Auf diese Art kann - wie auch bei den Terpentinölen (s. z.B. Lärche) - ein Baum lange den Balsam liefern, ohne durch die »Ernte« großen Schaden zu nehmen.

Parfum: Der etwas eigenwillige Geruch des ätherischen Copaivabalsamöles verträgt sich gut mit Patchouli, Sandelholz, Rosmarin und Myrte. Mit diesen ätherischen Ölen zusammen erhält man ein Parfum mit einer weichen, wärmenden Note.

Hautöl: In Avocadoöl wirkt Copaivabalsamöl heilend, bei entzündlichen Hautirritationen, Ekzemen und schlecht heilenden Wunden. Zur Ergänzung sollte noch ätherisches Melissenöl off. dazu gegeben werden. ▶

Grundrezepturen ab Seite 31, "Therapeutischer Index" ab Seite 265

Massage: Ein Massageöl aus fettem Arnika- oder Jojobaöl und ätherischem Copaiva-, Lavendel- und Majoranöl wirkt schmerzlindernd und heilend bei Quetschungen, Blutergüssen und rheumatischen Beschwerden.

Bad und Kompresse: In dieser Anwendungsform angewendet, hat sich das ätherische Öl zur Behandlung von Psoriasis (Schuppenflechte) bewährt. Auch bei schlecht heilenden Wunden kann das Copaivaöl in dieser Form hilfreich wirken, es dürfen jedoch nur kalte Kompressen angewandt werden.

Hinweis: Das ätherische Copaivabalsamöl sollte nicht über längere Zeiträume auf der Haut angewendet werden.

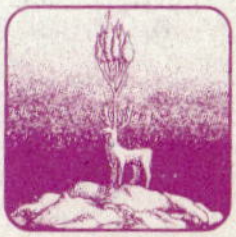

Corianderöl

Coriandrum sativum L.

Diese ursprünglich auf dem Balkan und dort besonders in Bessarabien wachsende Pflanze, gedeiht noch heute wild im gesamten Mittelmeergebiet, in der Ukraine, in Rußland und dort besonders dem Wolga- und dem Nordkaukasusgebiet sowie in China, Japan, Pakistan und Indien. Diese Pflanze gehört botanisch der Familie der Doldenblütler (Umbelliferae) an. Das ätherische Öl wird durch Wasserdampfdestillation aus den Samenkörnern gewonnen.

Wirkungen durch Verdunstung: Leicht anregend, harmonisierend, gedächtnisunterstützend, entspannend, menstruationsfördernd. Durch einen östrogenartigen Stoff im ätherischen Öl, ist Coriander leicht erotisierend.

Indikation: Müdigkeit, Antriebsschwäche, nach Schockzuständen, Reizbarkeit, Schwächezustände, Magen- und Darmkoliken.

Sonstiges: Geeignet für Meditationsmischungen.

Kosmetika: Es paßt sehr gut zu Jasmin, Sandelholz, Geranie, Neroli und Bergamotte. Leicht erotisierender Duft.

Massage: Mit Anis, Fenchel und Kümmel in einem Basisöl gemischt (siehe Kap. »Grundrezepte«) wirkt es, über der Magen-Darmgegend verrieben, stark blähungswidrig.

Küche: Coriander ist ein Bestandteil des Curry. Sein feines Aroma macht ihn besonders geeignet für die exquisite Küche. Anwendungen als Würzessenz z.B. in Gemüse-, Fleisch- und Reisgerichten. Gut geeignet für Würzöle und Würzölmischungen.

Neben seiner geschmacksverfeinernden Eigenschaft wirkt Coriander in Kohlgerichten blähwidrig.

TIP! Eine hervorragende Gewürznuance bei der eigenen Likörherstellung.

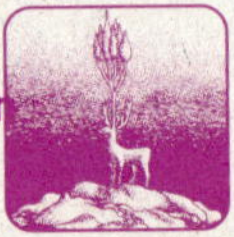

Grundrezepturen ab Seite 31, "Therapeutischer Index" ab Seite 265

Diese Pflanze gehört zur Familie der Korbblütler (Asteraceae). Sie wächst wild in Indien und Pakistan. Das ätherische Öl wird aus der Wurzel durch Destillation mit Wasserdampf gewonnen. Im Aussehen ähnelt die Wurzel, der Ginsengwurzel. Als Alternative mit ähnlicher Wirkung wurde sie schon im Altertum verwendet. Dioskurides, (griechischer Arzt, 1.Jh.n.Chr.) erwähnt Costus zusammen mit Iris, Narde und Zimt als heilende Duftpflanze. Auch als Salböl und Räuchermittel hat die Costuspflanze eine lange Tradition.

Wirkungen durch Verdunstung: stark hustenreizstillend, es wirkt beruhigend auf die Atmungsorgane, schleimlösend, entkrampfend, harmonisierend und revitalisierend bei nervöser Anspannung. Insekten abwehrend.

Indikation: Erkrankungen der Atemwege, Bronchitis, streßbedingte Kopfschmerzen, Nervosität. Bei Schlaflosigkeit, die durch seelische Unausgeglichenheit bedingt ist, ist das ätherische Öl der Costuswurzel wegen seiner Wirkung auf die Psyche sehr hilfreich.

Sonstiges: Wie Weihrauch, Myrrhe und Benzoe kann das ätherische Öl der Costuswurzel hervorragend zur Meditation verwendet werden. Schon im frühen Altertum ging man davon aus, daß diese Düfte die Luft vom »Bösen« reinigen, die Gedanken klären und freimachen würden. In diesem Zustand der körperlichen und geistigen Reinheit ist der Mensch offen für die Meditation, das Gebet oder sonstige Rituale.

Parfum: Mit seinem leicht veilchenartigen Duft ist das ätherische Costuswurzelöl auch ein sehr edles Fixativ.

Massage: In Johanniskrautbasisöl verdünnt, eignet es sich hervorragend für eine entspannende, ausgleichende und vitalisierende Massage. Je 5 Tropfen Costuswurzelöl, Majoranöl und Minzöl auf 50 ml Basisöl ergibt eine dafür bewährte Rezeptur. ▶

Grundrezepturen ab Seite 31, "Therapeutischer Index" ab Seite 265

Costuswurzelöl

Saussurea lappa C.B. Clarke

Hautöl: Zusammen mit ätherischem Lavendel- und Melissenöl, verdünnt in Avocadobasisöl, können Hautirritationen und schlecht heilende Wunden erfolgreich behandelt werden.

Kompressen: Als Beigabe in das Wasser einer warmen Kompresse, wirkt dieses ätherische Öl fiebersenkend.

Bad: Costuswurzelöl wirkt auch antirheumatisch und wird häufig zusammen mit Rosmarin und Eukalyptus gegen rheumatische Beschwerden und Durchblutungsstörungen angewendet.

Vorsicht! Kinder und Schwangere sollten dieses Öl nicht anwenden!

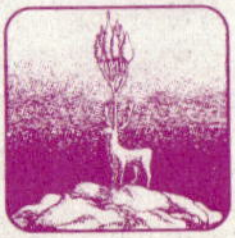

Grundrezepturen ab Seite 31, "Therapeutischer Index" ab Seite 265

Der Cypressenbaum gehört zur Familie der Cypressengewächse (Cupressaceae). Das ätherische Öl dieser, im Mittelmeerraum wild wachsenden Pflanze, wird durch Wasserdampfdestillation gewonnen.

Wirkungen durch Verdunstung: Nervenstärkend, allgemein beruhigend, schleimlösend, beruhigend auf die Nervenenden der Atmungsorgane, antiseptisch.

Indikation: Bei Asthma, krampfartigem Husten - auch bei Keuchhusten -, bei fließendem Katarrh, nervösen Spannungszuständen.

Sonstiges: Der Duft des Cypressenöles ist wie eine Mischung aus Ambra und Cedernholz. Er hilft, sich aufs Wesentliche konzentrieren zu können und der Verschwendung vitaler Energien vorzubeugen.

Hausmittel: Bei Katarrh, Grippe und auch bei überreizten Nerven helfen 2-3 mal täglich 1-3 Tropfen Cypressenöl auf ein Würfelchen Schwarzbrot eingenommen.

Kosmetik: Um sich ein leichtes Parfum zu erstellen, mischt sich das Cypressenöl sehr gut mit Pinie und Wachholder und stellt so einen Gegensatz zu den sonst schweren und süßen Parfumdüften dar.

Im Haarwasser geeignet bei fettem Haar und Schuppen.

Massageöl: Wirksam bei Bindegewebsschwäche, gegen Krampfadern und Ödeme, müde Glieder. Bei Couperose (geplatzte Äderchen).

Sitzbad: Bei zu starker Menstruation, heilsam bei Hämorrhoiden.

Sauna/Dampfbad: Hilfreich bei Beschwerden der Atemwege. Hautstraffend.

VORSICHT! Für Epileptiker und bei Bluthochdruck nicht geeignet!

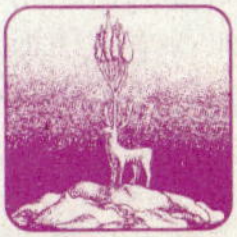

Grundrezepturen ab Seite 31, "Therapeutischer Index" ab Seite 265

Dill

Anethum graveolens L.

In Rußland (Galizien, Ukraine, Woronesher Gebiet, nördlicher Kaukasus) wächst dieser Doldenblütler (Umbelliferae) wild und wird auch zur Gewinnung von ätherischem Öl gesammmelt. Hauptherkunftsgebiete aus Kulturen sind: Mittel- und Nordeuropa, nördliche Pazifikküste der USA und China. Das ätherische Öl wird durch schonende Wasserdampfdestillation, hauptsächlich aus den Samen (beste Qualität) aber auch aus dem Kraut, gewonnen.

Wirkungen durch Verdunstung: Bei Kleinkindern beruhigend, bei stillenden Müttern milchbildend, blähwidrig, harntreibend, löst zähen Schleim in den Bronchien, krampfstillend, entspannend, sexuell dämpfend, erwärmend. Beruhigt zusammen mit »Kamille römisch« zappelige Kinder.

Indikation: Sexuelle Hyperaktivität, Hysterie, erhöhte Reizbarkeit, Schlaflosigkeit, Blähungen, Kopfschmerzen, Nebenhöhlenkatarrh, katarrhhalische Beschwerden der Lunge.

Sonstiges: Hildegard von Bingen empfahl den Dill »zur Unterdrückung sinnlicher Triebe«.

Hausmittel: 2 - 3 Tropfen auf ein Taschentuch träufeln, tief einatmen. Hilft gegen Reiseübelkeit, aber auch gegen Schwangerschaftsübelkeit und Schwindel.

Massageöl: Mit Fenchel- und Kümmelessenz in Mandelbasisöl gemischt, ist es ein altbewährtes Mittel zur Verreibung im Magen-Darmbereich, gegen Blähungen und Koliken.

Küche: Delikat in weißer Fischsauce aber auch im Dressing für z.B. Gurkensalat. Sehr geeignet zur Herstellung eines Würzöles oder Würzessigs.

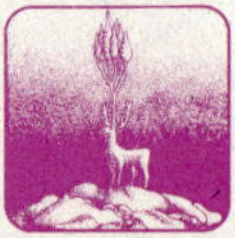

Grundrezepturen ab Seite 31, "Therapeutischer Index" ab Seite 265

Die Douglasie, auch Douglasfichte genannt, gehört zur Familie der Piniengewächse (Pinaceaen) und wächst wild in ganz Amerika, besonders aber in Nordamerika. In Europa wird sie inzwischen - auch nach den Richtlinien des kontrolliert biologischen Anbaus (kbA) - angepflanzt. Sie steht in Gruppen und bildet oft ganze Wälder. Das ätherische Öl wird aus dem Holz durch Wasserdampfdestillation gewonnen.

Wirkungen durch Verdunstung: Harmonisierend, beruhigend, entspannend und stabilisierend auf die Psyche, entkrampfend und schleimlösend auf die Bronchien, atmungsvertiefend, hustenreizstillend, körperlich und seelisch kräftigend.

Indikation: Nervosität, Abgespanntheit, Depressionen, physisch oder psychisch bedingtes Asthma, Bronchitis, Erkältungen der Atemwege, chronischer Reizhusten und Kurzatmigkeit.

Sonstiges: Im Gegensatz zu den ätherischen Ölen von Pinie und Latschenkiefer, mit ihrem warm-würzigen, etwas schweren, wärmenden Duft, ist das ätherische Öl der Douglasfichte leichter und hat eine angenehm frische Note.

Parfum: Vor allen Dingen nervöse Menschen sollten ein Parfum mit Douglasien- und Rosenholzöl verwenden. Außer dem angenehmen Duft verbreitet es eine Athmosphäre der Ausgeglichenheit .

Massage: Leichte Brustmassagen mit einer Mischung aus einem Basisöl, Oregonbalsam und Teebaumöl, lindern Erkältungsbeschwerden und helfen bei Kurzatmigkeit.

Bad und Kompresse: Das ätherische Öl der Douglasfichte hat einen angenehm durchblutenden Effekt und kann zusammen mit ätherischem Rosmarinöl gut angewendet werden, um kalte Glieder zu erwärmen.

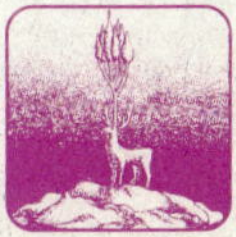

Grundrezepturen ab Seite 31, "Therapeutischer Index" ab Seite 265

Edeltannenöl

Abies alba Mill.

Das ätherische Öl der wild wachsenden Edeltanne aus der Familie der Kieferngewächse (Pinaceae) - auch Weißtanne genannt -, wird aus den Nadeln und Zweigspitzen dieses Baumes durch Wasserdampfdestillation gewonnen. Diese »grünen Lungen«, deren »Atem« unsere Luft regenerieren, sind in den mittel- und südeuropäischen Gebirgen, sowie in Nordamerika anzutreffen.

Wirkungen durch Verdunstung: Schleimlösend, desinfizierend, öffnet die Bronchien. Das ätherische Öl der Edeltanne eignet sich besonders gut in Inhalationsbädern bei Erkältungen. Harmonisierend, leicht aufmunternd,

Indikation: Bronchitis, Erkältungen, "schwerer" Kopf, Asthma, trockene Schleimhäute.

Sonstiges: Ein hervorragender Luftverbesserer. Gut geeignet zur Meditation.

Kosmetik: In herben Parfummischungen wirkt es sehr interessant.

Sauna und Dampfbad: Für Saunaaufgüsse sehr geschätzt.

Erkältungsbad: Edeltanne, Eukalyptus- und Cajeputöl haben sich als Mischung bewährt, die die Erkältung aus dem Körper treibt. Durch die aufsteigenden Dämpfe wird in den Bronchien vorhandener Schleim gelöst.

Massage: Bei rheumatischen Beschwerden, Durchblutungsstörungen und müden Beinen hilft die Edeltannenessenz - in Basisöl vermischt - die Schmerzen zu lindern.

Inhalationen: Edeltannenöl eignet sich besonders gut für Inhalationen, da diese Essenz für die Nieren nicht belastend ist.

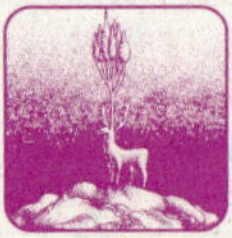

Grundrezepturen ab Seite 31, "Therapeutischer Index" ab Seite 265

Eichenmoos wird in den Balkanländern, Osteuropa, Frankreich und Marokko (Atlas) von Bäumen und Büschen gesammelt und verarbeitet. Es gehört zur Familie der Baumflechten (Usneaceae). Das ätherische Öl wird in einer Extraktion mit Petroläther oder Alkohol und durch das Abdampfen dieser Lösungsmittel gewonnen. Leider bleiben trotzdem minimalste Reste im ätherischen Öl zurück. Deshalb sollte es nicht eingenommen werden. In der Aromalampe und auch in der äußerlichen Anwendung spielt dies jedoch überhaupt keine Rolle und schränkt die Wirkung nicht ein.

Wirkungen durch Verdunstung: Ausgleichend, entspannend, leicht antiseptisch, stark antibakteriell, mildernd bei Infekten der oberen Luftwege, schleimlösend.

Indikation: Nervöse Spannungen, Unruhegefühl, Angina, chronischer Bronchialkatarrh, Schnupfen, Nebenhöhlenentzündung.

Sonstiges: Viele Anbieter verzichten bei Absolues auf das teure und aufwendige Verfahren der Lösungsmittelentfernung. Vorsicht! Achten Sie beim Einkauf darauf, daß das Öl rückstandskontrolliert ist!

Parfum: Ein in Parfummischungen wattiger, moosiger, tiefer, etwas lederartiger Duft mit einer hervorragenden natürlich-fixierenden Wirkung auf leicht flüchtige Noten. D.h., es hält sich und andere Düfte lange auf der Haut.

Körperöl: Wie viele andere Moose, hat auch Eichenmoos eine heilende, stark mildernde Wirkung bei Fisteln.

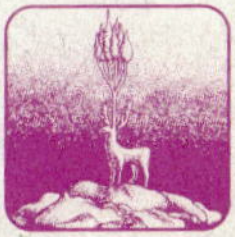

Grundrezepturen ab Seite 31, "Therapeutischer Index" ab Seite 265

Eisenkraut, echt

Verbena officinalis L.

Von den Eisenkrautgewächsen (Verbenaceae) gibt es ca. 80 Gattungen mit 800 Arten! Das ätherische Öl der in Mittel- und Südeuropa sowie Nordafrika wachsenden Pflanze wird aus den Blättern per Wasserdampfdestillation gewonnen. **Achtung!** Die meisten Firmen bieten statt des »echten Eisenkrautes« das billige und aromatherapeutisch weniger wirkungsvolle Öl aus dem Zitronenstrauchkraut (Lippia citriodora) an. Die offizielle Handelsbezeichnung dafür lautet aber eigentlich »echtes Verbenenkraut«

Wirkungen durch Verdunstung: Stark konzentrationsfördernd, erfrischend, belebend auf die Sinne, inspirierend, antidepressiv, kreativitätsfördernd. Zum angestrengten, geistigen Arbeiten.

Indikation: Schwindel, Lustlosigkeit, Desinteresse, geistige Überarbeitung, Schwächezustände, während der Geburt sanft wehenunterstützend! Bei Prüfungen hilft das Öl wegen seiner harmonisierenden, kräftigenden Wirkung gegen die Nervosität.

Sonstiges: Ausgezeichnetes »Studentenöl«, d.h.; bei Examina, Referaten usw. helfen - natürlich nach entsprechender Vorarbeit - ein paar Tropfen aus einem mitgebrachten Fläschchen »echtem Eisenkraut«, zum Schnuppern auf ein Taschentuch getropft, ungemein.

Parfum: Gut für allerlei Parfummischungen. Paßt zu sehr vielem. Ein klärender, frischer Duft.

Kosmetik: Eine »erfrischende«, interessante Duftnote in Mischungen für Bade-, Körper- und Massageöle, Gesichtswasser und Aftershaves.

Massageöl: Bindegewebe stärkend, erfrischend, aufbauend. Auch bei müden Füßen!

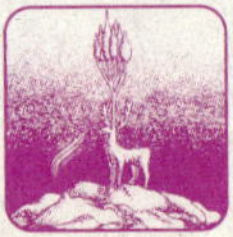

Bad: Inspirierend mit Neroli und Bergamotte.

VORSICHT! Nicht in der Schwangerschaft anwenden.

Grundrezepturen ab Seite 31, "Therapeutischer Index" ab Seite 265

Dieses im tropischen Asien, besonders auf den Philippinen, den Molukken, in Ost-Java, den kleinen Sundainseln und im tropischen Afrika wachsende Balsambaumgewächs (Burseraceae), liefert eine exotisch duftende Essenz, die nicht überall erhältlich ist. Aus dem Harz des Baumes wird durch Extraktion das Resinoid und daraus durch Wasserdampfdestillation das ätherische Öl gewonnen.

Wirkungen durch Verdunstung: Antiseptisch, schleimlösend, inspirierend, aufbauend, harmonisierend, stärkend, meditativ.

Indikation: In der Rekonvaleszens nach Atemwegserkrankungen, in Mischung mit anderen ätherischen Ölen bei psychischen Belastungen und Schwächezuständen.

Sonstiges: Ein würziges, eher archetypisches, feierliches Meditationsöl.

Parfum: Seine »flüchtige Duftnoten« fixierende Eigenschaft, in Verbindung mit dem exotisch-würzigen Flair, macht das Elemiöl zu einem interessanten Bestandteil feiner Naturparfumes.

Kompressen-Umschläge: Fördert die Wundheilung und beeinflußt die Narbenbildung positiv. Es wirkt antiseptisch.

Sitzbad: Hilfreich gegen Analfisteln: 3 - 4 Tropfen Elemi, 8 Tropfen Lavendel extra und 4 Tropfen Teebaum auf einem Eßlöffel Honig gelöst, in ca. 5 Liter lauwarmem Wasser verrühren. Badezeit ca. 5 - 8 Min.

Hautöl: In Avocadoöl verdünnt hilft Elemiöl bei Abszessen. Dünn auftragen.

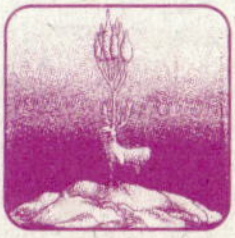

Grundrezepturen ab Seite 31, "Therapeutischer Index" ab Seite 265

Estragonöl

Artemisia dracunculus

Ursprünglich stammt der Estragon aus der Mongolei und Sibirien und wurde durch die Mongoleneinfälle nach Europa gebracht. Die Hauptherkunftsgebiete sind heute Rußland, Deutschland, Italien und Frankreich. Estragon gehört der Familie der Korbblütler (Asteraceae) an. Das ätherische Öl wird durch Wasserdampfdestillation aus dem ganzen Kraut gewonnen.

Wirkungen durch Verdunstung: Immunstärkend, durchblutungsfördernd, krampflösend, verdauungsfördernd, blähwidrig, appetitanregend, stärkend, wärmend, stimulierend.

Indikation: Viruserkrankungen wie z.B. Grippe. Bei Blähungen, Magenkrämpfen, Schluckauf, streßbedingten Überreizungen, psychischen Schwächezuständen.

Sonstiges: Ein aromatischer, anisähnlicher Duft, der die seelischen und körperlichen Widerstandskräfte stärkt.

Hausmittel: 3 Tropfen auf einem Stück Brot oder einem Teelöffel Zukker usw. eingenommen, hilft mit Sicherheit gegen Schluckauf. Auch gut zur Stärkung des Abwehrsystems.

Massageöl: Bei Menstruationsschmerzen ist eine Mischung aus 5 Tropfen Estragon, 3 Tropfen Muskatnuß und 3 Tropfen Kamille römisch in 25 ml Borretsch- oder Nachtkerzenbasisöl sehr hilfreich. Den ganzen Unterleib und die Hüften einmassieren.

Küche: Kranke, die salzlos leben müssen, finden in Estragon einen wohlschmeckenden, magenstärkenden Ersatz (Valnet). In Mischung mit kaltgepreßtem Mandel- oder Haselnußöl entsteht ein Würzöl, das in jedes gute Würzregal gehört. Es ist auch für Würzmischungen mit ätherischem Dillöl, Melissenöl, schwarzem Pfefferöl und Petersilienöl hervorragend geeignet.

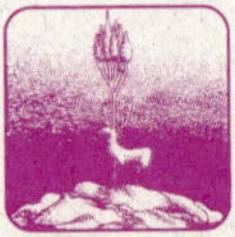

Grundrezepturen ab Seite 31, "Therapeutischer Index" ab Seite 265

Eugenol ist der Hauptbestandteil des durch Wasserdampfdestillation gewonnenen ätherischen Öles des Stengels der Gewürznelke, die aus der Familie der Myrtengewächse (Myrtaceae) stammt. Sie gedeiht u.a. in Südostasien (z.B. Molukken, Philippinen), Ostafrika, Sansibar, Bourbon, Madagaskar, Kongo, im tropischen Südamerika, usw. In einer zweiten Destillation wird daraus das Eugenol isoliert. Es ist ein natürlicher, pflanzlicher Wirkstoff, der in der Phytotherapie eine wichtige Rolle spielt.

Wirkungen durch Verdunstung: Antiseptisch, desinfizierend, wärmend, anregend, konzentrationsfördernd.

Indikation: In Mischungen mit Fichtennadel und Zitrone ein probates Mittel bei allen Erkältungskrankheiten (3 - 4 Tropfen Eugenol).

Sonstiges: Obwohl in der Aromatherapie das Gesamtdestillat wegen seiner vielschichtigeren Wirkung bevorzugt wird, gibt es Anwendungsbereiche, in denen der isolierte Hauptwirkstoff effektiver einzusetzen ist.

Hausmittel: Im Verdunster mit Geranie, Cedernholz und Lemongras ein kräftiges Mittel gegen Mücken, Motten und andere Insekten.

Auf Mückenstiche getupft wirkt eine Mischung aus 10 ml Jojobaöl, 3-4 Tropfen Eugenol und 8 - 10 Tropfen Zitrone schmerzstillend und gegen den Juckreiz.

Bei Zahnschmerzen gibt man 3 Tropfen auf einen feuchten Wattebausch und legt diesen an die schmerzende Stelle.

Gurgellösung: Einige Tropfen in einem halben Teelöffel Honig aufgelöst, in einem Glas lauwarmen Wasser verrührt, kann mit der Essenz gegurgelt werden, um Mundschleimhautentzündungen und Mundgeruch zu beseitigen.

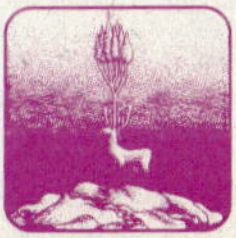

Massage: Eine Massage mit Eugenol und Majoranöl wärmt und entspannt müde Glieder.

Grundrezepturen ab Seite 31, "Therapeutischer Index" ab Seite 265

Eukalyptol

Eukalyptus dives Schauer

Eukalyptol ist der Hauptbestandteil des durch Wasserdampfdestillation gewonnenen ätherischen Öles der Blätter des Eukalyptusbaumes, der aus der Familie der Myrtengewächse (Myrtaceae) stammt. Die Heimat dieses Baumes ist Australien. Heute gedeiht er u.a. auch in Süd- und Südosteuropa, Afrika, Südostasien, den südlichen USA, Mittel- und Südamerika. In einer zweiten Destillation wird daraus das Eukalyptol isoliert. Es ist ein natürlicher, pflanzlicher Wirkstoff, der in der Phytotherapie eine wichtige Rolle spielt.

Wirkung durch Verdunstung: Antiseptisch, desinfizierend (besonders auf die Atemwege), schleimlösend, krampflösend auf die Bronchien, hustenstillend, anregend bei Lethargie, erhöht die Sauerstoffaufnahme durch die Lunge.

Indikation: Grippe, Bronchitis, Husten, Entzündung der Atemwege, Nasen- und Stirnhöhlenkatarrh, Halsschmerzen, erkältungsbedingte Schwächezustände.

Sonstiges: Eukalyptol ist weniger hautreizend als das ätherische Eukalyptusöl. Daher wird es bei der äußerlichen Anwendung besser vertragen.

Hausmittel: Bei grippalen Schwächezuständen, die häufig mit Gliederschmerzen verbunden sind, hilft ein Eukalyptolbad hervorragend.

Kompresse: Bei stark verschleimten Bronchien hilft eine Brust- und Rückenkompresse, quasi über Nacht.

Hinweis! Bei Kindern unter 4 Jahren sollte das mildere Eukalyptus citriodora verwendet werden.

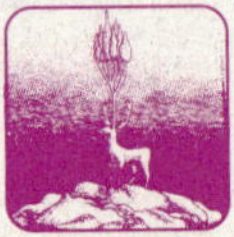

Grundrezepturen ab Seite 31, "Therapeutischer Index" ab Seite 265

Dieser ursprünglich nur in Australien wachsende Baum aus der Familie der Myrtengewächse (Myrtaceae), wurde seit der Entdeckung dieser »großen Insel« wegen seiner früh erkannten, enormen therapeutischen Wirkungen, über die ganze Welt verbreitet. Es werden, neben den Ölen aus Wildsammlung, jetzt auch kontrolliert biologische Qualitäten, des durch Wasserdampfdestillation gewonnenen ätherischen Öles angeboten.

Wirkungen durch Verdunstung: Konzentrationsfördernd, schleimlösend, auswurffördernd, fiebersenkend, krampflösend auf Bronchien, keimtötend, luftdesinfizierend (z.B. Krankenzimmer). Eukalyptus ist das Hauptöl bei Erkältungen. Wenn der Duft als zu »scharf« empfunden wird, gibt es als Alternative das ätherische Öl »Eukalyptus citriodora«.

Indikation: Bei Heuschnupfen und Asthma, alle grippalen Infekte, Infektionen der Atemwege, Katarrhe, Husten, Bronchitis, Kindbettfieber, Stirnhöhlenentzündung, Halsentzündung, Inhalation bei Scharlach. Migräne, Neuralgien, Schwächezustände und Konzentrationsschwäche.

Sonstiges: Mit seinen möglichen 150 Metern Höhe ist der Eukalyptusbaum der höchste Laubbaum der Welt! Einige dieser Riesen sind im Ursprungsland Australien, aber noch nicht ganz so hoch, auch in Spanien zu finden. Man hat sie dort im 18. Jahrhundert angepflanzt, um die malariaverseuchten Sumpfgegenden Mittel- und Südspaniens trockenzulegen. Mit Erfolg, denn dieser immergrüne Baumriese wächst pro Jahr ca. 4-6 Meter - verbunden mit einem riesigen Wasserbedarf. Der antroposophische Botaniker A. Usteri nannte ihn wegen seiner Blattfarbe und der Ausstrahlung "den Melancholiker unter den Bäumen".

Hausmittel: In Einreibemitteln, wie Massage- und Körperöle, Salben, Cremes und Franzbranntwein, sowie in Inhalationsmischungen usw. gehört Eukalyptus seit Generationen zu den bewährten Familien-Hausmitteln. ▶

Grundrezepturen ab Seite 31, "Therapeutischer Index" ab Seite 265

Mundwasser: Bei Entzündungen im Mundraum, aber auch gegen Mundgeruch und schlechten Atem.

Massageöl, Cremes und Salben: Bei Erkältungskrankheiten auf der Brust verreiben, in Verbindung mit Cajeput und Guajakholzöl.

Kompressen: Wadenwickel mit Eukalyptus und Wasser wirken stark fiebersenkend.

Bad: Eukalyptusbäder wirken durchblutungsfördernd und treiben die Erkältung aus den Gliedern.

Sauna: Aufguß zusammen mit Fichtennadel oder Pinie.

Haushalt: Das Wissen um die schützende bzw. abwehrende Wirkung gegen Pilze, Parasiten und Insekten ist noch viel zu wenig bekannt und angewandt. Deshalb probieren Sie es aus: Ein paar Tropfen ins Putzwasser, Spülmittel, die selbst hergestellte Möbelpolitur. Bei Renovierungsarbeiten ein paar Tropfen (ca. 20 Tr. auf 50 kg) in die Wand- und Deckenfarbe usw.

Übrigens: Sie können sehr erfolgreich, durch die Verdunstung von Eukalyptus in der Aromalampe, Mücken aus Ihrer Wohnung vertreiben!

Garten: Viel zu wenig bekannt ist, daß Eukalyptus wegen seiner Insekten- und pilzabwehrenden Wirkung, ein ideales, biologisches Pflanzenschutzmittel ist. Je 1 Tropfen Eukalyptus und Lavendel extra, in einer Messerspitze Akazienhonig aufgelöst, reicht für eine 10 l Gießkanne. Befallene Pflanzen damit übergießen.

VORSICHT! Bei übertriebener Dosierung - der Duft verführt manchmal dazu - treten vereinzelt allergische Reaktionen auf.

Bei Kleinkindern und Kindern nur die 1/3 bis 1/4-Dosierung anwenden!

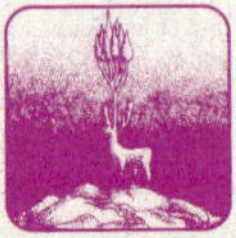

Grundrezepturen ab Seite 31, "Therapeutischer Index" ab Seite 265

Das ätherische Öl dieses Eukalyptus-Baumes, wird aus den Blättern durch Wasserdampfdestillation gewonnen. Wie der »starke Eukalyptus«, gehört auch der Eukalyptus citriodora zu den Myrtengewächsen (Myrtaceae) und wächst wild in Australien, China, Afrika und Brasilien.

Wirkungen durch Verdunstung: Antiviral, schleimlösend, fiebersenkend, desinfizierend, konzentrationsfördernd, öffnet die Bronchien, wirkt krampflösend bei Husten.

Indikation: Keuchhusten, Bronchitis, Asthma, Nebenhöhlenvereiterung, grippale Infekte der Stirnhöhlen, erkältungsbedingte Schwächezustände, Entzündungen.

Sonstiges: Eukalyptus citriodora ist eine gute Alternative, wenn der »scharfe Eukalyptus« nicht vertragen wird. Vor allem Kindern sagt der frische, mildere Duft dieser Essenz zu.

Kosmetik: In Parfums, Rasierwasser und Deodorants usw., wird das Öl des Eukalyptus citriodora, vor allen Dingen wegen seiner Frische, sehr geschätzt.

Massageöl: Sehr hilfreich wirkt die Essenz bei Erkältungen, wenn sie verdünnt, auf der Brust verrieben wird. Diese Anwendungsform, die auch bei Kindern gut vertragen wird, ist besonders bei Beschwerden mit den Bronchien zu empfehlen.

Vollbad: Mit Rosmarin, Niaouli und Zitrone gibt dieses Bad dem erkältungsgeschüttelten Körper wieder Energie. Am Abend angewandt sollte jedoch statt der Rosmarin-Essenz, Lavendel-Essenz gewählt werden.

Haushalt: Durch seinen sehr frischen, fast septischen Geruch, verbunden mit seiner desinfizierenden, keimtötenden Wirkung, ist Eukalyptus citriodora der ideale Zusatz für Reinigungsmittel im Naß- und Hygienebereich.

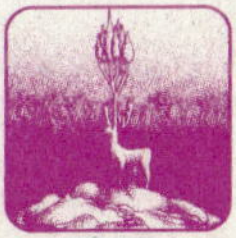

Grundrezepturen ab Seite 31, "Therapeutischer Index" ab Seite 265

Fenchelöl, süß

Foeniculum vulgare ssp. capillaceum var. dulce

Der im südlichen Europa ursrpünglich heimische süße Fenchel ist mittlerweile auch in Nord- und Südamerika und in Asien zu finden. In Ägypten wird diese Pflanze seit kurzem, nach den Richtlinien der europäischen Anbauverbände, in kbA-Qualität kultiviert. Das ätherische Öl wird per Wasserdampfdestillation aus den Samenkörnern gewonnen.

Wirkungen durch Verdunstung: Entkrampfend, magenstärkend, verdauungsfördernd, blähwidrig, schleimlösend, beruhigend. Gut in der Kinderheilkunde einsetzbar. Ein gutes Nerventonikum.

Indikation: Erkältungen, Husten, Schluckauf, Übelkeit, Koliken, Blähungen, Nervosität.

Sonstiges: Ein altbewährtes Heilöl für werdende Mütter, Babys und Kinder!

Hausmittel: Eingenommen (3 Tropfen auf einen Teelöffel Zucker), neutralisiert Fenchel die Folgen von starkem Tabak- und Alkoholgenuß.

Kosmetik: Bei trockener Haut als Gesichtsmaske, erhöht sich die Fähigkeit zur Feuchtigkeitsaufnahme.

Massageöl: Bei Blähungen, auch bei Babys, in Mischung mit Basisölen auf dem Bauch einmassieren, auch in Verbindung mit Anis.

Kompressen: Als Brustkompressen löst Fenchel süß, während der Stillzeit, Stauungen in den Brüsten und hält sie in Form. Hilfreich gegen Abszesse. Leberstärkend.

Küche: Zum Aromatisieren von Speisen und Backwaren.

VORSICHT! Kinder und Epileptiker dürfen diese Essenz nicht einnehmen.

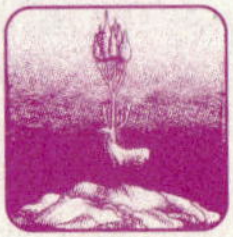

Grundrezepturen ab Seite 31, "Therapeutischer Index" ab Seite 265

Die Fichte ist eine von 90 Piniengewächsen (Pinaceae). Das ätherische Öl dieses in Nord- und Mitteleuropa, Asien und Nordamerika wild wachsenden Baumes, wird durch Wasserdampfdestillation aus den Nadeln und Zweigspitzen gewonnen.

Wirkungen durch Verdunstung: Energiespendend, leicht schweißtreibend, desinfizierend, abwehrstärkend, gedankenklärend. Schleimlösend und durchblutungsfördernd.

In Verbindung mit echtem Eukalyptus und Niaouli wirkt es keimtötend und entzündungshemmend, eine hervorragend wirkende Schnupfen- und Hustenmischung.

Indikation: Erkältungen, Stirn- und Nasennebenhöhlenbeschwerden, Asthma, Keuchhusten, Husten, Bronchitis, Erkältung und grippale Infekte.

Sonstiges: Fichtennadel ist ein tiefes Öl - gut zum Meditieren -, wenn man Blütendüfte nicht mag.

Massageöl: Fichtennadel im Massageöl, wirkt besonders gut bei rheumatischen Beschwerden. Je 4 Tropfen Schafgarbe und Pfefferminze mit 50 ml bestem Jojobaöl verdünnt, wirkt als Verreibung sehr gut und schnell schleimlösend.

Bad: In der Phyto-Balneologie (Badekunde mit Pflanzen) hat die Fichtennadel eine wichtige Stellung. Bei Nervenerkrankungen, rheumatischen Beschwerden und Erkältungskrankheiten wird sie ebenso verwendet wie bei chronischen Atemwegserkrankungen.

Sauna: Ein klassisches Aufgußöl für die Sauna.

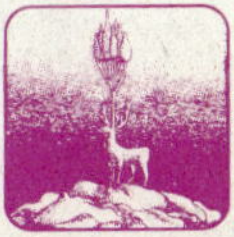

Grundrezepturen ab Seite 31, "Therapeutischer Index" ab Seite 265

Galbanumöl

Ferula galbaniflua Boiss. et Buhse

Galbanum gehört zur Familie der Doldenblütler (Umbelliferae). Dieses fenchelartige Gewächs, gedeiht wild in Höhen von 1000 - 2500 Metern u.a. in der Türkei, Syrien, Irak, Iran, Afghanistan. Aus dem luftgetrockneten Harz wird durch Extraktion ein Resinoid und daraus durch Wasserdampfdestillation, das ätherische Öl gewonnen.

Wirkungen durch Verdunstung: Hustenschleimlösend, entzündungshemmend, krampflösend, harmonisierend, beruhigend, regelfördernd.

Indikation: Husten, Reizhusten, nervöse Spannungen, Streß.

Sonstiges: Eines der wichtigsten europäischen Meditationsöle.

Hausmittel: Im Massageöl oder Sitzbad wirkt es positiv auf die weiblichen Unterleibsorgane und regt sanft die Menstruation an.

Parfum: Ein würziger, stark aromatischer »Grünton« in der Parfumherstellung, der außerdem leicht flüchtige Düfte fixiert. Ein edles Herren parfum erhalten Sie mit 3 Tropfen Galbanum, 4 Tropfen Kalmus, 4 Tropfen Kreuzkümmel, 5 Tropfen Bergamotte, in 10 ml 90-%igem Weingeist oder Jojobabasisöl.

Kompressen: Galbanum hat sich bei hartnäckigen rheumatischen Beschwerden, als Zusatz zu heißen Kompressen bewährt.

Hautöl: In Mandelbasisöl verdünnt, kann Galbanum gegen Abszesse und Furunkel helfen und auch bei langsam heilenden Entzündungen eingesetzt werden.

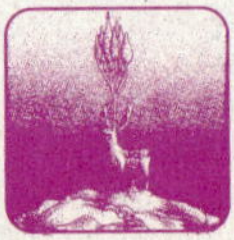

Grundrezepturen ab Seite 31, "Therapeutischer Index" ab Seite 265

Geranium-Bourbon

Pelargonium graveolens L'Hérit. ex Ait.

Die auch Rosengeranie genannte Pflanze gehört der Familie der Storchschnabelgewächse (Geraniaceae) an. Das beste ätherische Öl wird auf der Ile de Bourbon, einer Insel im Indischen Ozean, östlich von Madagaskar gewonnen. Weitere Anbaugebiete sind Algerien, Marokko, Angola und Ostafrika, sowie u.a. Georgien, Guinea und Brasilien. Es wird aus den Blättern und Blüten per Wasserdampfdestillation gewonnen.

Wirkungen durch Verdunstung: Harmonisierend, antidepressiv, beruhigend und aufmunternd zugleich. Geraniumöl schafft eine frische, harmonische Atmosphäre und hilft bei Kommunikationsproblemen. Sehr zu empfehlen in Büros und bei Besprechungen.

Indikation: Angst, Depressionen, nervöse und emotionale Anspannung, nervliche Belastungen, Disharmonie, Reizbarkeit, Schlafstörungen, Streß.

Sonstiges: Das Geraniumöl wird, wie viele andere Öle auch (siehe Seite 15), mit zunehmendem Alter immer wertvoller. Es reift und erhöht dabei seine Wirksamkeit.

Diese entfaltet es besonders bei äußerer Anwendung. Sein rosenartiger Duft hängt mit seinem hohen Anteil an Geraniol zusammen, der auch ein wichtiger Bestandteil des überaus wertvollen Rosenöles ist.

Hausmittel: Bei Mundschleimhautentzündung in 40 ml 90%-igem Alkohol 15-20 Tropfen Geraniumöl lösen. Davon 10 Tropfen in einem Becher mit lauwarmen Wasser geben und mehrmals täglich spülen.

Kosmetik: Eine schöne Duftkomposition für Parfums und Deodorants erreicht man in Mischung mit Bergamotte, Neroli und Melisse indicum.

Rasierwasser mit Geranium ist, wegen seiner entzündungshemmenden Eigenschaften, besonders gut zur Gesichtspflege geeignet. ▶

Grundrezepturen ab Seite 31, "Therapeutischer Index" ab Seite 265

Gesichtsmasken bei Akne, entzündeter und gereizter Haut sind besonders hilfreich.

Hautöl: Die ätherische Geraniumessenz - verdünnt und über einen längeren Zeitraum regelmäßig auf die Haut aufgetragen - erhöht deren Spannkraft und wird daher gegen Schwangerschafts- und Wachstumsstreifen eingesetzt. (siehe auch unter »Lavendel«). Bei Hautirritationen (z.B. Gürtelrose, trockene Ekzeme) wirkt Geranium beruhigend.

Massage: In eine Basisölmischung aus 50 ml Mandelbasisöl, 10 ml Nachtkerzenbasisöl und 20 ml Jojobabasisöl geben Sie 30 Tropfen Geranium Bourbon und je 10 Tropfen Majoran und Lavendel officinalis hinein. Reifen lassen! Diese Mischung ergibt ein sehr entspannendes Massageöl. Auch Rückenschmerzen sind damit sehr erfolgreich zu bekämpfen.

Bäder: Luxuriös für Haut und Seele ist eine Mischung aus Honig-, Rose- und Geranium-Essenz.

Haushalt: Dieses ätherische Öl eignet sich in Mischung mit Nelke extrafein hervorragend zum Vertreiben von Mücken.

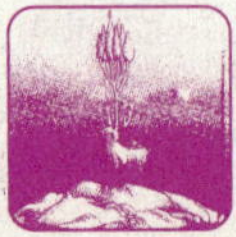

Grundrezepturen ab Seite 31, "Therapeutischer Index" ab Seite 265

Gingergrasöl

Cymbopogon martinii W. Wats. var. sofia

Ein Süßgrasgewächs (Graminaceae), das wild auf den feuchten Böden Ostindiens und Javas wächst. Das ätherische Öl hat einen leichten Rosenduft, mit einer frischen Note. Es wird durch Wasserdampfdestillation gewonnen.

Wirkungen durch Verdunstung: Entspannend, harmonisierend, beruhigend, erdend, krampflösend. Antiseptisch, luftreinigend.

Indikation: Nervosität, Kopfschmerzen, Schlafstörungen. Bei grippalen Infekten, Erkältungskrankheiten.

Sonstiges: Ein frischer »asiatischer« Duft, der als Anteil von Mischungen im Verdunster, in ferne Welten führt.

Parfum: In Parfummischungen paßt es gut zu exotischen, blumigen Noten. Mit Ylang-Ylang, Lavendel extra und Patchouli entfaltet Gingergras einen schweren, aphrodisierenden Tropennachtzauber.

Massageöl: Gegen rheumatische Beschwerden, Muskelverspannungen und steifen Nacken, hilft eine Mischung aus je 10 Tropfen Gingergrasöl, Majoranöl und Minzeöl.

Haushalt: Gingergrasöl vertreibt Insekten.

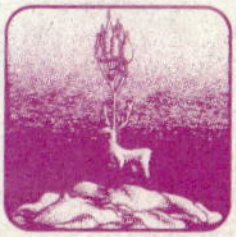

Grundrezepturen ab Seite 31, "Therapeutischer Index" ab Seite 265

Grapefruitöl

Citrus decumana

Das ätherische Öl dieses aus den USA, Westindien, Spanien, Südafrika und Israel stammenden Citrusgewächses aus der Familie der Rautengewächse (Rutaceae) wird durch Kaltpressung der Schale gewonnen. Es hat einen leicht süßen, frischen, zart bitteren Duft.

Wirkung durch Verdunstung: Leicht anregend, erfrischend, kühlend, luftverbessernd, euphorisierend, antidepressiv, reguliert die Funktion der Schweißdrüsen. Der Thalamus - der vom Gehirn aus bestimmte chemische Prozesse in Gang setzt - wird von Grapefruitöl stark angeregt. Daher kommt seine euphorisierende Wirkung. Beginnende Depressionen verfliegen sofort. Fördert die Kreativität.

Indikation: Depression, Antriebsschwäche, Müdigkeit. Überanstrengung, Appetitlosigkeit.

Sonstiges: Grapefruit-Essenz wird häufig auch unter dem Namen Pampelmusenöl angeboten.

Kosmetik: Einer der frischen, aber nicht süßen Düfte, hervorragend für Parfums, Rasierwasser und Deodorants geeignet.

Gesichtswasser: Es strafft und durchblutet die Haut.

Massageöl: Wirkt unterstützend bei der Therapie von Fett- oder Magersucht.

Ein wirksames Mittel gegen Cellulitis erhält man in Mischung mit Cypresse, Orange und Schafgarbe (je 4 Tropfen in 50 ml Mandelöl).

Wegen seiner stärkenden und erfrischenden Eigenschaften zählt es zu den Sportölen.

Küche: In der Naturküche zum Aromatisieren von Getränken und Desserts wie Speiseeis usw.

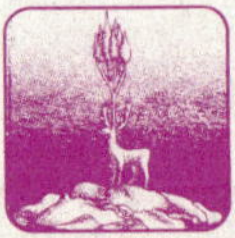

Grundrezepturen ab Seite 31, "Therapeutischer Index" ab Seite 265

Der - auch Pockholz - genannte Guajak gehört der Familie der Doppelblattgewächse (Zygophyllaceae) an. Das ätherische Öl wird aus dem Harz des u.a. in den Küstenregionen des tropischen Amerika und den Karibischen Inseln wachsenden Baumes durch Wasserdampfdestillation gewonnen.

Wirkungen durch Verdunstung: Schweißtreibend, fiebersenkend, schleimlösend. In einer »Grippemischung« (Eukalyptus, Cajeput, Cypresse, Thymian), angewandt in der Lampe, wirkt es antiseptisch, desinfizierend, kräftigend, schweißtreibend und auswurffördernd.

Indikation: Fiebrige Infektionen, Grippe, Husten, eitrige Bronchitis.

Sonstiges: Durch Guajaköl, in gleicher Mischung mit 45-%igem Alkohol, kann man im Test Frischmilch, von auf 70° erhitzter Milch (H-Milch) unterscheiden: Schmutzige Gelbfärbung zeigt erhitzte Milch an und Blaufärbung frische Milch.

Kosmetik: Zum Fixieren von Parfums geeignet. Gut als Träger anderer Duftstoffe. Wenn man ein Parfum mischt in dem viele der besonders schnell flüchtigen Öle (z.B. Zitrone, Neroli etc.) enthalten sind, sollte man diese ätherischen Öle vorher mit etwas Guajak mischen, denn es bindet diese Düfte.

Massageöl: Von alters her ein sehr hilfreiches Mittel gegen Gichtbeschwerden (Vor der Vermischung mit Körperöl, im warmen Wasserbad verflüssigen).

Hinweis: Guajakholzöl ist im Normalzustand fast fest. Mit Hilfe eines Holzstäbchens kann es entnommen werden und löst sich dann im warmen Wasser der Aromalampe gut auf.

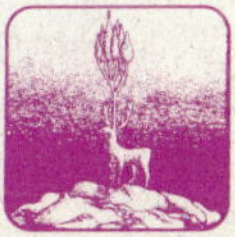

Grundrezepturen ab Seite 31, "Therapeutischer Index" ab Seite 265

Ho-Scho-Öl

Cinnamomum kanahirai Hayata

Dieses, nach Maiglöckchen und etwas Lavendel duftende, ätherische Öl ist nicht toxisch. Es wird durch Wasserdampfdestillation aus den Blättern des auf Borneo, Sumatra und Formosa (Taiwan) wachsenden Kampferbaumes, einem Lorbeergewächs (Lauraceae), gewonnen. Es enthält besonders wenig Campher, dafür aber besonders viel haut- und körperfreundliches Linalool.

Wirkungen durch Verdunstung: Antiseptisch, wirkt reinigend auf die Atemwege, Herzstärkend und -anregend, ausgleichend bei depressiven Zuständen.

Indikation: Erkrankungen der Atemwege, Müdigkeit, Nervenschwäche, Niedergeschlagenheit, Kreislaufstörungen, Depressionen, Angstzustände.

Sonstiges: Eine besonders selten angebotene Essenz, die eine große, sehr alte Heiltradition hat.

Hausmittel: Ein sehr wirksames, himmlisch duftendes Sonnenschutz- (Lichtschutzfaktor 3 - 4) und Sonnenbrandöl (mildernd und heilend): In 100 ml Aloe-Vera-Basisöl, 7 Tropfen Ho-Scho-Öl, 2 Tropfen Karottensamenöl, 3 Tropfen Schafgarbenöl und 3 Tropfen Kamillenöl blau.

Parfum: Gibt Ihrer Parfummischung einen feinen, leichten Maiglöckchenhauch.

Massageöl: 8 Tropfen Ho-Scho-Öl, mit 5 Tropfen Majoranessenz in 20 ml Johanniskraut- oder Arnika-Körperöl, wirken lindernd bei rheumatischen Beschwerden und Neuralgien.

Wegen seiner durchblutungsfördernden, kühlenden und desinfizierenden Wirkung, ist es ein hervorragender, vielseitig verwendbarer Zusatz zu sehr vielen Massageölen.

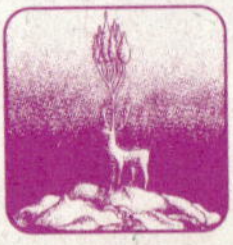

Grundrezepturen ab Seite 31, "Therapeutischer Index" ab Seite 265

Dieses ätherische Öl wird in den europäischen Ländern durch Alkoholauszug, mit anschließender Wasserdampfdestillation, aus den Honigbienenwaben gewonnen. Es hat einen sehr angenehmen, warmen und süßen Honigduft.

Wirkungen durch Verdunstung: Ausgleichend, beruhigend, Balsam für die Seele. Öffnet verschlossene Menschen.

Indikation: Nervosität, Schlafstörungen, innere Unterkühlung, Reizbarkeit, Einsamkeitsgefühle, Gefühlskälte.

Sonstiges: Ist bei Kindern wegen seines süßen Duftes sehr beliebt.

Kosmetik: Wegen seiner hautpflegenden Wirkung in Salben und Cremes, Gesichtspackungen und -masken, Körpermilch und Haarkuren vielseitig anwendbar.

Massageöl: Ergibt in Verbindung mit Lavendel und Jasmin ein sinnliches Massageöl. Harmonisierend.

Hautöl: In einer Mischung mit Lavendel und Rose in Calendulabasisöl, ein hervorragendes, natürliches Baby- und Kinderpflegeöl.

Bäder: Ein Bad mit Honig absolue ist ein Erlebnis und wegen seiner hautpflegenden Wirkung sehr zu empfehlen.

Küche: Eignet sich auch gut als Backmischung zusammen mit Vanille.

In Honigplätzchen: 3-4 Tropfen Honigöl, je 1 Tropfen Zimtöl, Vanille 70%, Muskatnuß- und Cardamomöl für ca. 150 g Teig.

In Pfefferkuchen: 8-10 Tropfen Honigöl, je 5 Tropfen Cardamom- und Zimtöl, je 2 Tropfen Nelken- und Pfefferöl in ca. 2000 g Teig.

In Nußprinten: 5 Tropfen Honigöl, je 3 Tropfen Anis- und Zimtöl, 1 Tropfen Nelkenöl in ca. 500 g Teig.

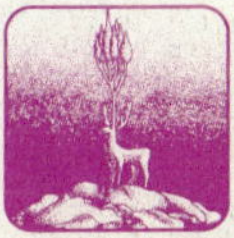

Grundrezepturen ab Seite 31, "Therapeutischer Index" ab Seite 265

Hopfenöl

Humulus lupulus L.

Ursprünglich aus Osteuropa stammend, wird heute der Hopfen in Ost-, Mittel- und Südeuropa, in Nord- und Südamerika, ferner in Australien, Japan und der Mandschurei kultiviert. Er ist ein Maulbeergewächs und stammt aus der Familie der Moraceae. Das ätherische Öl wird durch Wasserdampfdestillation aus den weiblichen Blüten gewonnen.

Wirkungen durch Verdunstung: Stark beruhigend, schlaffördernd, entspannend, ausgleichend, starkes Antiaphrodisiacum für Männern, hustenreizdämpfend, schleimlösend.

Indikation: Hysterische Zustände, Schlaflosigkeit, Bluthochdruck, Unruhe, Asthma, Bronchialverschleimung, sexuelle Hyperaktivität bei Männern.

Sonstiges: Hopfenöl enthält einen morphinähnlichen Wirkstoff. Es sollte deshalb sehr sparsam verwendet werden.

Hausmittel: Bei häufig auftretender Schlaflosigkeit ist ein Hopfenbad vor dem Schlafengehen (6 Tropfen in 1 Eßlöffel Honig verrührt - im Badewasser auflösen) eine altbewährte, gut verträgliche Alternative zu jedem allophatischen Schlafmittel.

Massageöl: In der Literatur wird beschrieben, daß Massagen über einen längeren Zeitraum, durch die Wirkung östrogenähnlicher Phytohormone im Hopfenöl, die Empfängnisbereitschaft erhöht haben (Valnet, Worwood).

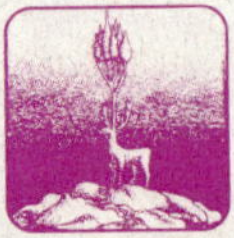

Grundrezepturen ab Seite 31, "Therapeutischer Index" ab Seite 265

Immortelle

Helichrysum angustifolium DC.

Die auch italienische Strohblume genannte Immortelle stammt aus der Familie der Korbblütler (Asteraceae). Sie ist eine für das Mittelmeer typische, dort weitverbreitete, wild wachsende Pflanze. Besonders in Frankreich und in den Ländern des ehemaligen Jugoslawien wird aus ihr durch Wasserdampfdestillation, ätherisches Öl gewonnen. Dieses ist den, mit Lösungsmitteln gewonnenen, Immortelle-Absolues vorzuziehen.

Wirkungen durch Verdunstung: Antiviral, stark schleimlösend, entzündungshemmend, entkrampfend, anregend, wärmend, erdend.

Indikation: Bronchitis, Husten, Erkältungen, Heiserkeit, Stirnhöhlenentzündung, nervöse Spannungen, Reizbarkeit.

Sonstiges: Auf der psychischen Ebene hilft Immortelle nach innen zu schauen. Deshalb verstärkt es die Traumfähigkeit und das Erinnern an Geträumtes.

Parfum: Ein hervorragend fixierender Zusatz zu Parfums.

Hausmittel: Bei Sonnenbrand 8 Tropfen Immortelle, 5 Tropfen Ho-Scho-Öl und 30 Tropfen Lavendel (Lavandula officinalis) in 50 ml Aloe-Verabasisöl und 50 ml Calendulabasisöl gemischt, wirkt heilend und kühlend.

Massageöl: Gegen schlecht durchblutete und deshalb kalte Füße, hilft hervorragend eine Massage mit 5 Tropfen Immortelle, 3 Tropfen Rosmarin in 50 ml Johanniskrautbasisöl.

Kompresse: Bei Akne, entzündlicher Haut, Hornhaut und Schuppenflechte, auf 1 Liter handwarmes, vorher abgekochtes Wasser, 6-8 Tropfen Immortelle, die vorher in etwas Honig gelöst wurden.

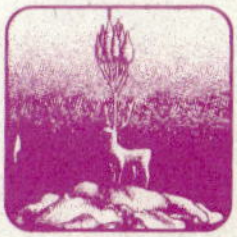

Grundrezepturen ab Seite 31, "Therapeutischer Index" ab Seite 265

Ingweröl

Zingiber officinale Roscoe

Herkunftsgebiet des Ingwer sind die tropischen und subtropischen Klimazonen Indiens, Chinas, Japans, das malayische Gebiet, Ceylon, USA, Mittel- und Südamerika, Jamaika und das südöstliche Afrika. Er gehört zur Familie der Ingwergewächsen (Zingiberaceae). Das ätherische Öl wird durch Wasserdampfdestillation aus den Wurzeln der Pflanze gewonnen.

Wirkungen durch Verdunstung: Erwärmend, kräftigend, löst innere Spannungen, aphrodisierend, potenzsteigernd, schweißtreibend, entzündungshemmend, antiseptisch, fieberregulierend.

Indikation: Innere Verhärtung, Kälte, Gefühllosigkeit, sexuelle Gefühlskälte (besonders bei Männern), fiebrige Erkältungen, Kopfweh, Grippe.

Sonstiges: Im Senegal tragen Frauen einen Gürtel aus Ingwerknollen um die Potenz ihrer Männer zu steigern.

Hausmittel: 1 - 3 Tropfen, 3 mal täglich nach den Mahlzeiten auf einem Teelöffel Honig, hilft gegen Impotenz, Übelkeit (auch in der Schwangerschaft), Verdauungsbeschwerden, Durchfall und vorbeugend bei ansteckenden Krankheiten.

Massageöl: Bei niedrigem Blutdruck, Kältegefühl und Frieren, 2 Tropfen in 50 ml Jojobabasisöl mischen.

Küche: »Indischer Tschai«, eine Art Milchtee, wärmt im Winter und erfrischt im Sommer: 1/2 Teekanne Tee brühen, Milch (1/2 Menge), Ingweröl, Zimtöl und Cardamomöl (je 2 Tropfen) in 1 Teelöffel Honig lösen und danach im Tschai gut verrühren.

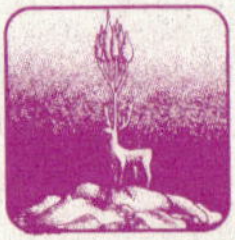

Grundrezepturen ab Seite 31, "Therapeutischer Index" ab Seite 265

Die Iris stammt aus der Familie der Schwertliliengewächse (Iridaceae). Die drei oben genannten botanischen Sorten wachsen in Europa, Nordafrika und im Orient. Weitere Arten kommen in den USA und Ostasien vor. Das für die Aromatherapie erforderliche ätherische Öl, wird in der Regel durch die Wasserdampfdestillation, aber mittlerweile auch durch das umweltfreundliche und wirkstoffschonende CO 2-Verfahren gewonnen. Es stammt aus der Wurzel (Rhizom) der Pflanze. Es gibt zwei Handelsformen - 1. in flüssiger, 2. in buttriger Konsistenz.

Das ätherische Öl der **Iris florentina L.** ist weltweit das wertvollste und teuerste (1992: 1 kg - ca. 200.000 - 350.000 Mark). Die Pflanze wird ausschließlich in der Toscana, nur in der Umgebung von Florenz kultiviert und ist dadurch entsprechend rar.

Die **Iris germanica L.** wächst ebenfalls in Europa, ist aber weiter verbreitet. Das ätherische Öl ist deshalb nicht ganz so teuer.

Iris pallida Lam. ist die in Europa am häufigsten vorkommende Irisart, deren ätherisches Öl von bester Qualität, sowie feinstem Duft und doch noch einigermaßen erschwinglich ist.

Wirkungen durch Verdunstung: Es wirkt bei kreativen Menschen stark inspirierend und befreiend, bei psychischen Blockaden harmonisierend und erlösend. Es schützt zarte Seelen und Geister.

Indikation: Angstzustände, Herzklopfen, Kreative Blockaden, psychische Überbelastung auch im Klimakterium.

Sonstiges: Die Wurzeln (Rhizome) werden nach der Ernte auch heute noch per Hand geschält, drei Jahre in warmfeuchten Räumen getrocknet und gelagert, danach zerkleinert, fermentiert und mit Hilfe des Wasserdampfes destilliert oder des CO 2-Verfahrens extrahiert.

Parfums und Kosmetik: Wegen des exquisiten, besonders feinen Duftes ist Irisöl in Natur-Parfums, eine überaus edle Beigabe mit befrei-▶

Grundrezepturen ab Seite 31, "Therapeutischer Index" ab Seite 265

enden und erlösenden Schwingungen. Dieser Duft heilt seelische Wunden und schließt Löcher in der Aura.

Massageöl: Das Irisöl hat eine stark duftfixierende Eigenschaft. D.h. man kann ein reines Iris-Massageöl machen und wenn Sie sich selbst und Ihrer Haut etwas besonders gutes tun wollen, mischen Sie 4-5 Tropfen Irisöl in eine Basisölmischung aus 40 ml Avocado- und 10 ml Nachtkerzenöl.

Falls Sie ein therapeutisches Massageöl brauchen und deshalb der Zusatz weiterer ätherischer Öle notwendig ist, wählen Sie dafür »schwache« Düfte in niedriger Dosierung. Sie wissen: Weniger ist oft mehr. Denn viele Krankheiten haben ihre Ursache im psychisch-seelischen Bereich. Und dieser ist das Feld für die Wirkung des Iris-Öles.

Hautöl: In Jojobaöl verdünnt ist ätherisches Irisöl ein Geheimtip zur Vermeidung von Schwangerschaftsstreifen! Es bewirkt, daß das Gewebe »mitwachsen« kann, die Haut aber nicht belastet wird.

Salbe und Cremes: Bei hartnäckigen Fällen von Stirn- und Nasennebenhöhlenerkrankungen, hat Iris eine hervorragende Wirkung. Es reichen schon kleinste Mengen des wertvollen Irisöles und diese können durch Beigabe von Schafgarben- und Eukalyptusöl ergänzt werden.

Badetherapie: Eine entspannende, aufbauende halbe Stunde (oder mehr?). Für ein Vollbad verwenden Sie als Emulgator 2 Eßlöffel Honig Ihrer Wahl, 4-5 Tropfen Irisöl hinein mischen, in 1/8 Liter süßer Sahne auflösen, dem Badewasser beigeben.

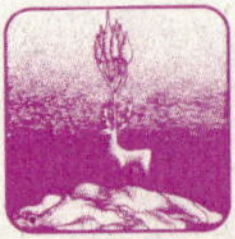

Grundrezepturen ab Seite 31, "Therapeutischer Index" ab Seite 265

Jasminum officinale L. - J. grandiflorum L. - J. sambac Ait.

Der Jasmin gehört zur Familie der Oleandergewächse (Oleaceae), von denen es ca. 200 verschiedene Arten gibt. Jasminum grandiflorum und Jasminum sambac stammen ursprünglich aus Ostasien. Jasminum officinalis ist eine wildwachsende, aber mittlerweile auch kultivierte europäische Varietät. Das ätherische Öl sollte durch Enfleurage, Alkohol-Extraktion oder Wasserdampfdestillation aus den Blüten gewonnen sein.

Wirkungen durch Verdunstung: Keimtötend, entspannend, antidepressiv, krampflösend, aphrodisierend, wärmend (auch emotional), harmonisierend, öffnet »verschlossene Menschen«, bei psychosomatischen Beschwerden für die emotionale Ebene prädestiniert

Der Jasmin weist mit dem freigiebigen Verströmen seines Duftes auf die ihm eigene Wirkungssphäre hin: Seelische Verkrampfungen werden gelöst, Selbstvertrauen und Optimismus stellen sich wieder ein. Der Bezug zur weiblichen Sexualität ist deutlich ausgeprägt. Er ist erotisch stimulierend, regel- und geburtsfördernd und die Tätigkeit der Milchdrüsen anregend, bzw. fördernd. Jasmin entfaltet seine volle Wirksamkeit am besten bei der äußeren Anwendung. Die innere Anwendung sollte im seltensten Falle als verstärkende Ergänzung angewandt werden.

Indikation: Husten, Heiserkeit, Angstzustände, Herzklopfen, Depressionen, auch im Klimakterium, Antriebsschwäche, Melancholie, Schwangerschaft, Geburt.

Sonstiges: Die zur Destillation verwendeten Blüten werden von Hand gesammelt. 1 kg ätherisches Öl wird aus 1000 kg Blüten gewonnen. 1000 kg sind ca. 8 Millionen Blüten.

Kosmetik: Kosmetisch sehr wertvoll! Eignet sich gut zur Herstellung edler Parfums, auch in Komposition mit Rose und Zitrusölen. ▶

Grundrezepturen ab Seite 31, "Therapeutischer Index" ab Seite 265

Jasminum officinale L. - J. grandiflorum L. - J. sambac Ait.

Augenkompresse: Bei müden, überanstrengten Augen hilft eine Kompresse mit Jasmin und Kamille römisch.

Gesichtswasser und -maske: Heilend bei trockener Haut und Akne.

Massageöle: Löst verspannte Glieder und die Muskulatur. Bei Rükkenschmerzen, in der Schwangerschaft und während der Geburt ein Öl, das Mutter und Kind zu schätzen wissen werden. Auch bei schmerzhafter Menstruation wirkt Jasmin angenehm entspannend und schmerzlindernd.

Hinweis: Zur Einnahme nur in Ausnahmen und unter fachlicher Anweisung geeignet. Ein therapeutischer Duft!

Grundrezepturen ab Seite 31, "Therapeutischer Index" ab Seite 265

Das aus vielen mittelalterlichen Sagen bekannte Johanniskraut, oft auch Hexenkraut genannt, gehört zur Familie der Hartheugewächse (Guttiferae). Es wächst wild in Europa, Asien und Nordafrika. Hauptlieferländer sind Deutschland, Italien und Rußland. Auch nach Richtlinien des kontrolliert biologischen Anbaus wird Johanniskraut angepflanzt. Das ätherische Öl wird aus dem Kraut durch Wasserdampfdestillation gewonnen.

Wirkungen durch Verdunstung: Harmonisierend, beruhigend, antidepressiv, nervenstärkend, allgemein kräftigend. Schleimlösend und entkrampfend auf die Bronchien. Desinfizierend.

Indikation: Hysterie, Melancholie, depressive Zustände, Erkältungskrankheiten, in der Rekonvaleszenz, bei Schwindel, Schlaflosigkeit und Phasen erschöpfter Nervosität.

Sonstiges: Noch heute wird berücksichtigt, daß Johanniskraut am besten zur Sommersonnenwende geerntet werden soll. In diesen Tagen, wenn die Sonne am kraftvollsten auf die Erde scheint, enthält das Johanniskraut die meisten Wirkstoffe. Es sollte am Morgen gesammelt werden.

Hautöl: Johanniskrautöl kann bei rissiger, trockener und entzündlicher Haut pflegend wirken. Für die Anwendung im Gesicht sollte es in Mandelöl oder Melissenwasser verdünnt werden.

Verdünnt in Jojobaöl kann es bei Verbrennungen, Sonnenbrand und Wunden, zur besseren Narbenheilung sowie bei Quetschungen und Muskelzerrungen, in Verbindung mit einem Verband, heilend wirken.

Massage: Eine schonende Massage mit ätherischem Johanniskrautöl lindert Schmerzen bei Neuralgien, Muskelschmerzen und Blutergüssen (blauen Flecken). ▶

Grundrezepturen ab Seite 31, "Therapeutischer Index" ab Seite 265

Bad: Im Badewasser wirkt ätherisches Johanniskrautöl mild beruhigend, ausgleichend auf die Durchblutung, wärmend und entspannend. Mit Hopfenöl ergänzt, als Bad vor dem Schlaf zu empfehlen.

Vorsicht! Äußerlich angewendet erhöht Johanniskrautöl die Lichtempfindlichkeit der Haut!

Das ätherische Öl darf nicht eingenommen werden!

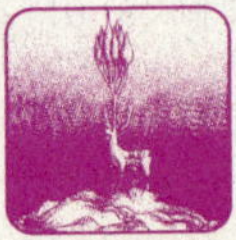

Grundrezepturen ab Seite 31, "Therapeutischer Index" ab Seite 265

Kakaoextrakt wird aus dem geschälten und entkeimten Samen des Kakaobaumes (Sterculiaceae) durch Extraktion mit Trinkbranntwein gewonnen. Der Baum wächst in zahlreichen tropischen Gebieten der Welt, z.B. in Afrika, Mittel- und Südamerika, Ceylon und Java. Ursprungsgebiet ist Zentralamerika, das Ursprungsland wahrscheinlich Mexiko. Nur dort wächst auch heute noch wilder Kakao.

Wirkungen durch Verdunstung: Leicht anregend auf Nerven und Herz. Stimmungserhellend, entkrampfend, beruhigend, ausgleichend und appetitanregend.

Indikation: Müdigkeit und Lustlosigkeit, Frustration, Ärger, Reizbarkeit. Appetitlosigkeit.

Sonstiges: Der warme, vanilleartig, schokoladige Duft ist ideal für die Kinderduftlampe.

Parfums: Eine samtige, leckere Duftkomponente für sehr junge Naturparfums.

Cremes, Salben, Haut- und Körperöle: Die Körperpflege bei Kindern wird zu einer begeisternden Angelegenheit.

Mildes Haarshampoo für Kinder: 3 Eigelb mit dem Schneebesen etwas schaumig schlagen. Langsam, nach und nach 2 Eßlöffel weissen Rum (statt Seife) und 3 Tropfen Kakaoextrakt einrühren. Das ergibt ein Haarshampoo das Freude macht, nicht in den Augen brennt und sowohl das Haar, als auch die Kopfhaut pflegt. Nach der Kopfwäsche das Haar gründlich mit handwarmem Wasser auswaschen und mit stark verdünntem Apfelessig nachspülen.

Küche: Zum Aromatisieren von Kuchen, Plätzchen, Pudding, Quarkspeisen, Joghurt und Getränken, z.B. Teemischungen. ▶

Grundrezepturen ab Seite 31, "Therapeutischer Index" ab Seite 265

Beispiel - Carobkuchen: 125 g Butter, 2 Eier und 2-3 Eßlöffel Akazienhonig in der Teigschüssel schaumig schlagen. Separat 450 g Weizenvollkornmehl, 50 g Carob und ein Päckchen Weinsteinbackpulver gut vermischen. Diese Mischung nach und nach, abwechselnd mit 1/8 l Chicoree-Kaffee, 3 Tropfen ätherischem Vanilleöl 70%, 5 Tropfen Kakaoextrakt und je 1 Tropfen Coriander-, Muskat-, Nelken- und Zimtrindenöl, in die schaumige Masse hineingeben und gut verrühren. In einer Napfform ca. 50 Minuten bei 220°C backen. Abkühlen lassen, stürzen und (statt Puderzucker) mit etwas Kuzu-Pfeilwurzelmehl, durch ein feines Sieb gestrichen, bestreuen.

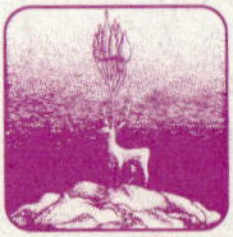

Grundrezepturen ab Seite 31, "Therapeutischer Index" ab Seite 265

Der Kalmus ist eine schilfähnliche, an Gewässern wild wachsende Pflanze, die zur Familie der Aronstabgewächse (Araceae) gehört. Sie ist ursprünglich in Nordamerika und Ostasien heimisch, gedeiht u.a. aber auch in Rußland, China, Indien, Burma, Ceylon und Java. Das ätherische Öl wird durch Wasserdampfdestillation aus den frischen oder getrockneten Wurzeln gewonnen.

Wirkungen durch Verdunstung: Kreislaufstärkend, anregend, magenstärkend, appetitanregend, krampflösend, schweißtreibend, fiebersenkend.

Indikation: Niedriger Blutdruck, kreislaufbedingte Schwäche, nervöses Herzklopfen, Magen- und Darmschwäche, Appetitlosigkeit, Verdauungsstörungen, Fieber, Erkältungserkrankungen der Atemwege.

Sonstiges: Kalmus ist eines der ältesten Heilmittel. 3700 v.Chr. wurde er in einem chinesischen Kräuterbuch als »lebensverlängernd« und als »bestes Magenmittel« gepriesen.

Hausmittel: Bei Magen- und Darmbeschwerden wie Übelkeit, Erbrechen, Koliken, Blähungen, Appetitlosigkeit: 2 mal täglich 2 Tropfen in 0,2 cl kräftigem Rotwein oder auf 1 Teelöffel Rohrzucker einnehmen.

Bäder: Gegen niedrigen Blutdruck mit Kreislaufschwäche und häufigem Frieren, bei Blutarmut und zur Stärkung bei allgemeiner Schwäche, 10 - 15 Tropfen in etwas Honig gelöst dem Badewasser zugeben.

Ganzkörpermassage mit 6 - 8 Tropfen Kalmus, in 2 Eßlöffeln süßer Sahne gelöst und in einem Fläschchen mit 40 ml Kamillenwasser verschüttelt haben die gleiche Wirkung wie ein Kalmusbad, oder Sie mischen 6-8 Tropfen Kalmusöl mit 50 ml Aloe-Vera Basisöl.

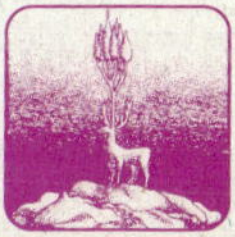

Grundrezepturen ab Seite 31, "Therapeutischer Index" ab Seite 265

Kamille blau

Matricaria chamomilla L.

Die Kamille-Pflanzen gehören zur Familie der Korbblütler (Asteraceae). Das ätherische Öl wird durch Wasserdampfdestillation aus den Blüten und Blättern der in ganz Europa, Afrika, den USA, Südamerika und Asien wachsenden Pflanze gewonnen.

Wirkungen durch Verdunstung: Schmerzlindernd, beruhigend, antiseptisch, krampfstillend, blähungswidrig, fiebersenkend, entzündungshemmend, schleimlösend. Diese »echte Kamille« wird hauptsächlich bei körperlichen Beschwerden angewandt.

Indikation: Depressionen, Erkältungen, Migräne, Blähungen, Allergien, Entzündungen, Nasennebenhöhlenentzündungen, Bronchitis, Asthma, auch Kinderasthma.

Sonstiges: Der wichtigste Wirkstoff, der auch »deutsche Kamille« genannten Pflanze, »das blaue Azulen«, entsteht erst bei der Wasserdampfdestillation. Es ist entscheidend für ihre große Heilkraft.

Hausmittel: 2 Tropfen Kamille blau auf etwas Honig, Zucker oder ein Würfelchen Brot, 2 bis 3 mal täglich einnehmen. Dies ist besonders hilfreich bei verschiedenen Neuralgien (Kopf-, Zahn-, Ohrenschmerzen) und Erkältungen.

Äußerlich: Die Heilkraft der Kamille blau ist bei äußerer Anwendung fast unbegrenzt. Sie hilft in Form von Bädern, Umschlägen, Kompressen, Waschungen, bei Hautausschlägen, schlecht heilenden Wunden und Augenentzündungen. Aber auch durch Gurgeln bei Heiserkeit und Spülen bei Zahnfleischbluten. Dampfbäder bei Schnupfen, Nasennebenhöhlenentzündungen, Erkältungen und Kinderasthma. Sitzbäder bei Hämorrhoiden. Zu Hautcremes und Salben, in Packungen und Masken, gegen trockene Haut, Rötungen und entzündliche Haut. In Haarshampoos gegen Haarausfall usw. usw. ▶

Grundrezepturen ab Seite 31, "Therapeutischer Index" ab Seite 265

Kosmetik: Bei allen Kosmetikas, ob reinigend, pflegend oder heilend ist zu empfehlen, wenigstens einen Tropfen Kamille blau oder Schafgarbe beizugeben!

Sehr zu empfehlen ist ein reinigendes Gesichtsdampfbad mit Kamille blau vor dem Auftragen einer Pflegemaske.

Hautöl: Für pflegende, täglich anzuwendende Hautöle ist als volle Beigabe »Kamille römisch« besser geeignet. Bei den Strapazen, denen unsere äußere Hülle heute ausgesetzt ist, sind 1-2 Tropfen »Kamille blau«, evtl. auch vorbeugend, auf jeden Fall zu empfehlen.

Die blaue Kamille eignet sich besonders, um entzündliche Zustände der Haut zu behandeln. Auch allergisch bedingte Hautirritationen werden durch die Essenz gelindert bzw. beseitigt.

Massageöle: Hautberuhigend mit Lavendel. Entzündungshemmend bei Abszessen.

Kompressen: Bei Abszessen, Ekzemen oder entzündlicher Haut äußerlich gut anzuwenden.

Küche: Zum Aromatisieren von Tees geeignet.

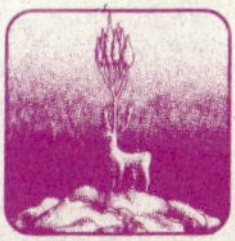

Grundrezepturen ab Seite 31, "Therapeutischer Index" ab Seite 265

Kamille römisch

Anthemis nobilis L.

Diese in Süd-, Mittel- und Westeuropa wachsende Kamille gehört zur Familie der Korbblütler (Asteraceae). Durch schonende Wasserdampfdestillation wird das ätherische Öl aus den Blüten und Blättern gewonnen.

Wirkungen durch Verdunstung: Die römische Kamille wird vor allen Dingen bei seelischen Problemen angewandt. Seelisch erwärmend, entkrampfend, beruhigend. Die römische Kamille schafft ein angenehmes inneres Gleichgewicht und hilft beim körperlichen wie geistigen Verarbeiten von Erfahrungen und Eindrücken -guten wie schlechten -.

Bei Blähungen hilft dieses Öl in der Lampe hervorragend. Bei allergischen Reaktionen der Atemwege wie z.B. Heuschnupfen, kann die römische Kamille, regelmäßig verdampft, diese Reaktion abschwächen.

Indikation: Angstgefühle, Einschlafschwierigkeiten, schlechtes Träumen. Bei Depressionen, Hysterie, Gereiztheit, Ärger, Unruhe, Allergien, Neurodermitis, Abszessen, Blähungen, Krämpfen, Kopfschmerzen, Neuralgie, Zahnen bei Kindern, Zahnschmerzen, Schnupfen, Stirn- und Nebenhöhlenentzündungen, Husten, Heiserkeit, Asthma.

Sonstiges: Kamille römisch spricht auch den geistig-seelischen Bereich an, im Gegensatz zur physisch stärker wirkenden Kamille blau.

Hausmittel: Bei Nagelbettinfektion ist ein Teilbad der betroffenen Stelle mit den ätherischen Ölen der Kamille römisch und des Teebaumes (verdünnt, siehe Seite 35/36) sehr hilfreich.

Kosmetik: Die »römische Kamille« ist für diesen Bereich besser geeignet, weil ihr Duft blumiger und lieblicher ist. Sie ist, wie die »Kamille blau« entzündungshemmend und hautberuhigend und deshalb in allen Naturkosmetika sehr gut anwendbar. Wenn Sie diese Wirkung verstärken wollen, geben Sie 1-2 Tropfen »Kamille blau« dazu. ▶

Grundrezepturen ab Seite 31, "Therapeutischer Index" ab Seite 265

Massageöl: In Arnikabasisöl verdünnt, löst die Kamillenessenz hervorragend Muskelverspannungen.

Bäder: Hilft, sich von Problemen zu lösen. Entzündungsmildernd. Mit Rosen-Essenz ein entspannendes und kräftigendes Bad für Schwangere.

Kompressen: Bei Blähungen in der Magengegend eine warme Kompresse auflegen. Sie ist generell hilfreich und krampfmindernd bei Unterleibsschmerzen.

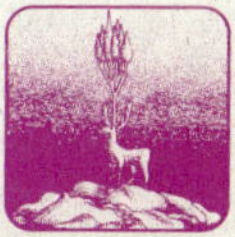

Grundrezepturen ab Seite 31, "Therapeutischer Index" ab Seite 265

Kampferöl

Cinnamomum camphora Nees - Dryobalanops camphora Colebr.

Kampfer wird aus den verschiedensten Kampferbäumen gewonnen, die auch verschiedenen botanischen Familien angehören. Während der Cinnamomum camphora aus der Familie der Lorbeergewächse (Lauraceae) stammt, und im Küstengebiet Ostasiens, in Japan, Formosa, China, Ostafrika, Florida und Mexico wächst, kommt Dryobalanops camphora aus der Familie der Zweiflügelfruchtgewächse (Dipterocarpaceae), die ausschließlich an der Nordwestküste Sumatras, dem nördlichen Borneo und den Sundainseln gedeihen. Borneokampfer ist nicht toxisch, aber wesentlich teurer als Japankampfer. Das ätherische Öl wird durch Wasserdampfdestillation aus dem Holz gewonnen und hat fast gleiche Wirkungen.

Wirkungen durch Verdunstung: Stark antiseptisch und desinfizierend, schleimlösend, anregend auf Kreislauf, Herz und Atmung, blutdrucksteigernd, nervenstärkend, antidepressiv, entkrampfend.

Indikation: Erkältungen, Bronchitis, Lungenentzündung (Valnet, Tisserand), allgem. Kreislaufschwäche, niedriger Blutdruck, kreislaufbedingte Depressionen.

Sonstiges: Im Gegensatz zu Borneokampfer ist japanischer Kampfer bei längerer Anwendung leicht toxisch.

Hausmittel: Bei plötzlich auftretendem Schwindelgefühl, 5 ml Borneo-Kampfer und 5 ml Minzeöl mischen und daran riechen (Riechfläschen).

Bäder: Bei niedrigem Blutdruck, Durchblutungsstörungen und rheumatischen Beschwerden; 4 -5 Tropfen Kampfer und 3 Tropfen Rosmarinöl in etwas Honig oder Sahne aufgelöst, in das Badewasser geben.

Vorsicht! Nicht anwenden in der Schwangerschaft, bei Bluthochdruck, während homöopathischer Behandlungen, bei Kindern, bei Epileptikern.

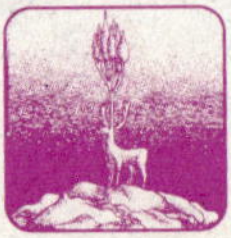

Grundrezepturen ab Seite 31, "Therapeutischer Index" ab Seite 265

Die Karotte stammt aus der Familie der Doldenblütler (Umbelliferae). Sie wird in Europa, den USA und in Zentralasien in zahlreichen Sorten kultiviert. Im Mittelmeergebiet wächst die Karotte noch wild. Das ätherische Öl wird aus dem Samen durch Wasserdampfdestillation gewonnen.

Wirkungen durch Verdunstung: Appetitanregend, verdauungsfördernd, entkrampfend. Den Lymphfluß anregend.

Indikation: Appetitlosigkeit, krampfartige Magenbeschwerden. Bei, durch Abwehrschwäche bedingten Erkrankungen.

Sonstiges: Die Karotte stammt ursprünglich aus dem Schweizer Seengebiet. Sie wurde im Europas schon in vorromanischer Zeit von den Germanen angebaut.

Hausmittel: In der Stillzeit, ein milchbildendes Mittel; dreimal täglich 1 - 2 Tropfen mit etwas Rohrzucker oder Honig einnehmen.

Kosmetik: Dieses Öl sollten Sie ganz stark für die Herstellung Ihrer eigenen Naturkosmetik einsetzen. Es enthält viel hautnährendes, straffendes und -revitalisierendes Provitamin A und Vitamin F.

Gesichtsöl: Hautstraffend, revitalisierend und gegen Augenfältchen; Man mischt 8-10 Tropfen Karottensamenöl in 50 ml kalt gepreßtem Avocadoöl.

Sonnenöl: Ein sehr schönes - schnell bräunendes -, natürliches Sonnenöl erhält man, wenn man 20 Tropfen ätherisches Karottenöl und 5 Tropfen Bergamotteöl in 50 ml Jojobaöl mischt.

Kompresse: Gegen Abszesse, Furunkel, Neurodermitis und viele Hauterkrankungen

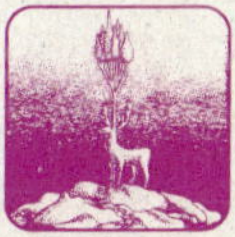

Grundrezepturen ab Seite 31, "Therapeutischer Index" ab Seite 265

Kiefernnadelöl

Pinus sylvestris L.

Die Kiefer gehört zur Familie der Piniengewächse (Pinaceae) an. Aus den Nadeln der in Mittel- und Nordeuropa, sowie in Nordamerika wild wachsenden Kiefer wird durch Wasserdampfdestillation das ätherische Öl gewonnen.

Wirkungen durch Verdunstung: Schleimlösend, desinfizierend, harmonisiert und vertieft die Atmung, fördert die Durchblutung der Atmungsorgane, steigert die körpereigene Abwehr. Luftverbessernd.

Indikation: Erkältungen mit Schleimbildung, Grippe, Asthma, Atemwegserkrankungen, Schnupfen, Stirnhöhlenentzündung (zusammen mit Fichtennadelöl).

Sonstiges: Es gibt weltweit ca. 90 verschiedene Pinienarten, die durch die umweltbedingt übersäuerten Böden stark bedroht sind. Diese »grünen Lungen«, deren Atem unsere Luft regenerieren, besitzen gewaltige Heilkräfte.

Massageöle: Wirkt durchblutungsfördernd, dadurch hilfreich bei rheumatischen Beschwerden und Gicht. Regelmäßige Massagen mit in Basisöl verdünntem, ätherischem Kiefernnadel-, Sandelholz ostindisch und Bitterorangenöl, wirken regulierend auf den Hormonhaushalt und helfen bei Beschwerden in den Wechseljahren.

Bäder: Sowohl bei Inhalations- als auch bei Vollbädern wirkt es, mit Niaouli-, Eukalyptus- und Myrte Essenzen, bei Infektionen der Atemwege, Grippe und Erkältungen, lindernd und heilend.

Inhalationen: Kiefernnadelöl wirkt kräftig keimtötend, schleimlösend, entzündungswidrig, vertiefend und anregend im Bereich der Atemwege.

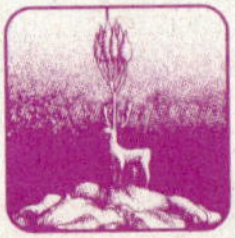

Sauna: Traditioneller Saunaaufguß.

Grundrezepturen ab Seite 31, "Therapeutischer Index" ab Seite 265

Das ätherische Öl dieser aus der Familie der Liliengewächse (Liliaceae) kommenden Pflanze wird durch Wasserdampfdestillation aus der Knoblauchknolle gewonnen. Aus dem Iran, Beludschistan stammend, wird sie heute in Asien, Nordafrika (besonders Ägypten), in Mittel- und Südeuropa, den USA und Mexico kultiviert. In Ägypten, Spanien, Sizilien und Algerien wächst Knoblauch auch wild.

Wirkungen durch Verdunstung: Antiseptisch, bakterienbekämpfend, schleimlösend, blutdrucksenkend und vieles mehr. Wirkungen durch die Verdampfung in der Aromalampe gibt es zwar, aber der damit verbundene, wirklich starke Schwefelgeruch gebietet die Anwendung nur in äußerst seltenen Fällen, von Fachleuten verordnet.

Sonstiges: Schon in frühesten Zeiten der Menschheit waren die aussergewöhnlichen Heilkräfte des Knoblauchs bekannt. So kam es im internationalen Menschengewirr beim Bau der ägyptischen Pyramiden zu einem Aufstand - heute würde man Streik sagen -, weil die täglichen Rationen ausgeblieben waren.

Hausmittel: Gegen Warzen und Hühneraugen, hilft sehr gut - und das völlig ohne Nebenwirkung - ein mehrwöchiges Betupfen - morgens und abends - mit einer Mischung aus 10 Tropfen Knoblauchzwiebelöl und 1-2 Tropfen Thujaöl (mit einem kleinen Pflaster abdecken!).

Wer frischen, rohen Knoblauch nicht gerne ißt, kann auch je 1-2 Tropfen Knoblauchzwiebelöl, einmal täglich vor dem Abendessen, auf einem Teelöffel Rohrzucker, oder einem Würfelchen frischem Brot ohne Rinde mit Hilfe von etwas Flüssigkeit herunterschlucken. Auf Grund einer sehr breiten Heilwirkung kann man dies auch vorbeugend, u.a. gegen Infektionskrankheiten, chronische Bronchitis, Kreislaufstörungen und Bluthochdruck, tun. Auch bei Gefäßkrankheiten, z.B. Krampfadern und Hämorrhoiden. ▶

Grundrezepturen ab Seite 31, "Therapeutischer Index" ab Seite 265

Wegen seiner wissenschaftlich anerkannten gefäßerweiternden Wirkung, wird Knoblauch mit großem Erfolg gegen Rheuma, Gicht, Arthritis und Arteriosklerose eingesetzt.

Küche: Ein Würzöl mit Knoblauchzwiebelöl ist eine sehr würzige und praktische Angelegenheit. Wenn Sie die feine süd- und/oder die osteuropäische Küche mögen, ist dieses Würzöl unverzichtbar. Für Fleischbeizen und Fleischgerichte, Suppen, Saucen, Gemüse, Salatdressings usw.

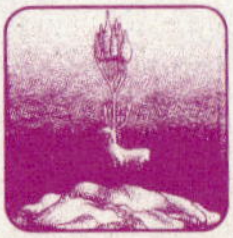

Grundrezepturen ab Seite 31, "Therapeutischer Index" ab Seite 265

Die Krauseminze gehört zur Familie der Lippenblütler (Labiatae). Das ätherische Öl der in Asien und dem westlichen Mittelmeergebiet wild wachsenden, sowie in den USA kultivierten Pflanze, wird durch Wasserdampfdestillation gewonnen.

Wirkungen durch Verdunstung: Energiespendend, den Geist erfrischend, gedächtnisstärkend, anregend, konzentrationsfördernd. Schleimlösend, schmerzlindernd, krampflösend.

Indikation: Bei Schwindel - auch in der Schwangerschaft -, Schock, Kopfschmerzen, Migräne, bei Konzentrationsstörungen, Erkältungen, Bronchitis, Husten, Asthma, Föhnbeschwerden, Mattigkeit, Müdigkeit. Herzklopfen. Auch bei Schnupfen und Nasennebenhöhlenentzündung.

Sonstiges: Das ätherische Öl der Krauseminze hat den typisch süßminzigen Kaugummigeruch.

Hausmittel: Bei Insektenstichen das ätherische Öl der Krauseminze punktuell auf Mücken- Wespen- Bienenstiche usw. auftupfen. Es wirkt sehr schnell schmerzlindernd und abschwellend.

Kosmetik: Frischer, süßer Duft mit einer typischen Leichtigkeit und Härte. Sehr gut geeignet für trockene Rasierwässer.

Massagen: Pur oder verdünnt, je nach Geschmack, gegen Kopfschmerzen auf Stirn und Schläfen einmassieren.

Bäder: In Maßen verwendet, ein sehr erfrischender Badezusatz.

Küche: Zum Aromatisieren von erfrischenden Getränken geeignet.

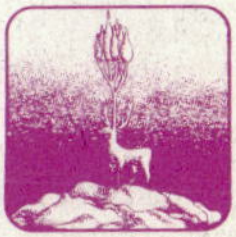

Vorsicht! Bei Kindern erst ab 6 Jahren in halber Dosierung verwenden.

Grundrezepturen ab Seite 31, "Therapeutischer Index" ab Seite 265

Kreuzkümmelöl

Cuminum cyminum L.

Diese auch Mutterkümmel oder römischer Kümmel genannte Pflanze aus der Familie der Doldenblütler (Umbelliferae) gedeiht in Indien, China, Turkestan, Iran, Pakistan, Syrien, Ägypten, Marokko, Türkei, Malta, Griechenland, Italien, ferner den USA und Argentinien. Das ätherische Öl wird durch Wasserdampfdestillation der Samen gewonnen.

Wirkungen durch Verdunstung: Magenstärkend, appetitanregend, verdauungsfördernd, blähungswidrig. Wärmend, anregend, aphrodisierend.

Indikation: Verdauungsbeschwerden, Appetitlosigkeit, Völlegefühl, Schluckauf, Blähungen. Unausgeglichenheit.

Sonstiges: Kreuzkümmelessenz hat einen würzig-warmen Duft mit großer Strahlungskraft. Sein Ursprungsgebiet ist Indien.

Hausmittel: Bei Sodbrennen und Völlegefühl, 1 - 3 Tropfen auf einem Löffel Zucker oder Honig, oder mit einem halben Gläschen Milch einnehmen.

Bei Kopf-, Zahn- und rheumatischen Schmerzen: Ein Leinentuch zusammenfalten. Gut erwärmen. Auf die innere Mitte 8-10 Tropfen Kreuzkümmelöl träufeln. Auf die betroffene Stelle halten bis es abgekühlt ist. Wiederholen, bis die Schmerzen abklingen.

Massageöl: Bei Blähungen, Bauchweh und Verdauungsbeschwerden, mischen Sie sich ein »Vier-Winde-Öl« aus je 8 Tropfen Kreuzkümmelöl, Anisöl, Fenchelöl, Corianderöl in 50 ml Jojobaöl. Im Magen-Darmbereich einmassiert, bringt es schnell Erleichterung.

Küche: z.B. Kohlgerichte werden durch die magenfreundlichen und blähwidrigen Wirkung des Kreuzkümmelöles bekömmlicher.

Stellen Sie aus einem kaltgepreßten Pflanzenöl und dem ätherischen Kreuzkümmelöl ein Würzöl her.

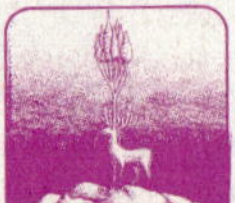

Grundrezepturen ab Seite 31, "Therapeutischer Index" ab Seite 265

Der Kümmel kommt aus der Familie der Doldenblütler (Umbelliferae). Er wird in Ost-, Mittel- und Südeuropa, in Nordafrika, Nordamerika, Argentinien und Chile angebaut. In Rußland gibt es noch wildwachsenden Kümmel. Das ätherische Öl wird durch Wasserdampfdestillation aus den Samen gewonnen.

Wirkungen durch Verdunstung: Eine Milde Wirkung auf Erkrankungen der Atmungsorgane, antidepressiv, anregend, leicht aphrodisierend, wärmend. Magenstärkend, appetitanregend, verdauungsfördernd.

Indikation: Erkältungskrankheiten, Unausgeglichenheit, Kältegefühle. Völlegefühl, Verdauungsbeschwerden, Appetitlosigkeit, Schluckauf, Blähungen.

Sonstiges: Kümmelessenz hat einen süßen, mild-würzigen Duft, mit vitaler und kraftvoller Ausstrahlung.

Hausmittel: Von der Mutter innerlich angewendet, wirkt Kümmel in der Stillzeit milchbildend, aber über die Milch auch krampflösend bei Magen- oder Darmkrämpfen und bei Blähungen des Säuglings. 2 Tropfen Essenz auf Zucker, Honig usw., zweimal täglich.

Bei Kopf- Zahn- und rheumatischen Schmerzen wirkt es auf die gleiche Weise, eher etwas vitaler als Kreuzkümmelessenz.

Parfum: In 50 ml Jojoba- oder Mandelöl, bzw. 90 %-igem reinem Weingeist aus der Apotheke oder Drogerie - 5 Tr. Kümmelöl, 5 Tr. Wacholderholzöl, 5 Tr. Rosenholzöl und 5 Tr. Zitronenöl mischen. Eine herbe, charaktervoll tiefe und anregende Duftmischung.

Küche: Dieses in der deutschen Küche sehr verbreitete Gewürz, ist für die Herstellung eines Gewürzöles prädestiniert. Es läßt sich in dieser Form besser dosieren.

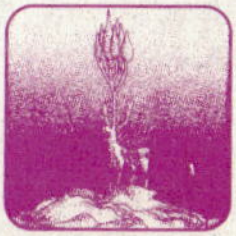

Grundrezepturen ab Seite 31, "Therapeutischer Index" ab Seite 265

Lärchenöl

Larix decidua Mill.

Die Lärche wächst wild in den Alpen, Sudeten, Karpaten und in Norditalien. Sie gehört zur Familie der Pinaceaen (Piniengewächse). Das ätherische Öl wird durch Destillation aus dem Harz gewonnen.

Wirkungen durch Verdunstung: Atmungsvertiefend, entspannend auf die Bronchien, schleimlösend, regt die Befeuchtung der Nasenschleimhäute an. Angenehm ausgleichende und entspannende Wirkung auf Körper und Seele, ohne müde zu machen.

Indikation: Kurzatmigkeit, Bronchitis, Nasennebenhöhlen- und Stirnhöhlenverschluß, trockene Schleimhäute, Reizhusten, sog. »Krupphusten«, Asthma, erkältungsbedingte Kopfschmerzen. Nervosität, starke Unausgeglichenheit und Depressionen.

Sonstiges: Das ätherische Öl wird durch eine, für den Baum schonende Art, gewonnen. D.h, im Frühjahr wird der Stamm des Baumes tief eingebohrt und dieses Loch dann mit Lehm verschlossen. Im Herbst wird es wieder geöffnet und das angesammelte Harz, das nun ausfließt, wird aufgefangen. Danach wird der Baum bis zum nächsten Jahr wieder verschlossen.

Massageöl: Das ätherische Öl der Lärche hat eine angenehm entkrampfende und durchblutende Wirkung. Für muskelentspannende Massagen wird es häufig mit Majoranöl gemischt angewendet.

Bad: Ein Bad mit ätherischem Lärchenöl lindert rheumatische Beschwerden und wärmt den Körper auf angenehme Art.

Kompresse: Eine Brustkompresse mit Lärchen- und Teebaumöl hilft bei Erkältungskrankheiten und entzündeten Bronchien.
Eine lauwarme Gesichtskompresse kann bei Stirn- und Nasennebenhöhlenentzündung erfolgreich angewendet werden

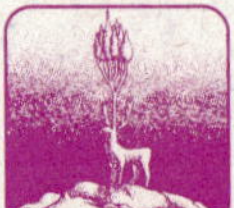

Sauna: Ein freimachender, erfrischender Saunaaufguß.

Grundrezepturen ab Seite 31, "Therapeutischer Index" ab Seite 265

Die Familie der Latschenkiefer heißt botanisch »Pinaceae«. Der wild wachsende Baum, aus dem das ätherische Öl gewonnen wird, kommt aus verschiedenen Alpenregionen, den Karpaten, der hohen Tatra und den Pyrenäen.

Wirkungen durch Verdunstung: Schleimlösend, keimtötend, durchblutungsfördernd auf den Atemtrakt, gedankenklärend, luftreinigend. Als Inhalation bei Schnupfen gut mit Eukalyptus, Myrte und Zitrone. Das ätherische Öl stärkt die körpereigene Abwehr.

Latschenkiefernöl eignet sich besonders gut für die Inhalation, da diese Essenz für die Niere unschädlich ist.

Indikation: Bronchialbeschwerden, Abwehrschwäche, Nervenüberreizung, asthmatische Beschwerden.

Sonstiges: Es ist u.a. auch in Franzbranntwein enthalten. Die Latschenkiefer wächst nur in hohen Berglagen. Sie steht unter Naturschutz und wird deshalb nur mit besonderer Genehmigung gesammelt. Entsprechend selten und wertvoll ist das ätherische Öl.

Massageöl: Angenehm anregender, durchblutungsfördernder Effekt, durch welchen bei Rheuma und Gicht eine schmerzlindernde und heilende Wirkung erzielt wird. Bei diesem Öl reicht schon die Hälfte der normalerweise in Massageölrezepten empfohlenen Menge.

Sauna/Dampfbad: Erfrischend, nervenkräftigend.

Bäder: Ein Bad mit Latschenkiefernöl macht den Kopf frei für einen schönen, erlebnisreichen Abend.

Haushalt: Dieses Öl eignet sich hervorragend zur Luftreinigung in Raucherzimmern.

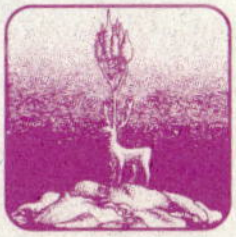

Grundrezepturen ab Seite 31, "Therapeutischer Index" ab Seite 265

Lavandin

Lavandula hybrida Rev.

Das ätherische Lavandinöl wird aus einer auf Größe und Vielblütigkeit gezüchteten Lavendelpflanze durch Wasserdampfdestillation gewonnen. Es ist sehr preisgünstig, hat aber bei weitem nicht den feinen, vielschichtigen Duft und die starken, vielseitigen Wirkungen des ätherischen Öles, der in den Hochlagen der Alpen wildwachsenden Lavendelpflanze. Es wird deshalb in der Aromatherapie nicht verwendet. Lavandula hybrida stammt aus der Familie der Lippenblütler (Labiatae) und wird in großen Talkulturen an den Küsten der westlichen Mittelmeerländer Spanien, Frankreich, Italien, Griechenland und Marokko, sowie auf der Krim, im Moldau- und Kaukasusgebiet kultiviert. Lavandin wird auch in kbA-Qualität aus Frankreich angeboten.

Wirkungen und Indikationen durch Verdunstung: Wie Lavendel fein und Lavendel extra, aber schwächer.

Sonstiges: Lavandin wird vorwiegend im Haushaltsbereich und in der Kosmetik (auch Naturkosmetik) verwendet. Er eignet sich ausgezeichnet zur Parfumierung von Potpourris, Kräuterkissen und Sachets.

Da Lavandin in der Regel agroindustriell angebaut und gewonnen wird, gibt es gewaltige Qualitäts- und damit auch Preisunterschiede. Achten Sie deshalb beim Kauf auf den Duft: Je feiner, vielschichtiger und lavendelähnlicher Lavandin duftet, um so wertvoller ist es.

Kosmetik: Als preiswerter Lavendelduft in der selbstgemachten Naturkosmetik.

Haushalt: Lavandin vertreibt Insekten (Mücken, Motten, Ameisen usw.), im Gießwasser angewendet, vertreibt es Blattläuse. Im Spülmittel wirkt es hautpflegend. Luftreinigend und desinfizierend im Luftbefeuchter, oder mit 6-10 Tropfen auf dem Staubsauger-Luftfilter.

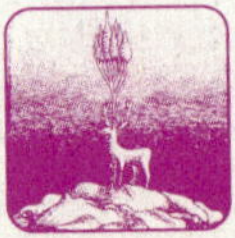

Grundrezepturen ab Seite 31, "Therapeutischer Index" ab Seite 265

Lavendelöl extra (»Petite lavande«)

Lavandula officinalis Chaix et Vill., auch L. angustifolia Miller, auch L.vera DC.

Der Lavendel kommt aus der Familie der Lippenblütler (Labiatae). Er wächst wild in den hohen Berglagen (800-1500 Meter hoch)der französischen Vor- und Hochalpen. Die wenigen, aber kräftig duftenden Blütenrispen werden per Hand gesammelt. Er gehört zu den wertvollsten und vielseitigsten Heilpflanzen. Das seltene und sehr wertvolle Lavendel-Öl extra wird durch die schonende Wasserdampfdestillation ausschließlich der Blütenrispen gewonnen. Eine verblüffend feine, hochwertige Qualität.

Wirkungen durch Verdunstung: Emotional erwärmend, antidepressiv, harmonisierend, nervenstärkend, blutdrucksenkend, entkrampfend, luftreinigend, antiseptisch, stärkt das körpereigene Immunsystem, fördert die Bildung von weißen Blutkörperchen. Generell verhilft Lavendel den Menschen, die morgens ohne das Gefühl von »Ausgeruhtsein« aufwachen, ihren Schlaf wieder zu empfinden, zu regenerieren und entsprechend gut aufzuwachen.

Indikation: Nervosität, Überreiztheit, seelische Verstimmungen, Schwindelgefühle, Ohnmacht, Schlafstörung, Alpträume, Depressionen, Angst, Melancholie, Streß, Herzklopfen bzw. Herzzittern, Migräne, erkältungsbedingte Kopfschmerzen, fiebrige Zustände, Beschwerden der Atemwege, Asthma, Husten, Grippe, Bronchitis, Immunschwäche, Bluthochdruck.

Sonstiges: Dieses besondere ätherische Öl wird von Aromatherapeuten bevorzugt; es gilt als das heilkräftigste aller Lavandula-Essenzen. Lavendel extra kann pur auf die Haut aufgetragen werden, z.B. bei Insektenstichen oder Verbrennungen. Es wirkt dort sofort schmerzlindernd und kühlend.

Hausmittel: Auf kleine Verbrennungen und Insektenstiche von Wespen, Bienen, Mücken usw. 1 bis 2 Tropfen pur aufbringen. ▶

Grundrezepturen ab Seite 31, "Therapeutischer Index" ab Seite 265

◀ **Lavendelöl extra** (»Petite lavande«)

Lavandula officinalis Chaix et Vill., auch L.angustifolia Miller, auch L.vera DC.

Bei Husten, Bronchitis und nervösen Herzklopfen; 2 bis 3 mal täglich 2 Tropfen mit Zucker, Honig oder einem Würfelchen Brot einnehmen.

Kosmetik: Gerade dieser Lavendel eignet sich mit seiner feinen, exquisiten Note für die Herstellung von besonders schönen Parfums, Gesichts- und Rasierwässern.

Salben und Cremes: Lavendel extra mit pflanzlichem Basisöl (süßes Mandelöl), weißem Wachs oder Bienenwachs und destilliertem Wasser, (beides aus der Apotheke). Diese Mischung wirkt regenerativ und hautglättend, außerdem desinfizierend und heilend.

Massage: Gegen Muskelverspannungen und Nackensteifheit hilft eine Massage mit ätherischem Lavendel extra und Majoranöl in pflanzlichem Basisöl (z.B. Arnikaöl).

Bad: Lavendelbäder sind ein traditionelles Mittel gegen Schlafstörungen.

Hautöl: Eine Mischung aus ätherischem Lavendel-, Geranium-, Weihrauch- und Myrrhenöl in Calendulabasisöl hat sich zur Vorbeugung gegen Wachstums- und Schwangerschaftsstreifen bewährt.

Bei Verbrennungen wirkt eine Mischung aus kaltgepreßtem Sonnenblumenbasisöl und Lavendel extra, stark heilend und hautbildend.

Inhalation: Eine gute Inhalationsmischung bereiten Sie aus Lavendel extra, Eukalyptus, Thymian und Latschenkiefer, in warmem Wasser.

Haushalt: Eine Mischung aus Lavendel und Nelke eignet sich gut zum Vertreiben von Mücken, aber auch einzeln zeigen diese ätherischen Öle ihre Wirkung.

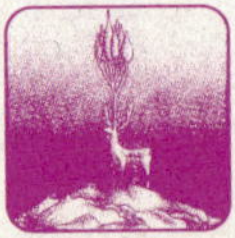

Grundrezepturen ab Seite 31, "Therapeutischer Index" ab Seite 265

Lavandula off. Chaix et Vill., auch L.angustifolia Miller, auch L.vera DC.

Das wertvolle »Lavendelöl fein« wird ausschließlich aus den Blütenrispen, dieser etwas größeren und ergiebigeren Lavendelpflanze, durch schonende Wasserdampfdestillation gewonnen. Sie stammt aus der Familie der Lippenblütler (Labiatae) und wächst wild in den hohen Berglagen der südfranzösischen »Haute Provence«, auch in anerkannter kbA-Qualität (N & P).

Wirkungen durch Verdunstung: Emotional erwärmend, antidepressiv, harmonisierend, nervenstärkend, blutdrucksenkend, entkrampfend, luftreinigend, antiseptisch, stärkt das Immunsystem, fördert die Bildung von weißen Blutkörperchen. Generell verhilft Lavendel den Menschen, die morgens ohne das Gefühl von Ausgeruhtsein aufwachen, ihren Schlaf wieder zu empfinden, zu regenerieren und entsprechend gut aufzuwachen.

Indikation: Nervosität, Überreiztheit, seelische Verstimmungen, Schwindelgefühle, Ohnmacht, Schlafstörung, Alpträume, Depressionen auch im Klimakterium, Angst, Melancholie, Streß, Herzklopfen bzw. Herzzittern, Migräne, erkältungsbedingte Kopfschmerzen, fiebrige Zustände, Beschwerden der Atemwege, Husten, Asthma, Grippe, Bronchitis, Immunschwäche, Bluthochdruck.

Sonstiges: Das Lavendel stark entgiftend wirkt, wissen die Schäfer der Provence schon lange. Sie verwenden ihn z.B. bei sich selbst und ihren Tieren gegen Schlangenbisse.

Hausmittel: Der Lavendel ist eine der vielfältigsten und wertvollsten aromatischen Heilpflanzen. Der in den oben beschriebenen Lagen geerntete Lavendel und das daraus gewonnene ätherische Öl »lavande fine«, ist in kbA-Qualität, besonders für die innere Anwendung geeignet.

2 bis 3 mal täglich 1-2 Tropfen mit Rohrzucker, Honig oder auf einem Würfelchen Brot einnehmen, gegen: Nervosität, Überreiztheit, Schlaf- ▶

Grundrezepturen ab Seite 31, "Therapeutischer Index" ab Seite 265

losigkeit, nervösem Herzklopfen, Magenschmerzen, Beschwerden der Atemwege, Husten, Grippe, Bronchitis, Rheuma, Migräne.

Kosmetik: Massagen, Bäder, Cremes usw. Wie sonst nur Rose kann Lavendel fein-Essenz wegen seiner milden, aber kosmetisch und medizinisch besonders wertvollen Wirkstoffe sehr erfolgreich in pflegender und heilender Weise angewendet werden. Z.B. bei allen Hauterkrankungen, auch schwerwiegenden, wie Ulcus cruris (offenes Bein). Aber auch die weitverbreitete Akne kann durch lauwarme Kompressen erfolgreich behandelt werden. Ohne Mischung mit Basisölen usw. kann »Lavendel fein« problemlos pur auf die Haut aufgebracht werden, z.B. bei kleinen Verbrennungen und Insektenstichen.

Küche: Ein Lavendelwürzessig ist eine interessante, sehr delikate Gewürzbeigabe zu Dressings, Quarkspeisen, Dips usw.

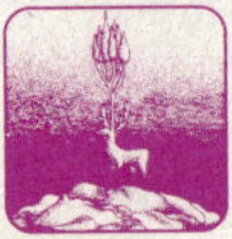

Das tropische Gras, aus dem dieses ätherische Öl gewonnen wird, gehört zur Familie der Süßgräser (Gramineae). Die z.T. wildwachsende, z.T. angebaute Pflanze - auch in kbA-Qualität -, wird durch Wasserdampfdestillation aus dem Kraut des Grases, zum ätherischen Öl destilliert. Vorkommen gibt es in den tropischen Gebieten Asiens, Afrikas und Südamerikas.

Wirkung: Erfrischend, leicht antidepressiv, energiespendend. Hilft gut bei konzentriertem Arbeiten, auch bei langen Autofahrten. Macht Morgenmuffel munter. Hilft bei Kindern die zu Rachitis neigen!
Stark antiseptisch. Die Raumluft verbessernd.

Indikation: Depressionen, Schwächezustände, Antriebsschwäche, Erschöpfung, Müdigkeit und Konzentrationsschwäche.

Sonstiges: Lemongras-Essenz wirkt vorwiegend auf die linke Hirnhälfte und fördert deshalb die Denkfähigkeit.

Kosmetik: Kaum ein anderes ätherisches Öl gibt Duftkompositionen eine so klare, erfrischende Linie.

Wegen seiner Energie und Intensität kann man sich diesem Duft kaum entziehen. Er nimmt fast überraschend Körper, Geist und Seele in seinen Bann.

Massageöl: Hilft bei Zerrungen, Quetschungen, Blutergüssen, Bindegewebsschwäche, Krampfadern und Ödemen. Eine Massage der Beine und Füße hilft, wenn man lange stehen oder laufen mußte. Bewährt hat sich eine Mischung aus ätherischem Lemongras- und ätherischem Cypressenöl, verdünnt in Johanniskrautbasisöl.

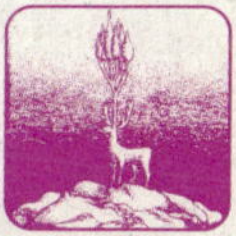

Grundrezepturen ab Seite 31, "Therapeutischer Index" ab Seite 265

Limettenöl

Citrus aurantiifolia Swingle

Die traditionell in Italien wachsende Frucht, aus der Familie der Rautengewächse (Rutaceae), wird botanisch auch »Citrus limetta Risso« genannt. Durch Kaltpressung oder durch Wasserdampfdestillation der Schale, werden 2 unterschiedlich duftende ätherische Öle gewonnen.

Wirkungen durch Verdunstung: Erheiternd, erfrischend, antidepressiv, energiespendend. Zu empfehlen, wenn die Inspiration fehlt. Luftverbessernd und -desinfizierend. Antiseptisch, es schützt vor Ansteckungen.

Indikation: Bei Lustlosigkeit, Müdigkeit, Antriebslosigkeit, Depressionen, neurovegetative Funktionsstörungen.

Sonstiges: Limettenöl aus Kaltpressung der Schale, ist einer der intensivsten Citrusdüfte. Ein wilder Duft!

Dagegen duftet destilliertes Limettenöl wie die weltweit bekannten amerikanischen Cola-Limonaden.

Kosmetik: Entweder als Citrusparfum - eine sehr frische Variante. Oder als sinnlich-erotisches Parfum in Kombination mit Vanille, Ylang-Ylang und Honig absolue. Limette ist ein wichtiger Bestandteil der sogenannten mexikanischen Avocadocreme. Es wirkt in Kosmetika haut- und bindegewebsstraffend.

Massageöl: In Verbindung mit Minze-Essenz macht eine Massage müde Geister wieder munter.

Limette, Vetiver und Cypresse in Jojobabasisöl (je 5 Tropfen in 50 ml) wirken lindernd bei Krampfadern.

Küche: Limette eignet sich gut zum Aromatisieren von erfrischenden Süßspeisen und Getränken. Zum Backen können Sie Limettenöl als natürliches Backaroma pur verwenden.

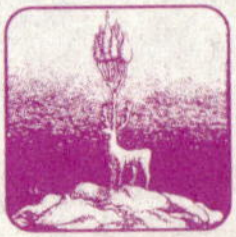

Grundrezepturen ab Seite 31, "Therapeutischer Index" ab Seite 265

Der Linaloe-Baum wächst wild in ganz Mexico. Das Hauptgebiet, aus dem die zur Ölgewinnung verwendeten Bäume stammen, liegt am Flußlauf des Rio Balsa, bei Puebla. Botanisch wird der Baum der Familie der Balsambaumgewächse (Burseraceaen) zugeordnet. Das ätherische Öl wird durch Wasserdampfdestillation aus dem Holz gewonnen.

Wirkungen durch Verdunstung: Harmonisierend, belebend, aphrodisierend, antidepressiv. Linaloeöl wirkt angenehm entspannend, ohne müde zu machen.

Indikation: Unausgeglichenheit, Angstgefühle, Alpträume, sehr gut bei streßbedingter Nervosität, Kopfschmerzen und Überreiztheit. Beruhigend für cholerische Menschen. Während einer Bach-Blüten-Therapie hat sich Linaloeöl, täglich in der Aromalampe verdunstet, bewährt, um Stimmungsschwankungen abzufangen.

Sonstiges: Das ätherische Öl des Linaloe-Baumes wird zunehmend als Alternative zum brasilianischen Rosenholzöl gesehen.

Parfum: Zusammen mit dem ätherischen Öl der Bergamotte ergibt sich eine angenehm leichte, frische, nach Rosen duftende Mischung.

Massage: In Basisöl verdünnt kommt die harmonisierende und entspannende Wirkung des Linaloe-Öles gut zum Tragen.

Hautöl: Ein Gemisch aus fettem Avocadoöl, ätherischem Linaloe-Öl und römischem Kamillenöl wirkt heilend bei Hautirritationen und pflegt besonders trockene Haut.

Bad: Ätherisches Lavendel- und Linaloe-Öl im Badewasser, lassen den Tag auf angenehm entspannende, streßabbauende Art ausklingen.

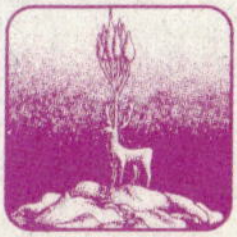

Grundrezepturen ab Seite 31, "Therapeutischer Index" ab Seite 265

Litsea cubebaöl

Litsea cubeba Pers.

Aus der exotischen, sehr erfrischenden Frucht dieses in China wachsenden Lorbeergewächses (Lauraceae), wird durch Wasserdampfdestillation das fein zitronig duftende ätherische Öl gewonnen.

Wirkungen durch Verdunstung: Geistig anregend, konzentrationsfördernd, aphrodisierend, antidepressiv. Antiseptisch, luftreinigend, schleimlösend.

Indikation: Geistige Überarbeitung, Energielosigkeit, Konzentrationsschwäche, Schwindel, Depressionen, Melancholie, Ansteckungsgefahr durch Infektionskrankheiten.

Sonstiges: Dieses sehr selten angebotene ätherische Öl, wirkt z.B. vor langen Fahrten im Auto angewendet, als Luftverbesserer stark geistig anregend und konzentrationsfördernd.

Hausmittel: Bei Krampfadern und geschwollenen Beinen und/oder Füßen, helfen 2 - 3 Massagen tägl., mit je 8 Tropfen Litsea cubebaöl und Cypressenöl in 50 ml Jojobaöl.

Körperlotion: Ein hervorragendes Hautpflege- und Reinigungsmittel gegen Akne und fette Haut erhalten Sie, mit einer Mischung von 8-10 Tropfen Litsea cubebaöl, gelöst in 5 ml 90%-igem Weingeist und dann verschüttelt in 50 ml echtem Kamille-Aquarôme. Vor der ersten Anwendung einen Armbeugentest machen (siehe Seite 25)!

Rasierwasser für die gegen Alkohol empfindliche Haut: 50 ml Kamillen-Aquarôme, 15 Tropfen Litsea cubebaöl und 5 Tropfen Lavendelöl mischen. Diese alkoholfreie Mischung hat auch den Vorteil, die Haut nicht auszutrocknen.

Hinweis: Ätherisches Litsea Cubeba-Öl, verdünnt in Basisölen usw., auf der Haut angewandt, kann deren Lichtempfindlichkeit erhöhen.

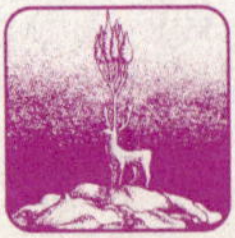

Grundrezepturen ab Seite 31, "Therapeutischer Index" ab Seite 265

Dieses ätherische Öl wird durch Wasserdampfdestillation aus den Blättern des Lorbeerbaumes (Lauraceae) gewonnen. Er wächst kultiviert, aber auch wild in Italien (Gardasee), Jugoslawien, Griechenland, Türkei, aber auch in den subtropischen Gebieten Rußlands, Mittel- und Südamerikas.

Wirkungen durch Verdunstung: Antidepressiv, harmonisierend, beruhigend, wärmend, erdend. Hustenreiz stillend. Desinfizierend, luftreinigend.

Indikation: Depressionen, Melancholie, Traurigkeit, nervöse Spannungen, Gereiztheit. Reizhusten, Krampfhusten, Asthma.

Sonstiges: Dem Lorbeer wird seit frühesten Zeiten eine stark erdende Wirkung nachgesagt. D.h., ob an guten oder schlechten Tagen; Sie behalten Bodenhaftung. Eine Voraussetzung für Selbstvertrauen, innere Sicherheit, Flexibilität und damit für Erfolge und Siege. Aus diesem Wissen entstand die Tradition der Siegerkränze aus Lorbeerblättern.

Massageöl: Die revitalisierende Wirkung der Essenz, kann man sich in einem Massageöl, mit 4 Tropfen Lorbeerblätteröl, 5 Tropfen Orangenöl, 4 Tropfen Basilikumöl in 50 ml Arnika- oder Johanniskrautbasisöl zunutze machen.

Küche: Es empfiehlt sich, das seltene und in geringen Mengen anzuwendende, sehr delikate und sehr würzige Lorbeerblätter-Würzöl, in kleinen Mengen (10-20 ml) herzustellen, (40 Tropfen in 10 ml Mandelbasisöl. Es ist gut geeignet für Braten, Eintöpfe, Suppen usw.

VORSICHT! Da Lorbeerblätteröl in seltenen Fällen Hautirritationen hervorrufen kann, empfiehlt sich vor der Anwendung auf der Haut ein Armbeugen-Test (siehe Seite 25).

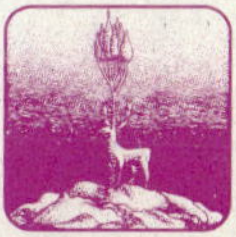

Grundrezepturen ab Seite 31, "Therapeutischer Index" ab Seite 265

Macisblütenöl

Myristica fragrans Houttuyn

Die Macisblüte gehört botanisch zur Familie der Myrtengewächse (Myristicaceae). Das ätherische Öl wird aus der Fruchtschale des Kerns der Muskatpflanze per Wasserdampfdestillation gewonnen. Ursprünglich von den Molukken stammend, kommt es heute aus ganz Asien, Brasilien und den Mauritius-Inseln.

Wirkungen durch Verdunstung: Kreislaufregulierend, wirkt stark anregend auf die Hirntätigkeit, schmerzlindernd, menstruationsfördernd.

Indikation: Energielosigkeit, Müdigkeit, Depressionen, Schwäche, Rheuma, Kreislaufschwankungen.

Sonstiges: Macisblütenöl wird schon in den Destillier-Büchern des Mittelalters erwähnt. Es hat einen warmen, würzig-frischen Duft. Eine echte Alternative mit erfrischender, aufbauender Wirkung für Menschen, die lieber würzige Düfte mögen.

Kosmetik: Das ätherische Macisöl eignet sich besonders gut zur Herstellung herber Parfummischungen, zusammen mit Sandelholz, Nelkenblüte, Jasmin, Muskatellersalbei.

In Aftershaves, Gesichtswasser, Cremes und sonstigen Kosmetika, speziell für die Morgentoilette, hilft es gut in den Tag.

Massageöl: Es ist, stark verdünnt, für Einreibungen bei rheumatischen Schmerzen geeignet.

VORSICHT! Ohne fachkundigen Rat nicht langfristig therapeutisch anwenden. Für Epileptiker, Schwangere und Kleinkinder ungeeignet!

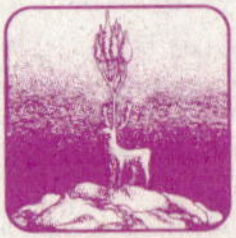

Grundrezepturen ab Seite 31, "Therapeutischer Index" ab Seite 265

Majoranöl

Majorana hortensis Moench.

Majoran hat seinen Ursprung im östlichen Mittelmeergebiet, genauer gesagt, im Gebiet des heutigen Libanon, Syrien, Iran und Irak. Seit 3000 Jahren wird er schon in Ägypten kultiviert. Die Hauptlieferländer sind heute Deutschland, Frankreich, Spanien, Ungarn, Tschechoslowakei, Nordafrika, Indien, Argentinien und die USA. Er kommt aus der Familie der Lippenblütler (Labiatae). Das ätherische Öl wird durch Wasserdampfdestillation aus dem Kraut gewonnen.

Wirkungen durch Verdunstung: Harmonisierend, seelisch entkrampfend, entspannend, nervenstärkend, beruhigend und schlaffördernd, blutdrucksenkend, stark antiseptisch, desinfizierend und stark schleimlösend, sowohl im Nasen- und Stirnhöhlenbereich, als auch im Bronchialbereich.

Wenn Sie nicht gut abschalten, sich nicht lösen können, geben Sie eine Mischung aus 3 Tropfen Majoranöl, 2 Tropfen Lavendel extra und 2 Tropfen Bergamotte in die Aromalampe.

Indikation: Angstzustände, Depressionen, Hysterie, starke Stimmungsschwankungen, Nervosität, Schlaflosigkeit, erkältungsbedingte Schwäche, Infektionen der Nasen- und Stirnhöhlen, Heuschnupfen und Migräne, Asthma, Husten.

Sonstiges: Die Wirkkraft der Essenz ist sehr stark, deshalb sollte sie nur in kleinen Mengen verwendet werden.

Hausmittel: Bei Heiserkeit, Mund- und Halsentzündung: 3 Tropfen Essenz in einem halben Löffel Honig gelöst und 2 - 3 mal täglich in einem Glas lauwarmem Wasser verdünnt zum Gurgeln verwenden.

Bäder, Sauna, Körpermilch, Inhalationen: Majoran wurde schon in alten Zeiten immer dann verwendet, wenn im Menschen seelisch oder körperlich negative Kräfte dominierend wurden. ▶

Grundrezepturen ab Seite 31, "Therapeutischer Index" ab Seite 265

◀ Majoranöl

Majorana hortensis Moench

Hautöl: In Arnika- oder Johanniskrautbasisöl verdünnt, hilfreich bei blauen Flecken, Blutergüssen und Prellungen.

Massageöl: Gegen Rückenschmerzen, Verspannungen und Rheumaschmerzen sehr wirksam.

Küche: Ein vielseitiges Würzöl. Aber auch als Würzölmischung überaus brauchbar.

Majoranöl hat eine sehr stark konservierende, fäulnisverhindernde Wirkung in Fleisch- und Wurstwaren. Außerdem wirkt es, im Essen verwendet, verdauungsfördernd und blähwidrig.

VORSICHT! Nicht in der Schwangerschaft verwenden!

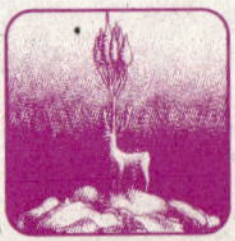

Grundrezepturen ab Seite 31, "Therapeutischer Index" ab Seite 265

Die Mandarine gehört zu den Rautengewächsen (Rutaceae). Das ätherische Öl, des u.a. in Italien, Frankreich und Spanien wachsenden Baumes, wird durch Kaltpressung aus den Schalen der reifen Früchte gewonnen. Es wird mittlerweile auch in kbA-Qualität angeboten.

Wirkungen durch Verdunstung: Inspirierend, erheiternd, lockernd, seelisch aufbauend, harmonisierend. Gut für leicht reizbare Menschen und Choleriker. Kinder lieben diesen Duft.

Indikation: Verspannung, Traurigkeit, Melancholie, Schlaflosigkeit, Aggression, Migräne, Angstgefühle bei Kindern.

Sonstiges: Mandarinen-Essenz hat besonders bei jungen Menschen positive Wirkungen. Sie gehört zu den mildesten Essenzen der Aromatherapie und kann hervorragend in der Schwangerschaft aber auch für Babies und Kleinkinder verwendet werden.

Kosmetik: Mit Honig gut für ein entspannendes Bad. Sehr schön als Duftkomposition mit Honig absolue, Sandelholz und Bergamotte.

Massagen: Im Massageöl angewendet, entspannt es verkrampfte Muskulatur und hilft Menschen, die zu Blähungen neigen.

Hautöl: Je 5 Tropfen Mandarinen-, Lavendel- und Neroliöl verdünnt in einer Basisölmischung aus 30 ml Mandel- und 20 ml Weizenkeimöl, 2 x tägl. einmassiert, eignen sich besonders gut zur Vorbeugung gegen Schwangerschaftsstreifen.

Küche: Limonade, Kuchen oder Pudding, mit Mandarine aromatisiert - ein sehr leckerer Geschmack! Als natürliches Backaromaöl können Sie Mandarinenöl pur verwenden. Sie können es so dosieren, wie das künstliche Backaroma aus den kleinen Fläschchen.

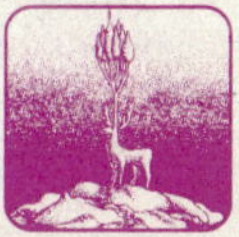

Grundrezepturen ab Seite 31, "Therapeutischer Index" ab Seite 265

Mastix-Pistazienöl

Pistacia lentiscus L. und P. lentiscus var. 4-Chia.

Mastixöl wird aus dem luftgetrockneten Harz des immergrünen Mastixpistazienbaumes, durch Wasserdampfdestillation gewonnen. Der Baum gehört zur Familie der Anarkadengewächse (Anacardiaceae) und wächst auf einigen Mittelmeerinseln (z.B. der Insel Chias), den südlichen Küsten des Mittelmeeres, sowie auf den Kanarischen Inseln.

Wirkungen durch Verdunstung: Harmonisierend, ausgleichend, seelisch anregend und aufbauend, stimmulierend. Antiseptisch, schleimlösend, Hustenreiz stillend, blutdrucksenkend.
Mastixöl macht im guten Sinne ehrgeizig und stärkt das Selbstvertrauen.

Indikation: Innere Unruhe, Ängstlichkeit, seelische und nervliche Abgespanntheit. Nervöser Reizhusten, Hüsteln, Asthma, Nervlich bedingter hoher Blutdruck.

Sonstiges: Die Verwendung von Mastix wird schon in altägyptischen Hieroglyphenschriften beschrieben und noch heute kauen die Griechen diesen Harz als natürlichen, zahnfleischkräftigenden Kaugummi.

Kosmetik: In Rezepturen mit flüchtigen Essenzen kann Mastix-Pistazie gut als Fixativ verwendet werden.

Gesichts- und Körperöl: Zur Straffung und Pflege der Haut mischen Sie 100 ml kaltgepreßtes Mandelöl mit je 5 Tropfen ätherischem Mastixöl, Myrrhenöl, Kamillenöl blau und 2 Tropfen Damaszener Rosenöl oder Irisöl. Mit 5 Tropfen ätherischem Benzoe-Sumatraöl wird die Pflegemischung auf natürliche Weise zusätzlich konserviert. Ein ausgesprochen orientalischer Duft, mit bewährter Wirkung auch gegen Akne.

Kompressen: Bei Hautabschürfungen, Schnittwunden und allergischen Hautreaktionen.

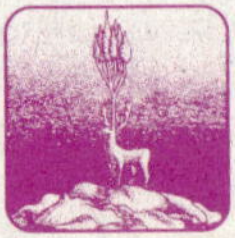

Grundrezepturen ab Seite 31, "Therapeutischer Index" ab Seite 265

Die echte Zitronenmelisse gehört zur Familie der Lippenblütler (Labiatae). Die Melisse ist die sanfteste Heilpflanze der großen Labiataenfamilie. Das besonders wertvolle ätherische Öl dieser in Europa, Südamerika und Vorderasien wachsenden Pflanze, wird durch eine aufwendige und sensible Wasserdampfdestillation aus den Blättern gewonnen. Für 1 kg ätherisches Öl sind ca. 7 Tonnen der Pflanzen erforderlich.

Wirkungen durch Verdunstung: Regt die Gehirntätigkeit an. Seelisch harmonisierend, antidepressiv, entkrampfend. Blutdrucksenkend. Sehr stark antiviral! Leicht keimtötend. Schweißtreibend, leicht blähungslösend, verdauungsfördernd.

Indikation: Asthma, Heuschnupfen, Wetterfühligkeit, Einschlafstörungen, Anspannungen, Migräne, Kopfschmerzen. Schwindelgefühl, besonders in der Schwangerschaft, Melancholie, nervöse Herzbeschwerden, hoher Blutdruck, Schluckauf, Magen-Darmbeschwerden, Blähungen, allergische Beschwerden.

Sonstiges: Melissa heißt auf altgriechisch »Honigbiene«, weil Bienen diese Pflanze besonders gerne mögen.

Hausmittel: Bei Prellungen, Blutergüssen und Milchstau während der Stillzeit, schmerzlindernd und heilend.

Kosmetik: Gesichtsmasken und Gesichtswasser mit Melisse officinalis wirken hautpflegend und -reinigend.

Bäder: Besonders nach Streit, Streß oder einem anstrengenden Arbeitstag - wenn Sie nicht entspannen oder abschalten können.

Kompressen: Lindernd bei Gürtelrose und allergischen Hautreizungen.

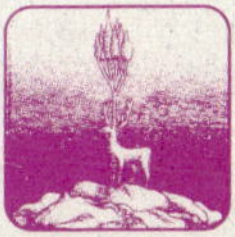

Grundrezepturen ab Seite 31, "Therapeutischer Index" ab Seite 265

Melissenöl indicum

Destillat aus Zitronenmelisse und Citronellagras

Das u.a. aus Europa, Südamerika und Vorderasien stammende ätherische Öl, wird aus diesen beiden wildwachsenden Pflanzen (siehe oben), in einem gemeinsamen Destillationsvorgang gewonnen. Diese Essenz gilt als preiswerter Ersatz für die echte Melisse off., wird aber, außer in der Duftlampe und der äußeren Anwendung, nur begrenzt in der Aromatherapie verwendet.

Wirkungen durch Verdunstung: Erfrischend, antidepressiv, harmonisierend, anregend, konzentrationsfördernd, blutreinigend, desinfizierend.

Indikation: Migräne, Stirnhöhlenkatarrh, Müdigkeit, Konzentrationsschwäche, infektiöse Erkrankungen.

Sonstiges: Mit Zitrone und Thymian, wirkt Melisse indicum in der Aromalampe stark desinfizierend, z.B. in Bad und Toilette.

Kosmetik: Gibt Parfums, Rasierwässern und Deodorants etwas frisches. Enthält beruhigend wirkendes Geraniol und erfrischendes Citronellal.

Massageöl: In Verbindung mit Lavendel nimmt es diesem die Schwere und »verleiht ihm Flügel«.

Haushalt: 90%-iger Alkohol (10 ml), mit 15 Tropfen Melisse und 15 Tropfen Zitrone, ergeben ein wirkungsvolles, natürliches Reinigungswasser für die Brille.

Tip: Das ätherische Melissen indicum eignet sich hervorragend zur Parfümierung von Potpourris. Es gibt ihnen einen klaren, frischen aber auch weichen Duft.

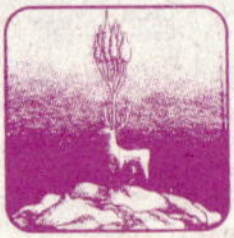

Grundrezepturen ab Seite 31, "Therapeutischer Index" ab Seite 265

Die Mimose gehört zur Familie der Hülsenfrüchtler (Leguminosae). Das ätherische Öl der Mimose wird mit einem schonenden Auszugsverfahren aus der Blüte, der in Südfrankreich, Australien, Südafrika, Indien und Brasilien wachsenden Pflanze, gewonnen. Es hat einen feinen gelben, warmen, intensiven Duft.

Wirkungen durch Verdunstung: Gut zum Meditieren. Wärmend, wohltuend für die Seele, aphrodisierend. Bei seelischer Kälte. Gut für Menschen mit Angstzuständen. Blutreinigend.

Indikation: Depressionen, Überempfindlichkeit, Gefühlskälte.

Sonstiges: Bei Absolue-Ölen ist es wichtig, rückstandskontrollierte Qualitäten zu verlangen.

Hausmittel: Gegen plötzliche Hitzewallungen und Schwindel, unter denen besonders Frauen im Klimakterium leiden, hilft es, ein paar Tr. einer Mischung aus 6-8 Tropfen Mimose und 10 ml 90%-igen Trinkbranntwein (Apotheke), auf ein Taschentuch zu träufeln und zu inhalieren.

Kosmetik: Mimose absolue ist eine sehr wertvolle Essenz zur Herstellung edler Parfums - ein Luxus-Duft - ein sehr zarter, weicher Blütenhauch.

Sie wirkt in naturkosmetischen Zubereitungen entzündungshemmend, nährend und feuchtigkeitsspendend. Eine Wonne für Sinne und Haut.

Massageöl: Ein schmeichelndes Ganzkörperöl, das eine Atmosphäre für ein zärtliches Miteinander schafft.

Dampfbad: Mit Kamille sehr wirksam bei entzündlicher Gesichtshaut.

Vollbad: Mimose in etwas Sahne gelöst, evtl. mit Geranie oder Neroli gemischt, ergibt ein Bad, in dem sich die Seele "kuscheln" kann.

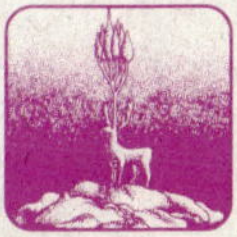

Grundrezepturen ab Seite 31, "Therapeutischer Index" ab Seite 265

Minzöl

Mentha arvensis L.

Die Minzpflanze gehört zur Familie der Lippenblütler (Labiatae). Aus den Blättern und Blüten dieser aus Asien, Südamerika und Europa stammenden Pflanze, wird das ätherische Öl durch Wasserdampfdestillation gewonnen.

Wirkungen durch Verdunstung: Energiespendend, den Geist erfrischend, gedächtnisstärkend, Vernunft fördernd. Schleimlösend, schweißhemmend, antiseptisch, krampflösend, schmerzlindernd. Bei Schnupfen und Erkältung wirkt Minze gut mit Teebaumöl und/oder Zirbelkiefer.

Indikation: Bei Schwindelgefühlen und Übelkeit - auch in der Schwangerschaft, Kopfschmerzen, Schnupfen, Entzündungen der Nasennebenhöhlen, Asthma, Bronchitis, Husten, Föhnbeschwerden, Erkältungen. Gedächtnis- und Konzentrationsschwäche, geistige Erschöpfungszustände, Müdigkeit.

Sonstiges: Menthol ist in vielen Medikamenten enthalten; da es dafür jedoch häufig synthetisch gewonnen wird, hat es nicht die heilende Kraft der natürlichen Minze-Essenz, dafür aber Nebenwirkungen.

Kosmetik: Ein sehr klarer, fast kalter Duft, unerotisch, gefühlsarm. Sorgt für einen klaren Kopf. Die Minze-Essenz sollte in Kosmetika nur stark verdünnt verwendet werden.

Äußere Anwendung in Bädern, Körper- und Massageölen, Salben, Kompressen, Inhalationen, Gurgellösungen und Sauna. Minzöl kann auch pur auf die Haut gebracht werden. Je nach Anwendung wirkt es schweißhemmend, kühlend, schleimlösend, die Nerven anregend, antiseptisch, menstruationsfördernd oder schmerzlindernd.

VORSICHT! Nicht bei Heuschnupfen! Nur stark verdünnt bei Kindern unter 6 Jahren! Nicht während der Behandlung mit homöopathischen Medikamenten anwenden!

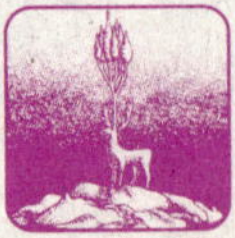

Grundrezepturen ab Seite 31, "Therapeutischer Index" ab Seite 265

Moschuskörneröl

Abelmoschus moschatus Medik.

Echter Moschus, seit Jahrhunderten aus den Drüsen des Moschushirsches gewonnen, ist heute fast unbezahlbar und wird deshalb von der Industrie synthetisch hergestellt. Eine gute, natürliche Alternative bietet das durch Wasserdampfdestillation gewonnene ätherische Öl aus dem Samen des Abelmoschus moschatus, der zur Familie der Malvengewächse (Malvaceae) gehört. Er wächst in Ägypten, Angola, auf den Seychellen, in Ostindien, auf Java, Martinique und in Südamerika. Die geringe Ausbeute von ätherischem Öl aus dem Samen (0,2-0,6 %) machen auch das pflanzliche ätherische Moschuskörneröl zu einer begehrten, hochpreisigen Rarität.

Wirkungen durch Verdunstung: Stark erotisierend, stimulierend, wärmend, beruhigend, besänftigend.

Indikation: Frigidität, Impotenz, Gefühlskälte, Melancholie, Unausgeglichenheit, nervöse Spannungen, Depressionen.

Sonstiges: Ein schwerer, süßer, geheimnisvoller, etwas animalischer Duft, der sich wegen seines starken Charakters im Geruchsgedächtnis für lange Zeit einprägt.

Parfums, Massageöle und Bäder usw.: Auch in diesen Anwendungen wirkt Moschuskörneröl selbst in kleinsten Mengen wie oben beschrieben.

Rasierwasser: Schon kleinste Mengen Moschuskörneröl wirken überraschend sinnlich und betörend, sodaß Sie damit einen geheimnisvoll anziehenden Reiz auf Ihre Mitmenschen ausüben.

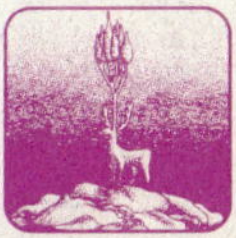

Grundrezepturen ab Seite 31, "Therapeutischer Index" ab Seite 265

Muskateller Salbeiöl

Salvia sclarera L.

Der Muskateller Salbei gehört zur Familie der Lippenblütler (Labiatae). Er gedeiht wild, wird aber in den südeuropäischen Ländern, Nordafrika, Kleinasien und Rußland, auch in großen Kulturen angepflanzt. Das ätherische Öl wird durch Wasserdampfdestillation aus dem blühenden Kraut gewonnen.

Wirkungen durch Verdunstung: Antiseptisch, entzündungshemmend, entkrampfend auf die Bronchien, schweißregulierend, blutdrucksenkend, entspannend und anregend zugleich, nervenstärkend, stark euphorisierend, antidepressiv, inspirierend. - Angewendet in der Duftlampe, wirkt es im Krankenzimmer stark raumreinigend.

Indikation: Entzündungen der Atemwege, Bronchitis, Keuchhusten, Asthma, Migräne, Verspannungen, Nervosität, Unausgeglichenheit, Depressionen.

Sonstiges: Muskateller Salbeiöl hat einen sehr feinen, frischen, leicht süßen, nussartigen, sinnlichen, berauschenden Duft, den die meisten Menschen gleich mögen.

Hausmittel: Bei Hyperaktivität von Kindern, wirken 5 - 6 Tropfen Muskateller Salbeiöl in der Aromalampe sehr beruhigend (Shirley Price).

Massageöl: Eine Massagemischung mit Lavendelöl und Muskateller Salbei wirkt hervorragend gegen Schlaflosigkeit.

Hinweis! Vor Autofahrten sollte dieses ätherische Öl, wegen seiner stark beruhigenden Wirkung, nicht angewendet werden.

Vorsicht! Sollte nicht während der Schwangerschaft verwendet werden.

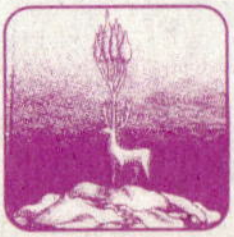

Grundrezepturen ab Seite 31, "Therapeutischer Index" ab Seite 265

Muskatöl

Myristica fragrans Houttuyn

Der Muskatbaum (Myristicaceae) wird in zahlreichen tropischen Ländern kultiviert, wie z.B. den Inseln der Molukken, den Bandainseln, Amboina, Celebes, Java, Sumatra, Borneo, in China, Indien, Ceylon, ferner Westindien (Grenada), Brasilien und den Mauritiusinseln. Das ätherische Öl wird aus dem zerstossenen Samenkorn, per Wasserdampfdestillation gewonnen.

Wirkung durch Verdunstung: Antidepressiv, stark anregend, konzentrationsfördernd, nervenstärkend, stärkend auf Herz und Kreislauf, verdauungsanregend, körperlich entkrampfend, schmerzlindernd.

Indikation: Depressionen, Energielosigkeit, Müdigkeit, Konzentrationsschwäche, Kreislaufschwankungen, niedriger Blutdruck, Verspannungen, Schmerzzustände.

Sonstiges: Das ätherische Öl der Muskatnuß wirkt, in der Aromalampe verdunstet, sehr anregend und traumfördernd, sollte aber, wie das Gewürz, sehr sparsam eingesetzt werden. Größere Mengen erzeugen Rauschzustände mit Vergiftungserscheinungen.

Kosmetik: Muskatöl wird wegen seines warmen, angenehmen Duftes gerne in der Kosmetik verwendet.

Massageöl: Gegen rheumatische Beschwerden und Muskelverspannungen wirkt eine Mischung aus je 3 Tropfen Muskatnußessenz, Nelkenessenz extrafein und Rosmarin, in 50 ml Arnika- oder Johanniskrautbasisöl.

Küche: Als »Würzöl« (s. Seite 56/57) gut verwendbar in Suppen, Gemüse, Käsespeisen, Pasteten, pikanten Reisgerichten.

VORSICHT! Nicht in der Schwangerschaft und für Kinder anwenden! Niemals pur einnehmen!

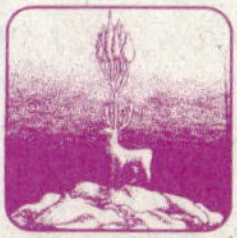

Grundrezepturen ab Seite 31, "Therapeutischer Index" ab Seite 265

Myrrhenöl

Commiphora abyssinica Engler

Dieses ätherische Öl wird durch Wasserdampfdestillation aus dem Harz des strauchartigen Myrrhebaumes gewonnen. Er gehört der Familie der Balsambaumgewächse (Burseraceae) an und gedeiht in Südarabien, Nordäthopien und in Somalia.

Wirkungen durch Verdunstung: Anregend, stimulierend, antidepressiv, harmonisierend, wärmend, gedankenklärend, vertiefend. Antiseptisch, desinfizierend, entzündungshemmend, auswurffördernd, beruhigend bei Asthma und Reizhusten.

Indikation: Müdigkeit, Antriebslosigkeit, Lustlosigkeit, Depression. Erkrankungen der Atemwege, Bronchitis, Keuchhusten, Heiserkeit.

Sonstiges: Ein traditionelles Meditationsöl. Es ist untrennbar mit den religiösen Gebräuchen der orientalischen und abendländischen Hochkulturen verbunden.

Hausmittel: Als Gurgellösung bei Heiserkeit oder Stimmverlust, 2 - 3 Tropfen in 1 Löffel Akazienhonig einmischen und diesen dann in einem Glas lauwarmem Wasser auflösen. Diese Anwendung eignet sich auch gegen Zahnfleischentzündung und Mundgeruch.

Hautöl: Ätherisches Myrrhenöl wird, verschüttelt in Calendulabasisöl, erfolgreich gegen Schwangerschaftsstreifen verwendet.

Bei schlecht heilenden Wunden, Hautrötungen und -entzündungen wirkt diese Mischung heilend.

Gesichtskompressen: Ätherisches Myrrhenöl hat eine hautstraffende Wirkung und macht sie geschmeidig.

Gurgellösung: Sie wird auch bei Entzündungen im Mund- und Rachenraum verwendet.

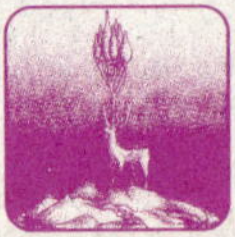

Grundrezepturen ab Seite 31, "Therapeutischer Index" ab Seite 265

Die Myrte (Myrtaceae), ein 4 - 5 Meter hoch werdender, immergrüner Strauch, hat seinen Ursprung im Mittelmeergebiet, wird hier, aber auch in Pakistan kultiviert. Das ätherische Öl wird durch Wasserdampfdestillation aus den blühenden Zweigspitzen gewonnen.

Wirkungen durch Verdunstung: Antiseptisch, entzündungshemmend, schleimlösend, schmerzstillend bei Bronchitis, harmonisierend, ausgleichend, inspirierend, stärkend.

Indikation: Bei Stirnhöhlen- und Halsentzündungen, Schnupfen, Raucherhusten und Husten, Heiserkeit, Bronchitis. Reizbarkeit, Verzweiflung, Angst, Überarbeitung, fehlende Gelassenheit. Es unterstützt eine stark materialistische Einstellung.

Sonstiges: Dieses ätherische Öl ist sehr hilfreich in Situationen psychischer Labilität, bei Mangel an Selbstvertrauen und Lebensfreude. Es vertreibt selbstzerstörerische Gedanken und Gefühle.

Hausmittel: Husten (auch Raucherhusten), Bronchitis, Erkrankungen der Atemwege und Stirnhöhlenentzündung: Zweimal täglich 1-2 Tropfen in Honig vermischt und in Wasser aufgelöst schluckweise trinken.

Hautöl und Salbe: Bei Wunden und Geschwüren durch Auflagen oder Verbände schmerzlindernd und heilend.

Es wirkt tonisierend bei fettiger, entzündeter Haut und bei Akne.

Gesichtswasser: Geeignet für alle Hauttypen.

Bad: Ein Sitzbad, dem Myrten- und Cypressenöl beigegeben wurde, hilft, die schmerzhaften Beschwerden bei Hämorrhoiden zu lindern.

Kalte Kompressen: Bei Akne und unreiner Haut.

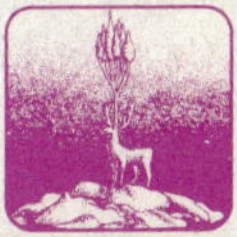

Grundrezepturen ab Seite 31, "Therapeutischer Index" ab Seite 265

Nardenöl

Nardostachys jatamansi DC.

Die Narde stammt aus der Familie der Baldriangewächse (Valerianaceae). Sie wächst wild im Himalaya-Gebirge Indiens und Chinas. Die Essenz der in höchsten Lagen (bis 5600 Meter) wild vorkommende Narde gehört zu den kostbarsten Raritäten unter den ätherischen Ölen. Das Öl der in niedrigeren Lagen wachsenden, in den Tälern z.T. kultivierten Pflanzen, hat auch noch sehr gute therapeutische Wirkungen. Beide ätherischen Öle werden durch Wasserdampfdestillation aus den getrockneten Wurzeln gewonnen.

Wirkungen durch Verdunstung: Anregend und beruhigend, zugleich harmonisierend, nervenstärkend, entspannend, krampflösend, magenstärkend. Die Wirkung der ätherischen Nardenessenz kann durch die Betrachtung der Pflanze und ihrer Wachstumsbedingungen gut erklärt werden: Die Narde ist während ihres Wachstums einem Wechsel zwischen sehr kalten Wintern und kurzen, heißen Sommern ausgesetzt. Die Stärke und Widerstandskraft, die sie hierbei entwickelt, vermittelt sie in ihrer Essenz auch uns Menschen.

Indikation: Allgemeine Unausgeglichenheit, Nervenschwäche, Schlaflosigkeit, nervöse Herz- und Kreislaufstörungen, nervöse Magen- und Darmschwäche.

Sonstiges: Das ätherische Öl der indischen Narde wurde von den Hohepriestern und Königen des Alten Testaments als heiliges Salböl verwendet.

Körperöl: Die wertvolle Essenz der Narde hat in Massageölen eine hervorragend hautpflegende und bei Hautallergien heilende Wirkung.

Äußere Anwendung in Salben, Packungen und Masken, Gesichtswassern und Kompressen kommt die hautpflegende und -heilende Wirkung gut zur Geltung.

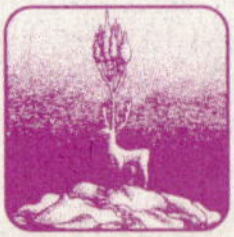

Grundrezepturen ab Seite 31, "Therapeutischer Index" ab Seite 265

Nelkenblätteröl extrafein und Nelkenblütenöl

Eugenia caryophyllata Thunb. und Syzygium aromaticum L.

Die Nelke reiht sich botanisch unter den Myrtengewächsen (Myrtaceae) ein. Diese aus Asien, Ostafrika und dem tropischen Südamerika stammende Pflanze und ihr ätherisches Öl, wird wegen der unterschiedlichen Wirkungsgrade und Duftbereiche, aus den verschiedenen Pflanzenteilen, durch Wasserdampfdestillation gewonnen. Aber nur Nelkenblätteröl und Nelkenblütenöl (das stärkere Öl) werden zu therapeutischen Zwecken verwendet.

Wirkungen durch Verdunstung: Anregend für Geist und Körper, krampflösend, wehenfördernd, sexuell anregend, wärmend, magenstärkend. Hilft gut gegen Blähungen. Gegen Insekten auch pur auf Stiche.

Indikation: Zahnschmerzen. Muskelverspannung, Wehenschwäche, Streß, Magen- und Darmbeschwerden.

Sonstiges: Nelkenblütenöl hat in der Aromalampe und in kosmetischer Anwendung einen feineren, blütigeren Duft als Nelkenblätteröl.

Hausmittel: Bei Zahnschmerzen einen, mit Nelkenblütenöl getränkte Wattekugel auf den schmerzenden Zahn oder das Zahnfleisch aufgelegt, ist ein altbewährtes Hausmittel gegen diesen Schmerz.

Massageöl: Gegen Muskel- und Nervenanspannung.

Haushalt: In Mischung mit Zimt und Orange süß ergibt sich ein schöner Weihnachtsduft für die Aromalampe.

Küche: In Mischung mit Mandelbasisöl entsteht ein sehr feines »Würzöl«. Verwenden Sie dafür das Nelkenblätteröl. Zum Einmachen, Fleisch, Gemüse, exotische Gerichte, Backwaren.

VORSICHT! Während der Schwangerschaft nicht therapeutisch einnehmen!

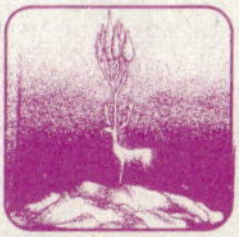

Grundrezepturen ab Seite 31, "Therapeutischer Index" ab Seite 265

Neroliöl

Citrus aurantium L.ssp.amara Ensler, Citrus bigaradia Loisel

Neroli ist das ätherische Öl der zarten weißen Blüten des Bitterorangenbaumes, auch Pomeranze genannt. Er stammt aus der Familie der Rautengewächse (Rutaceae). Das ätherische Öl wird in Südeuropa, Nordafrika und im Nahen Osten durch Wasserdampfdestillation, das Enfleurage-Verfahren oder Hexan-Extraktion gewonnen.

Wirkungen durch Verdunstung: Stark antidepressiv. Seelisch entkrampfend, herzrythmusregulierend, aphrodisierend.

Neroli kann als eines der besten »Seelenöle« angesehen werden. Es spricht mit seinem süßen, unbeschreiblichen Duft seelische Bereiche an, die sonst kaum zugänglich sind. Neroli gehört zu den natürlichen Tranquilizern.

Außerdem regt es die geistige Arbeitskraft an und verbessert das Gedächtnis.

Indikation: Schock, Angstzustände, seelische Erschöpfung. Hysterie, Depressionen, Nervosität, Dünnhäutigkeit, Herzklopfen, psychosomatische Beschwerden, Schlaflosigkeit.

Sonstiges: Neroli hat seinen Namen von der italienischen Herzogin Flavio Orsini, der Prinzessin von Nerola erhalten, die sich im 17. Jahrhundert sprichwörtlich in diesen bezaubernden Duft eingehüllt und ihn damit gesellschaftlich in Mode gebracht hat.

Hausmittel: Sehr wirkungsvoll gegen Prüfungsangst, sind 2 Tropfen Essenz mit einem Löffel Honig oder Zucker eingenommen.

Parfum: Neroli ist eine sehr edle Parfumnote. Zusammen mit Lavendel, Rose, Melisse off. und Jasmin ergibt sich ein sehr feines Parfum.

Kosmetik: Neroliöl ist für jede Natur-Kosmetik ideal geeignet. Neben seines sehr feinen, blütigen, gleichzeitig würzigen Duftes, hat es eine starke positive Ausstrahlung. Es ist für jeden Hauttyp geeignet. Da es nicht hautreizend ist, kann es auch zur Pflege entzündeter und empfindlicher Haut verwendet werden. Es stimuliert und fördert ▶

Grundrezepturen ab Seite 31, "Therapeutischer Index" ab Seite 265

das Wachstum neuer Hautzellen und damit die Regeneration der Haut.

Z.B. Gesichtswasser (Orangenblütenwasser), -maske und -öl: Einige Tropfen Neroli-Essenz fördern, lieblich duftend, die Regeneration der Haut.

Massage: Eine Neroli-Massage wirkt beruhigend auf das Herz und kann daher gegen Herzklopfen und anderen Herzrythmusstörungen angewendet werden.

Bad: Ein Bad mit Zugabe von ätherischem Neroliöl hilft zerrütteten Menschen, wieder zu sich selbst zu finden. Es wirkt zudem noch anregend auf den Regenerationsprozeß der Haut und kann bei Rötungen und Entzündungen eingesetzt werden.

Bäder haben aber auch beim prämenstruellen Syndrom eine gute Wirkung. Beginnen Sie ca. 1 Woche vor der zu erwartenden Regel mit abendlichen Bädern. 6-10 Tropfen Neroli in 2 Eßlöffeln Honig einrühren. Im warmen Badewasser auflösen.

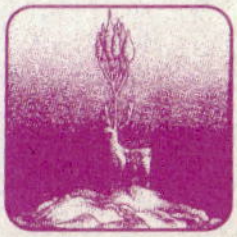

Grundrezepturen ab Seite 31, "Therapeutischer Index" ab Seite 265

Niaouliöl

Melaleuca viridiflora Gaertn.

Der auf Neu-Kaledonien, Australien und in Nordafrika wild wachsende Baum, stammt aus der Familie der Myrtengewächse (Myrtaceae). Durch Wasserdampfdestillation wird das ätherische Öl aus den Blättern gewonnen.

Wirkungen durch Verdunstung: Balsamisch, antiseptisch, schleimlösend, öffnet die Bronchien, antidepressiv, schmerzstillend, anregend, konzentrationsfördernd.

Indikation: Grippale Infekte, Schnupfen, Bronchitis, Keuchhusten, Asthma, Stirnhöhlenvereiterung, erkältungsbedingte Schwächezustände, Kopfschmerzen,

Sonstiges: Die Familie der Myrtengewächse schließt mehrere Pflanzen ein, deren ätherisches Öl besonders hilfreich bei Erkältungsbeschwerden ist. Zu diesen Essenzen gehören auch Teebaum und Cajeput. In einer Mischung mit Rosmarin und Eukalyptus citriodora erhält man eine wirksame Kombination zum Inhalieren, aber auch für die heilende Wirkung durch die Verdunstung in der Aromalampe.

Kosmetik: Wegen seiner erfrischenden Wirkung ist Niaouli-Essenz in der Lage, Parfums, Rasierwasser und Deodorants eine angenehm klare Frische zu verleihen.

Salbe: Niaouli-, Myrten- und Schafgarbenöl in Salbengrundlage verdünnt, können bei schleimigem Husten und Bronchitis als Brustverreibung verwendet werden.

Vollbad: Löst verspannte Muskulatur und wirkt schmerzlindernd bei rheumatischen Beschwerden.

Sauna: Für einen erfrischenden Aufguß gut geeignet.

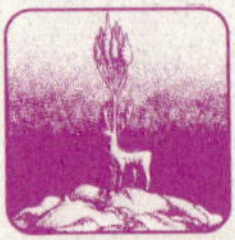

Grundrezepturen ab Seite 31, "Therapeutischer Index" ab Seite 265

Opopanaxöl

Opopanax chironium W.D.J. Koch

Das »echte Opopanaxöl« (fälschlich auch Opoponax genannt) wird in Südeuropa, Kleinasien und dem Iran aus dem Harz des Doldenblütlers (Umbelliferae) Opopanax chironium destilliert. Es ist sehr wertvoll, wird aber auf dem Weltmarkt kaum mehr gehandelt. An seine Stelle ist das preiswertere, aber nicht so tief wirksame ätherische Öl aus dem Harz von Commiphora kataf Engler, einem Myrrhengewächs aus Arabien getreten.

Wirkungen durch Verdunstung: Balsamisch, gedankenvertiefend, entspannend, ausgleichend, seelisch entkrampfend, wärmend. Es wirkt beruhigend auf Erkrankungen der Atemwege, hustenreizstillend, und antiseptisch.

Indikation: Streß, nervöse Verspannungen, erhöhte Reizbarkeit. Atemwegserkrankungen, Asthma.

Sonstiges: Ein balsamischer Duft der, wegen seiner gedankenklärenden und -vertiefenden Wirkung, gut für die Meditation geeignet ist.

Parfum: Ein balsamischer, ausgleichender, wohlriechender Grundton, mit fixierender Wirkung auf leicht flüchtige Düfte.

Kosmetik: Ein warmer, feiner Duft, den man besonders gut als Fixateur in der selbstgemachten Naturkosmetik anwenden kann.

Massageöl: Bei streßbedingten Verspannungen und erhöhter Reizbarkeit hilft hervorragend eine Massage mit 10 Tropfen Opopanax, 5 Tropfen Majoran und 5 Tropfen Bergamotte in 50 ml Arnika- oder Calendulabasisöl.

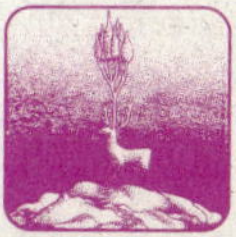

Grundrezepturen ab Seite 31, "Therapeutischer Index" ab Seite 265

Orange süß und Orange bitter

Citrus aurantium L.ssp.dulcis oder L.ssp.amara Ensler

Der Orangenbaum zählt zur Familie der Rautengewächse (Rutaceae). Ursprungsland der Orange ist China. Daher kommt auch die deutsche Bezeichnung Apfelsine (Apfel aus China). Das ätherische Öl dieses heute in Südeuropa, Israel, Afrika, Pakistan, den westindischen Inseln, Ecuador und dem Süden der USA wachsenden Baumes, wird durch Kaltpressung aus den frischen oder getrockneten Schalen der Früchte der beiden o.g. Orangenbaumvarietäten gewonnen.

Wirkungen durch Verdunstung: Wärmend, entspannend, antidepressiv, erheiternd, harmonisierend, aufmunternd, reguliert die Herztätigkeit. Von Kindern heiß geliebt, besonders Orangenöl süß.

In Mischung mit Zimtrinde und Anis-Essenz - eine schöne Weihnachtsduft-Mischung

Indikation: Streß, Fieber, Traurigkeit, Nervosität, Herzklopfen, Verbissenheit, Ängstlichkeit, Schlaflosigkeit.

Sonstiges: Kühl aufbewahren (unter 25°C), da es leicht brennbar ist.

Der Duft des ätherischen Öles der »Orange süß« ist leicht und fruchtig, in etwa so, wie das saftige Fleisch der Früchte schmeckt.

Der Duft des ätherischen Öles der »Orange bitter« ist herber, etwas strenger und intensiver, in etwa so, wie die geriebene Schale der Früchte duftet.

Hausmittel: Bei Verstopfung helfen 1-2 Tropfen vermischt, auf einem Löffel Honig eingenommen.

Kosmetik: Eignet sich für alle schönen Parfummischungen, ebenso für Gesichtswasser, Gesichtsmaske und -öl. Es ist bei rissiger, spröder und strapazierter Haut besonders empfehlenswert.

Hautöl: In Jojobaöl verdünnt, pflegt Orangenöl rissige Haut, auch Hornhaut. ▶

Grundrezepturen ab Seite 31, "Therapeutischer Index" ab Seite 265

Massageöl: Hier kommt u.a. die heilende Wirkung der Orangen-Essenz bei Cellulitis zum Tragen.

Bäder: Ein Orangenölbad am Abend regt die Blutversorgung des Gehirns an, so daß streßbelastete Menschen sich nach einem solchen Bad über Nacht sehr gut regenerieren und auf einen neuen Tag gut vorbereitet sind.

Küche: Eines der besonders schönen Aroma-Öle zum Backen und Kochen. Es schmeckt besonders gut in Glühwein!

Alle Citrusöle sind in Mischung mit Mandelöl (50% / 50%) hervorragende natürliche Back-Aromaöle. Wenn Sie vorsichtig dosieren, können Sie sie auch pur verwenden.

Hinweis: Alle Citrus-Öle erhöhen, auf der Haut angewandt, deren Lichtempfindlichkeit.

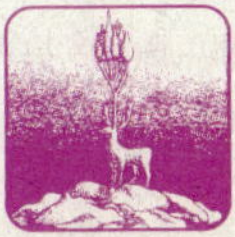

Grundrezepturen ab Seite 31, "Therapeutischer Index" ab Seite 265

Origanumöl

Origanum vulgare L.

Origanum, der wilde Majoran, gedeiht hauptsächlich in den warmen Regionen Mittel- und Südeuropas, in Nordafrika, im europäischen Teil Rußlands (dem Kaukasus und in Südsibirien). Er gehört zur Familie der Lippenblütler (Labiatae). Das ätherische Öl wird durch Wasserdampfdestillation aus dem Kraut gewonnen.

Wirkungen durch Verdunstung: Stark keimtötend, entzündungshemmend, besonders bei Infektionen der Atemwege, auswurffördernd, löst und verflüssigt bronchiale Sekretionen. Anregend, entkrampfend, schweißtreibend, fiebersenkend, gedächtnisanregend, appetitanregend. Es ist eine der stärksten keimtötenden Essenzen.

Indikation: Grippe, fiebrige Infektionen, Bronchitis, Keuchhusten, Asthma, Stirn- und Nasennebenhöhlenvereiterung, Gedächtnisschwäche, Altersbeschwerden, Appetitlosigkeit.

Sonstiges: Der starke, würzige Duft ist in der Lage, die inneren Kräfte in Einklang zu bringen und aufzurichten. Es hat einen mildernden Bezug zu Altersbeschwerden.

Hausmittel: Bei rheumatischen Beschwerden, Muskel- und Gelenkschmerzen, besonders bei überlasteten Beinen und Füßen, hilft das Einreiben mit 5 ml Origanum-Essenz und 10 -15 Tropfen Rosmarin-Essenz, gemischt in Aloe Verabasisöl.

Fußbad: Ein Fußbad mit Origanum- und Teebaumöl ist wirksam gegen Fußpilz.

Küche: In Mischung mit Mandelbasisöl können Sie ein hervorragendes »Würzöl« herstellen. Origanum ist eines der wichtigsten Gewürze in der italienischen Küche.

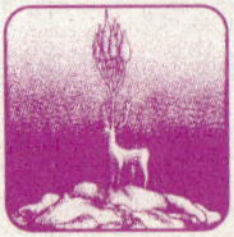

VORSICHT! In der Schwangerschaft nicht therapeutisch anwenden.

Grundrezepturen ab Seite 31, "Therapeutischer Index" ab Seite 265

Das tropische Gras mit dem Namen Palmarosa ist ein Süßgrasgewächs (Gramineae). Aus der wild in Nordafrika bis Ostindien, auf Java und den Seychellen wachsenden Pflanze, wird durch Wasserdampfdestillation das wertvolle ätherische Öl gewonnen.

Wirkungen durch Verdunstung: Entspannend, harmonisierend, beruhigend, krampflösend, erfrischend. Antiseptisch.

Indikation: Psychische Störungen, Nervosität, Verspannungen, Kopfschmerzen, Schlafstörungen. Unregelmäßige Menstruation.

Sonstiges: Das hellgelbe ätherische Öl riecht rosig-süß, mit einem leichten Anklang von Geranienblütenduft. Es hat einen hohen (75 bis 95%) Geraniolgehalt und wird deshalb häufig zur Fälschung von Rosenöl benutzt.

Parfum: Gut in Parfummischungen, vor allen Dingen in Komposition mit Bergamotte, Neroli, Lavendel extra, Sandelholz, Jasmin.

Kosmetik: In allen kosmetischen Mitteln kann Palmarosa als Ersatz für Rosenöl eingesetzt werden. Es hat eine pflegende und heilende Wirkung, besonders bei trockener, entzündeter Haut.

Massageöl: Zusammen mit Ylang-Ylang, Lavendel extra, Patchouli und etwas Limette entfaltet es einen schweren, aphrodisierenden, orientalischen Zauber.

Bad: Palmarosa wirkt als Badezusatz vitalisierend und entspannend ohne zu ermüden. Es hat zudem eine leicht menstruationsfördernde Wirkung.

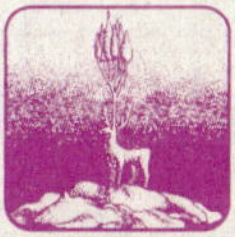

Grundrezepturen ab Seite 31, "Therapeutischer Index" ab Seite 265

Patchouliöl

Pogostemon patchouli Pell.

Patchouli gehört der Familie der Lippenblütler (Labiatae) an. Das ätherische Öl der auf den Seychellen, Indonesien, Borneo, Sumatra, Java, Südchina, Indien, auf Ceylon und den Maskarenen wild wachsenden, aber auch kultivierten Pflanze wird aus den Blättern durch Wasserdampfdestillation gewonnen.

Wirkungen durch Verdunstung: Klärt die Gedanken, aphrodisierend, erotisierend, antidepressiv, tonisierend, antiseptisch, desodorierend, luftreinigend. Ein hervorragendes Meditationsöl.

Indikation: Angszustände, manische Depressionen, erhöhte Reizbarkeit, sexuelle Lustlosigkeit.

Sonstiges: Das ätherische Öl reift mit zunehmendem Alter. Es wird dabei immer wirkungsvoller, aber auch wertvoller.

Hausmittel: Patchouli wirkt zellregenerierend, entzündungshemmend und wundheilend. Alle Hautprobleme, die mit trockener, schuppiger Haut einhergehen, können mit Patchouli-Hautölen, Bädern, Massagen und Kompressen wirkungsvoll behandelt werden, auch bei Hornhaut.

Kosmetik: Es eignet sich sehr gut zur Herstellung »orientalischer« Parfums. Es wird oft als Fixativ für flüchtige Noten verwendet. In Verbindung mit Ylang-Ylang, Zitrone oder Jasmin entstehen sinnliche, energievolle Düfte, auch in Badezusätzen und Körperölen. Diese Mischung vertreibt negative, depressive Stimmungen.

Hautöl: Von Cellulitis (Orangenhaut) betroffene Stellen reibt man mit leichtem Druck kreisförmig mit folgender Mischung ein: Je 5 Tropfen ätherisches Patchouli-, Wachholderbeer- und Rosmarinöl werden in 50 ml Jojoba-Basisöl verdünnt.

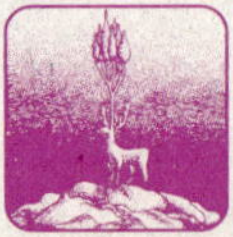

Haushalt: Patchouli vertreibt Motten.

Grundrezepturen ab Seite 31, "Therapeutischer Index" ab Seite 265

Perubalsam (Indianischer Wundbalsam)

Myroxylon balsamum Harms var. pereirae Harms

Der Perubalsam wächst wild in ganz Zentralamerika, besonders in El Salvador, Honduras und Mexico. Seltener findet man ihn auf Kuba, Java und in Ceylon. Er gehört zur Familie der Schmetterlingsblütler (Leguminosae). Das ätherische Öl wird durch Wasserdampfdestillation gewonnen.

Wirkungen durch Verdunstung: Schleimlösend, die Bronchien entkrampfend, die Atemwege desinfizierend, hustenreizstillend. Antidepressiv, wärmend, beruhigend und schlaffördernd.

Indikation: Erkältungskrankheiten, Bronchitis, Asthma, Husten, trockene Schleimhäute, Aggressivität, Nervosität, Depressionen, Unausgeglichenheit.

Sonstiges: Schon lange vor der Eroberung Amerikas durch die Europäer, wurde der Perubalsam von den Eingeborenen zur Heilung verschiedener Krankheiten und Wunden verwendet (siehe auch Tolubalsam).

Hausmittel: Als Salbenbestandteil kann Perubalsam sehr gut zur Wundheilung verwendet werden.

Kosmetik: Mit seinem vanilleartigen, süß-herben Duft, kann Perubalsam sowohl als Duftbereicherung von selbstgemachter Naturkosmetik, als auch Parfummischungen, sowie deren Fixierung verwendet werden.

Hautöl: In Johanniskrautbasisöl kann Perubalsam bei entzündlichen Hauterkrankungen sowie schuppigen Ausschlägen heilend wirken.

Sitzbad: In das Badewasser des Sitzbades gegeben, hilft Perubalsam hervorragend gegen Hämorrhoiden.

Hinweis: Perubalsam sollte nicht über lange Zeit oder von Kindern verwendet werden.

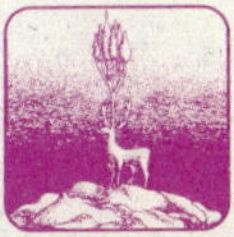

Grundrezepturen ab Seite 31, "Therapeutischer Index" ab Seite 265

Petersilienkraut- und -samenöl

Petroselinum sativum Hoffm.

Die Petersilie ist in Mittel- und Südeuropa, den Balkanländern, Rußland, Indien und Nordamerika heimisch. Sie ist ein Doldenblütler (Umbelliferae). Das ätherische Öl wird durch Wasserdampfdestillation entweder aus dem Kraut oder aus den Samen gewonnen.

Wirkungen durch Verdunstung: Hirn- und Gedächtnisanregend, appetitanregend, verdauungsfördernd, schleimlösend. Regt die Wehentätigkeit an (nur unter fachlicher Anleitung!).

Indikation: Geistige Überanstrengung, Magen- und Darmschwäche, chronischer Husten, Wehenschwäche.

Sonstiges: Die Einnahme der ätherischen Petersilienöle sollte nur nach therapeutischer Verordnung erfolgen.

Hausmittel: Gegen müde, geschwollene Beine und gegen »blaue Flekken« ist eine sanfte, lokale Massage mit 3-5 Tropfen ätherischem Petersilienkrautöl, 8 Tropfen ätherischem Wachholderöl in 50 ml Johanniskrautölbasisöl wirksam.

Salbe: Gegen Hämorrhoiden hat sich eine Salbe mit 3-4 Tropfen Petersilienkrautessenz bewährt (siehe Seite 38-40).

Küche: Als »Würzöl« in Mischung mit kaltgepreßtem Mandel- oder Aprikosenkernbasisöl, sehr gut zum Würzen von Suppen, Soßen, Gemüsegerichten, Salatdressings usw. geeignet.

VORSICHT! Auf keinen Fall in der Schwangerschaft therapeutisch anwenden!

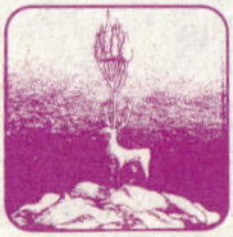

Grundrezepturen ab Seite 31, "Therapeutischer Index" ab Seite 265

Citrus aurantium L.ssp.amara E.

Das ätherische Öl wird durch Wasserdampfdestillation aus den Blättern, Zweigen und unreifen Früchten verschiedenster Citrusarten gewonnen. In der Aromatherapie werden die Essenzen aus der Limone und der Bitterorange (Pomeränzchen) bevorzugt.

Der Citrusbaum entstammt der Familie der Rautengewächse (Rutaceae). Er wächst in den subtropischen Gebieten Europas (vor allen Dingen Süd-Italiens), Nordwestafrikas, Israels, Indiens, Nord-, Mittel- und Südamerikas. In Südfrankreich wird ein ätherisches Petitgrainöl super aus Clementine in kbA-Qualität gewonnen.

Wirkungen durch Verdunstung: Gedächtnisstärkend, inspirierend, ausgleichend - ohne zu ermüden -, entspannend, sehr erfrischend, antidepressiv.

Indikation: Geistige Überbeanspruchung, streßbedingte Nervosität und Gereiztheit, Stimmungsschwankungen.

Sonstiges: Eine sehr harmonische, überaus köstliche Duftatmosphäre erhalten Sie über die Aromalampe in der Mischung von Petitgrain mit Orange und Neroli, den drei Essenzen des Bitterorangenbaumes.

Hausmittel: Je 5 Tropfen Petitgrain-, Cedernholz- (Cedrus atlantica) und Zitronenöl in 50 ml Jojobabasisöl verdünnt, werden bei Akne zur Linderung morgens und abends dünn aufgetragen.

Kosmetik: Wegen seines angenehmen, frischen Duftes und seiner hautpflegenden Eigenschaften kann diese Essenz hervorragend in Parfums, Gesichts- und Körperölen, Haarwässern und Bädern angewandt werden. Bei Verwendung in Cremes und Hautölen kann es bei starker Sonnenstrahlung Pigmentstörungen auf der unbedeckten Haut verursachen. Es ist ein wichtiger Bestandteil aller »Eau de Cologne«.

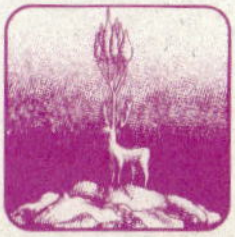

Grundrezepturen ab Seite 31, "Therapeutischer Index" ab Seite 265

Pfefferöl, schwarz

Piper nigrum L.

Die sehr angenehm aromatische Essenz wird aus den schwarzen, getrockneten, unreifen Früchten des tropischen Pfefferstrauches (Piperaceae), durch Wasserdampfdestillation gewonnen. Ursprünglich aus Indien (Malabarküste) stammend, wird er heute in fast allen tropischen Gebieten der Welt kultiviert.

Wirkungen durch Verdunstung: Appetitanregend, antiseptisch, krampflösend, erwärmend, anregend auf den Kreislauf, geistig anregend, tonisierend, aphrodisierend.

Indikation: Grippe, Erkältungen, Schnupfen, Müdigkeit, Konzentrationsschwäche, Verspannungen, Appetitlosigkeit.

Sonstiges: Pfeffer ist das am meisten verwendete Gewürz der Welt.

Hausmittel: Sportlern und Künstlern (Tanz, Akrobatik usw.), die viel Muskelarbeit leisten, steht mit je 4 - 6 Tropfen Pfeffer- und Rosmarinessenz, gemischt in 50 ml Jojobabasisöl, ein ideales, absolut natürliches, chemiefreies Massageöl zur Verfügung. Z.B. Marathonläufer, die dieses vor dem Wettkampf angewendet haben, erreichten bessere Zeiten und hatten weniger Muskelschmerzen.

Kompressen mit ätherischem Pfefferöl wirken stark fiebersenkend.

Küche: Ein »Würzöl« das es in sich hat, mischen Sie für Ihre »feurigen« Speisen mit 15 ml kaltgepreßtem Weizenkeimbasisöl und 5 ml ätherischem Pfefferöl schwarz. Sie sollten mit diesem Würzöl aber ganz sparsam, Tropfen für Tropfen, umgehen.

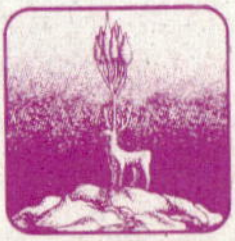

Grundrezepturen ab Seite 31, "Therapeutischer Index" ab Seite 265

Die Pfefferminze ist botanisch ein Lippenblütler (Labiatae). Dieses ursprünglich aus China stammende, heute auf der ganzen Welt in unzähligen Varietäten wachsende Kraut, ist Rohstoff des durch Wasserdampfdestillation gewonnenen ätherischen Öles.

Wirkungen durch Verdunstung: Nervenkräftigend, schmerzlindernd, schleimlösend, fiebersenkend, konzentrationsfördernd, erfrischend. Erhöht die Abwehrkräfte.

Indikation: Migräne, Kopfschmerzen, Blähungen, trockener Husten, fiebrige Erkältung, Asthma. Bei Reisekrankheit, Schwindel, Entzündungen der Stirn- und Nebenhöhlen.

Sonstiges: Bei längeren Autofahrten 1-2 Tropfen im Nacken verreiben - erhöht die Konzentration. Vorher den »Armbeugen-Test« (siehe Seite 25) machen.

Hausmittel: Bei Kopfschmerzen und Migräne sollten Sie mehrmals täglich 1-2 Tropfen auf Zucker oder Honig einnehmen.

Kosmetik: Bringt schweren Düften einen leichten, frischen Windhauch.

Sauna und Dampfbad: In Verbindung mit Fichtennadel und Mandarine regenerierend und aufbauend.

Kalte Kompressen: Temperatursenkend bei hohem Fieber.

Küche: Z.B. in Eistee mit Mandarine. Aber auch in Mixgetränken, kühlen Desserts, Soßen und pikanten Salaten können Sie Pfefferminzöl gut anwenden.

Vorsicht! Nicht bei Kindern unter 6 Jahren verwenden.

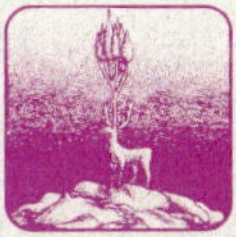

Grundrezepturen ab Seite 31, "Therapeutischer Index" ab Seite 265

Pimentbeerenöl

Pimenta dioica Merril.

Dieses ätherische Öl wird durch Wasserdampfdestillation aus den unreifen, getrockneten Beeren des Pimentbaumes gewonnen. Er stammt aus der Familie der Myrtengewächse (Myrtaceae) und wird auf den Antillen (besonders Jamaica), Mittel- und Südamerika, in Indien und auf Réunion kultiviert.

Wirkungen durch Verdunstung: Suggestiv lebhaft und wild, gedächtnisanregend, wärmend, seelische Verkrampfungen lösend, stärkend, kreislaufanregend, antiseptisch, schleimlösend. Insektenvertreibend.

Indikation: Antriebslosigkeit, Müdigkeit, Konzentrationsschwäche, Depressionen, seelische Unausgeglichenheit, Infektionen der Atemwege.

Sonstiges: Der Pimentbaum wurde 1493 von der Columbus-Expedition - zu den westindischen Inseln entdeckt. Die Azteken würzten ihren Schokoladentrunk mit Vanille und Piment.

Massage: Ein heißes, würziges, caribisches Ganzkörperöl erhalten Sie in einer Mischung aus 50 ml Arnika-Basisöl, 10 Tropfen ätherischem Pimentbeerenöl, 3 Tropfen ätherischem Muskatnußöl, 1 Tropfen ätherischem Ylang-Ylang-Öl und 3 Tropfen ätherischem Ingweröl. Eine Massagekomposition, die neben dem Erlebniswert auch noch muskelentspannend und -durchblutend wirkt.

Küche: »Würzöl« aus 50 ml kaltgepreßtem Sonnenblumenöl und 50 Tropfen Pimentbeerenöl. Anzuwenden bei Wild, exotischen Obstsalaten, Marinaden, Suppen, Soßen, Aufläufen, Brot, Gebäck, Kuchen usw.

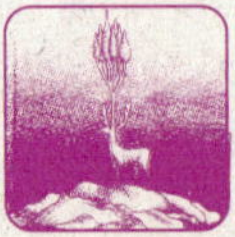

Grundrezepturen ab Seite 31, "Therapeutischer Index" ab Seite 265

Die Pinie ist eines von ca. 90 verschiedenen Kieferngewächsen (Pinaceae). Das ätherische Öl dieses in Europa und Nordamerika wild wachsenden Baumes wird aus den Nadeln und Zweigspitzen durch Wasserdampfdestillation gewonnen. In Südfrankreich wird die Pinie kontrolliert biologisch (kbA) gepflegt und verarbeitet.

Wirkungen durch Verdunstung: Schleimlösend, desinfizierend, keimtötend. Die Atmung entkrampfend, durchblutend, entspannend, schlaffördernd, lufterfrischend.

Indikation: Stirnhöhlenentzündung, Erkältungen mit Schleim, trockene Schleimhäute, Atemwegserkrankungen z.B. Asthma, trockener Husten, Pseudo-Krupp. Schlaflosigkeit.

Sonstiges: Alle, aus Nadelhölzern gewonnene ätherischen Öle, wirken stark keimtötend und entzündungswidrig auf die Atemwege.

Kosmetik: Holzig-harziger Duft für Parfums, Rasierwasser und Deodorants mit desinfizierender Wirkung.

Im Massageöl und im Vollbad hilft die durchblutende Wirkung bei Rheuma und Gicht.

Sauna - Dampfbad: Hilfreich bei Stirn- und Nebenhöhlenvereiterung. Auch entspannend bei Infektionen der Atemwege.

In Verbindung mit Eukalyptus ein probates Mittel gegen Erkältungen. Ob in der Aromalampe verdunstet, mit Hilfe von Dampfbädern (2-3 mal täglich) oder Sauna eingeatmet; nach kurzer Zeit spüren Sie Erleichterung. Konsequent wiederholt tritt baldige Heilung ein.

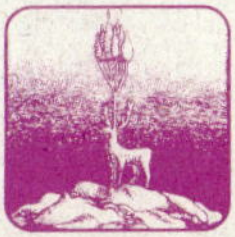

Grundrezepturen ab Seite 31, "Therapeutischer Index" ab Seite 265

Quendelöl (Wilder Thymian)

Thymus serpyllum L.

Diese in den Balkanländern, auf der Halbinsel Krim, in Nordafrika, Äthiopien und im südlichen Teil Nordamerikas wild wachsende Pflanze, entstammt der Familie der Lippenblütler (Labiatae) und ist eine enge Verwandte des u.a. auch in Deutschland kultivierten Thymian. Das ätherische Öl wird aus dem blühenden Kraut durch Wasserdampfdestillation gewonnen.

Wirkungen durch Verdunstung: Wirkt antiseptisch bei Infektionen der Atemwege, desinfizierend bei Ansteckungsgefahr, entzündungshemmend, schweißtreibend, blutdruckerhöhend, schleimlösend, auswurffördernd. Körperlich und seelisch stärkend, antidepressiv.

Indikation: Grippe, Erkältungen und Katarrh, Bronchitis, Halsentzündung, Kreislaufstörungen, niedriger Blutdruck, Niedergeschlagenheit, Depressionen.

Sonstiges: Die Inhaltsstoffe aller ätherischen Thymianöle gebieten wegen ihrer starken Wirkung, einen sparsamen Umgang, auch in der Aromalampe.

Bäder: Gegen Erkältungsbeschwerden, körperliche und geistige Schwächezustände, gegen die Beschwerden durch übermäßigen Alkoholgenuß, hilft ein Vollbad, mit in 2 Teelöffeln Honig gelösten 4 Tropfen ätherischem Quendelöl, 2 Tropfen ätherischem Rosmarinöl und 1 Tropfen ätherischem Origanumöl. Im Badewasser auflösen!

VORSICHT! Nicht anwenden bei Kindern, in der Schwangerschaft und bei Veranlagung zu Epilepsie.

Übertriebene Dosierungen können zu Schweißausbrüchen und sonstigen Vergiftungserscheinungen führen.

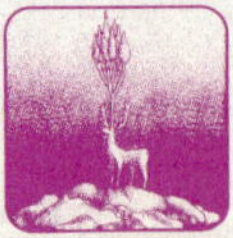

Grundrezepturen ab Seite 31, "Therapeutischer Index" ab Seite 265

Ravensaraöl

Ravensara aromatica

Diese Pflanze aus der Familie der Lorbeergewächse (Lauraceaen), gedeiht wild nur auf Madagaskar. Das wertvolle, seltene ätherische Öl wird durch Wasserdampfdestillation der Blätter und Zweige gewonnen.

Wirkungen durch Verdunstung: Stark desinfizierend auf die Bronchien, luftreinigend, keimtötend, schleimlösend, öffnet die Atemwege, konzentrationsfördernd, anregend und kräftigend.

Indikation: Erkältungen, Grippe, Bronchitis, Schnupfen, entzündliche Erkrankungen der Atemwege, zur Desinfektion und zum Schutz gegen ansteckende Krankheiten. Bei erkältungsbedingten Ermüdungserscheinungen und zur Förderung der Konzentrationsfähigkeit.

Sonstiges: Trotz seines breiten Wirkungsspektrums enthält Ravensaraöl keinerlei toxische Wirkstoffe.

Massage: Eine Massage mit Ravensaraöl hilft Erkältungen zu vertreiben.

Kompressen: Lauwarme Beinkompressen regen die Durchblutung an und lindern Schmerzen bei angeschwollenen Beinen. Fiebersenkend.

Bad: Ein Ravensaraölbad wirkt sowohl über die Haut, als auch durch die, im Dampf aufsteigenden, Duftmoleküle. Ravensarabäder sind kräftigend für den Körper und befreien von Erkältungsbeschwerden. Ein Fußbad hilft bei müden und schweren Füßen und wärmt den Körper.

Mund- und Gurgelwasser: 10 ml Ravensaraöl in 50ml 90%-igen Trinkbranntwein (Apotheke) verschütteln. Von dieser Lösung 15 Tropfen in 1/4 Glas lauwarmem Wasser verdünnt zum Gurgeln oder Spülen verwenden. Es wirkt gegen Entzündungen im Mund- und Rachenraum, Zahnfleischbluten und Schluckbeschwerden.

Vorsicht! Für Kinder unter 3 Jahren und Schwangere ist Ravensaraöl nicht geeignet.

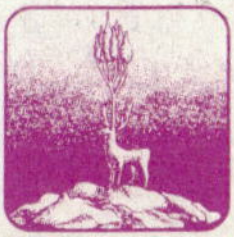

Grundrezepturen ab Seite 31, "Therapeutischer Index" ab Seite 265

Rosenöl

Rosa damascena Mill.

Das sehr wertvolle ätherische Öl der in Bulgarien, der Türkei und in Marokko wachsenden Damascener-Rosen, wird durch Wasserdampfdestillation aus den Blüten der Pflanzen gewonnen. Um 1 kg ätherisches Öl zu erhalten, benötigt man zur Destillation ca. 4000 bis 5000 kg, von Hand gesammelter, frischer Blütenblätter.

Wirkungen durch Verdunstung: Stark antiseptisch, entzündungshemmend, hautreinigend. Antidepressiv, krampflösend, aphrodisierend, Herztätigkeit harmonisierend, schlaffördernd. Es wirkt regulierend auf den weiblichen Hormonhaushalt. Rosenöl ist wegen seiner seelisch wärmenden Wirkung als Duft am Krankenbett zu empfehlen. Die Atmosphäre wird heiterer, evtl. vorhandene Ängste verlieren an Gewicht.

Indikation: Kummer, Enttäuschung, Traurigkeit, Melancholie, Depressionen, Herzklopfen, nervöse Spannung, Streß, Trauer, Hysterie. Im Klimakterium. Bronchialasthma, Kopfschmerzen, Fieber, Schlafstörungen. In der Aromatherapie zur Behandlung psychosomatischer Beschwerden. Sehr geeignet um den "Verarbeitungsprozeß" während einer Bach-Blüten-Therapie zu unterstützen.

Sonstiges: Für die Aromatherapie wird das aus Bulgarien stammende ätherische Öl bevorzugt. Es kommt aus sehr alten Rosen-Kulturen und hat deshalb ein volles, reifes Aroma. Das türkische Rosenöl ist etwas leichter im Duft. Das Ursprungsland des Rosengewächses (Rosaceae) ist wahrscheinlich das alte Persien.

Babypflege: Ein Pflege- und Massageöl: Auf 100 ml Mandel- oder Aprikosenkernbasisöl gibt man 2 Tropfen Rosenöl und 2 Tropfen Kamille römisch. Damit erhalten Sie einen wertvollen natürlichen Ersatz für die, im Handel angebotenen Babyöle auf Mineralölbasis, die meist auch noch mit synthetischen Duftstoffen parfümiert sind.

Eine natürliche Babycreme (siehe Seite 39) können Sie ebenfalls aus der Mischung der beiden ätherischen Öle Rosa damascena und ▶

Grundrezepturen ab Seite 31, "Therapeutischer Index" ab Seite 265

Kamille römisch herstellen. Sie schützt und heilt die zarte Babyhaut auf schonende und natürliche Weise.

Massageöl: Es wirkt körperlich und seelisch entspannend und regenerierend und hat hervorragend hautpflegende Eigenschaften. Bei Muskelverspannungen und -verhärtungen hat sich eine Rosenöl-Massage sehr bewährt.

Kosmetik: Einer der edelsten Düfte - majestätisch, verführerisch, sanft, unendlich. In jedem Medium.

Pflege: Die kostbare Rosen-Essenz eignet sich gut für alle Hauttypen, besonders trockene, entzündete, empfindliche Haut. Sie klärt, reinigt, tonisiert und heilt. Sie kann auch unverdünnt auf die Haut gegeben werden.

Bad: Ein Bad mit Rosen- und Lavendelöl entspannt und erleichtert in der Phase der stärksten Wehen - wenn die Mutter das Gefühl hat, keine Kraft mehr zu haben - es macht die Geburt sanfter und leichter, für Mutter und Kind.

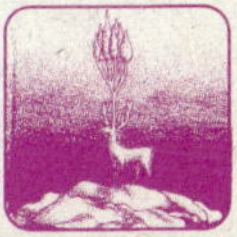

Grundrezepturen ab Seite 31, "Therapeutischer Index" ab Seite 265

Rosenholz

Aniba rosaeodora Ducke

Die in Südamerika, ursprünglich im brasilianischen Urwald, wild wachsenden Rosengehölze, stammen aus der Familie der Lorbeergewächse (Lauraceae). Die Essenz wird mit Hilfe der Wasserdampfdestillation aus dem zerkleinerten Holz der Pflanze gewonnen.

Wirkungen durch Verdunstung: Emotional lockernd, phantasieanregend, wärmend, schlaffördernd. Stärkt unsichere Menschen. Gibt Selbstvertrauen. Anregend und gleichzeitig harmonisierend, krampflösend und entspannend bei Streß.

Indikation: Streß, emotionale Verspanntheit, schwache, angegriffene Nerven, Ängstlichkeit.

Sonstiges: Duftet nach Rose, aber nicht so schwer, wie das ätherische Öl der Rose. Es ist dadurch gut geeignet für Menschen, die etwas herbere Düfte mögen, aber auf Rosenduft nicht verzichten wollen.

Hausmittel: Rosenholz wird gegen schlecht heilende Wunden, Entzündungen und Hautreizungen in Bädern und Kompressen eingesetzt

Parfum: Rosenholzöl läßt sich als Parfum gut mit den verschiedensten Essenzen mischen, z.B. Fichtennadel, Jasmin, Bergamotte und Bayöl.

Im Rasierwasser bietet sich eine erfrischende Mischung, mit Grapefruit, Zitrone, Neroli und ostindischem Sandelholz an.

Deodorants mit Rosenholzöl mischt man z.B. mit Geranie, Lavendel oder Neroli, je nach Geschmack.

Kosmetik: In der Naturkosmetik hat Rosenholzöl einen hohen Wert, besonders wegen seiner Wirkung auf die unteren Bindegewebsschichten. In Massageölen ist es ein wertvolles Hautöl für trockene, müde Haut.

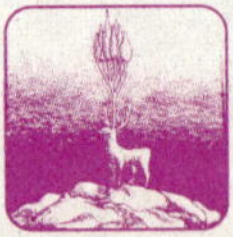

Grundrezepturen ab Seite 31, "Therapeutischer Index" ab Seite 265

Rosmarin ist ein kleines, strauchartiges Gewächs, das aus der Familie der Lippenblütler (Labiatae) stammt. Er ist rund um das Mittelmeer in wildwachsender Form weit verbreitet, wird aber mittlerweile in kleinen Gebieten auch in kbA-Qualität kultiviert. Das ätherische Öl wird während der Blütezeit, durch Wasserdampfdestillation aus den Blüten und Zweigspitzen gewonnen.

Wirkungen durch Verdunstung: Diese starke, zum Licht, zur Sonne, nach oben orientierte Mysterienpflanze, die zudem an den Boden kaum Anforderungen stellt, wirkt auch entsprechend. Sie gibt davon kräftig an uns ab. Sie stärkt das Ich-Bewußtsein und die Willenskraft. Sie ist Appetitanregend, kreislaufanregend und -kräftigend, schweißtreibend, Gehirn- und Herztätigkeit stark anregend, energiespendend, nervenstärkend, konzentrationsfördernd, potenzsteigernd, erfrischend, hilft Morgenmuffeln.

Indikation: Geistige Müdigkeit, Konzentrationsschwäche, Vergeßlichkeit, Kreislaufschwäche, nervöse Herzbeschwerden, Apathie, Bronchitis, Husten, Asthma, Migräne, Kopfschmerzen, chronische Schwächezustände, Schwindelgefühle, Impotenz, Verlust des Geruchsinnes.

Sonstiges: Zur Desinfektion von Krankenräumen hat Rosmarin eine lange Tradition (Aromalampe und Wischwasser).

Hausmittel: Bei Überlastung, Gedächtnisschwäche, niedrigem Blutdruck, Impotenz, Arthrose, Asthma, Gallenstein, Rheuma oder Migräne, höchstens 1-2 Tropfen, ein- bis zweimal täglich mit Honig, Zucker oder auf einem Würfelchen frischem Brot einnehmen.

Kosmetik: Rosmarin-Essenz ist ein pflegendes Öl bei fetter und unreiner Haut, gegen Cellulitis in Salben, Cremes, Massagen, Kompressen, Bädern, Reinigungswassern und -milch, Gesichtswasser, in Haarshampoos, Haarkuren und Haarspülungen - speziell bei dunklem Haar.

Grundrezepturen ab Seite 31, "Therapeutischer Index" ab Seite 265

Massage: Gegen rheumatische Schmerzen können Sie ein Massageöl herstellen, aus 10 Tropfen Rosmarin, je 5 Tropfen Origanum, Wacholder, Majoran, 2 Tropfen Nelke, 10 Tropfen Kamille blau in 100 ml Aprikosenkern-Basisöl. Dies Öl wirkt auch menstruationsfödernd.

Gegen Muskelkater je 5 Tropfen Rosmarin und Zitrone, je 10 Tropfen Lavendel fein, Majoran und Wachholder in 100 ml Mandel-Basisöl.

Bad: Als Badezusatz für ein Vollbad mit wärmender und anregender Wirkung lösen Sie je 6 Tropfen Rosmarin, Melisse off. und Zitrone, sowie je 2 Tropfen Minze und Rosa damascena in 2 Eßlöffeln Honig.

Ein Fußbad mit Rosmarin wirkt angenehm anregend, wärmend, gegen Fußschweiß und hilft Menschen, die häufig frieren. Generell wirkt Rosmarinessenz in allen Anwendungsformen körperlich stark anregend und fördert die Durchblutung.

In **Rasierwassermischungen** ist es wegen seiner stark desinfizierenden und anregenden Wirkung ideal.

Haarwasser: 5 ml ätherisches Rosmarinöl in 50 ml Kamillenwasser nach dem Waschen in die feuchte Kopfhaut einmassieren. Das Haar wird gestärkt und regeneriert sich besser. Vor jeder Anwendung gut schütteln.

Küche: Mit dem, aus den Blättern und Blüten der Pflanze gewonnenen, ätherischen Öl können Sie ein sehr gesundes, vitalstoffreiches »Würzöl« herstellen. Es paßt besonders gut zu Dressings für Tomaten- und andere Salate, Polenta, Pizza, Pastetchen, Gemüsegerichte und -Suppen (Tomatensuppe).

VORSICHT! Nicht in der Schwangerschaft oder bei Neigung zu Epilepsie verwenden!

Bei hohem Blutdruck und bei Kleinkindern unter 6 Jahren nicht anwenden!

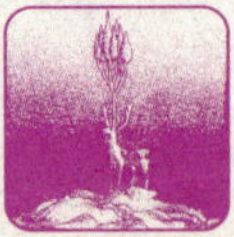

Grundrezepturen ab Seite 31, "Therapeutischer Index" ab Seite 265

Salbei extra - 30 % und Salbei griechisch - 5 %

Salvia officinalis L. und Salvia triloba L.f.

Die aus der Familie der Lippenblütler (Labiatae) stammende Pflanze, gedeiht wild im Mittelmeergebiet, besonders an der adriatischen Küste, in Dalmatien, Griechenland und in Spanien. Das ätherische Öl des 30%-igen Salbei extra wird durch Wasserdampfdestillation, das des 5%-igen griechischen Salbei per CO 2-Verfahren aus den Blüten und Blättern gewonnen. Die Prozentzahlen hinter der offiziellen deutschen Handelsbezeichnung, nennen den Anteil an natürlichem toxischen Thujon im jeweiligen ätherischen Öl. Thujon ist für den intensiven Salbei-Duft dieser Essenz maßgebend.

Wirkungen durch Verdunstung: Schweißhemmend, stark schleimlösend bei Verschleimung der Atmungsorgane, krampflösend, stärkend, ausgleichend. Blutdrucksteigernd, anregend, abwehrsteigernd, entzündungshemmend, antirheumatisch.

Indikation: Bei Erkältungen, Bronchitis, Asthma, Husten, Schwächezuständen, übermäßige Schweißbildung, niedrigem Blutdruck.

Sonstiges: Griechischer Salbei (Salvia triloba L.) enthält im Gegensatz zu Salvia officinalis L., nur ca. 5 % Thujon und ist damit entschieden weniger toxisch. Er kann deshalb problemlos z.B. zum Gurgeln bei Mundschleimhaut- und Halsentzündung sowie bei Zahnschmerzen verwendet werden. Wegen des höheren Thujongehaltes wird der 30%-ige Salbei in der Regel von Therapeuten bevorzugt. In der Aromalampe, sowie bei der äußeren Anwendung (siehe unten) sollte 30%-iger Salbei extra bevorzugt werden.

Hausmittel: Kompressen helfen bei Wunden, Geschwüren und sonstigen Hauterkrankungen. Sie wirkt bei Stauungen in den Beinen lindernd.

Kosmetik: In der selbstgemachten Naturkosmetik spielt die Durchblutungsfördernde, aber auch die antibakterielle Wirkung des Thujon eine wichtige Rolle. ▶

Grundrezepturen ab Seite 31, "Therapeutischer Index" ab Seite 265

◄Salbei extra - 30 % und Salbei griechisch - 5 %

Salvia officinalis L. und Salvia triloba L.f.

Massageöl mit 5%-igem griechischem Salbei löst Stauungen in den Beinen und wirkt menstruationsfördernd.

Haarwasser: Mit Salbei extra 30% und Vetiver ein wirksames Haarwasser gegen Haarausfall.

Fußbad: Ein Fußbad hilft gegen Schweißfüße und wirkt desinfizierend bei Fußpilzerkrankungen.

Haushalt: Salbei extra - 30%, Thymian, Eukalyptus, Lavendel und Zitrone ergeben eine sehr stark keimtötende Wirkung, z.B. gegen Ungeziefer und Schimmelpilze in Naßräumen (Wischwasser und Verdunstung).

Küche: Für die Herstellung eines »Salbei Würzöles« sollten Sie den Salbei extra - 30% verwenden. Es ist ein Gewürz für Suppen, Saucen, Salate (Tomatensalat), Gemüsegerichte, Eintöpfe, Pasteten.

Hinweis: Zur therapeutischen Einnahme, soweit vom Therapeuten nicht anders verschrieben, sollte griechischer Salbei - 5% oder Muskateller Salbei verwendet werden.

VORSICHT! Sollte von Schwangeren, bei hohem Blutdruck und von Epileptikern nicht angewendet werden! In der Stillzeit nicht einnehmen, da Salbei den Milchfluß hemmt.

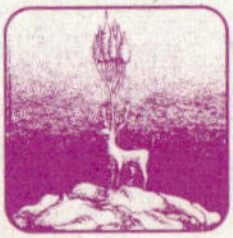

Grundrezepturen ab Seite 31, "Therapeutischer Index" ab Seite 265

Das ostindische Sandelholz, auch »echtes Mysoreöl« genannt, ist aus einem anderen Baum gewonnen als das westindische, auch wenn beide immergrünen Bäume aus der Familie der Sandelgewächse (Santalaceae) stammen. So ist auch das ostindische Sandelholzöl mit seinen bekannten Heilwirkungen die traditionelle Essenz. Es hat einen vielschichtigeren Duft als das westindische Sandelholz. Es wird aus dem zerkleinerten Holz durch Wasserdampfdestillation gewonnen und ist etwas zähflüssig. Sein Duft ist sehr angenehm, balsamisch, rosenartig.

Wirkungen durch Verdunstung: Desinfizierend, entzündungshemmend, schleimlösend, auswurffördernd, antidepressiv, krampflösend, aphrodisierend, erotisierend, leicht euphorisierend, stimmungsverbessernd und laut Ayurveda gedächtnisverbessernd.

Indikation: Trockener Husten, chronische Bronchitis, Asthma, rauher Hals, Kehlkopfentzündung, Katarrh, Übelkeit, Depression, Aggression, Angst, Streß, Schlaflosigkeit, Impotenz, Frigidität, Egoismus, seelische- und psychosomatische Leiden.

Sonstiges: Das ostindische Sandelholz ist wegen seiner Vielschichtigkeit und Tiefe sehr gut auch zu Meditationszwecken geeignet.

Kosmetik: In Parfums, Rasierwassern oder Deodorants lassen sich sehr schöne und interessante Kompositionen, in Mischungen mit allen süßen, schweren Düften - z.B. Neroli, Rose, Jasmin, Verbena, Weihrauch, Ylang-Ylang usw., erstellen. Es hat sehr gut fixierende Eigenschaften für flüchtige Essenzen.

Gesichtsöl: In Verbindung mit Jojobabasisöl hilft ostindisches Sandelholz bei Akne und entzündeter Haut.

Massagen: Neben der hautpflegenden Wirkung - es ist in dieser An- ▶

Grundrezepturen ab Seite 31, "Therapeutischer Index" ab Seite 265

wendung entzündungshemmend, antiseptisch und tonisierend - liegen wichtige Wirkungsbereiche im seelisch-geistigen: Hier hilft es z.B. Isolation und depressive Verstimmungen zu überwinden. Auch für Menschen, deren inneres Gleichgewicht aus den Fugen geraten ist, oder deren Energiezentren ungleichmäßig belastet werden, verhilft eine Massage mit ostindischem Sandelholz, Gegensätzliches zu verbinden.

Bad: Ostindisches Sandelholz eignet sich hervorragend zur Behandlung verschiedenster Hautirritationen oder Neurodermitis. Zusammen mit Wachholderbeere verwendet, erhält man eine bewährte Mischung zur Behandlung von Blasenentzündungen und -beschwerden.

Salben und Cremes: Ostindisches Sandelholz hat eine hervorragende Wirkung bei der Behandlung von Problemhaut (Akne, Neurodermitis, usw.).

VORSICHT! Bei akuten Nierenbeschwerden nicht einnehmen! Während der Schwangerschaft nur in der Duftlampe verwenden!

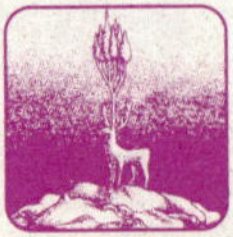

Grundrezepturen ab Seite 31, "Therapeutischer Index" ab Seite 265

Sandelholzöl, westindisch (Amyrisöl)

Amyris balsamifera L.

Das, auch »Amyrisöl« genannte, ätherische Öl des ursprünglich von den westindischen Inseln (Haiti) stammenden Sandelholzbaumes, wird durch Wasserdampfdestillation aus dem Holz gewonnen. Der Baum gehört zur Familie der Rautengewächse (Rutaceae) und ist mit dem ostindischen Sandelholz botanisch nicht verwandt. Die Namensverwandtschaft begründet sich darauf, daß sich beide Pflanzen im Aussehen ähneln und ihr Holz wegen des angenehm balsamischen Duftes zu gleichen Zwecken verwendet wird.

Wirkungen durch Verdunstung: Kreislaufregulierend, krampflösend, schleimlösend. Antidepressiv, aphrodisierend.

Indikation: Trockener Husten, Bronchitis, rauher Hals, Depressionen, Gefühlskälte, psychosomatisch bedingte Leiden, sexuelle Müdigkeit.

Sonstiges: Das westindische Sandelholz unterscheidet sich vom ostindischen durch seinen leichteren, nicht so tief schwingenden, herberen Duft. Auch an die hervorragenden Heilwirkungen des traditionsreichen ostindischen Sandelholzes reicht es bei weitem nicht heran.

Kosmetik: Durch seinen herben Duft, läßt es sich sehr schön mit Rose, Neroli (Orangenblüte), Benzoe und vielen anderen ätherischen Ölen zu einem interessanten Parfum oder auch Rasierwasser mischen.

Massage: Ideal um körperliche und seelische Verspannungen zu lösen.

Bad: Bei psychosomatisch bedingten Kreislaufstörungen, sowie für Menschen, die ihre innere Ruhe nicht finden können, ist ein Sandelholzbad eine Wohltat.

VORSICHT! Bei akuten Nierenbeschwerden nicht einnehmen! Während der Schwangerschaft nur in der Duftlampe verwenden!

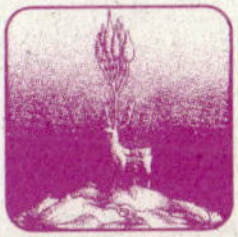

Grundrezepturen ab Seite 31, "Therapeutischer Index" ab Seite 265

Sassafras

Sassafras officinale Nees.

Der bis zu 30 Meter hohe Sassafrasbaum wächst im atlantischen Nordamerika, von Kanada bis Florida. Er gehört zur Familie der Lorbeergewächse (Lauraceae). Das ätherische Öl wird durch Wasserdampfdestillation aus dem Wurzelholz gewonnen.

Wirkungen durch Verdunstung: Schmerzstillend gegen Kopfschmerzen, keimtötend bei Erkrankungen der Atemwege, schweißtreibend.

Indikation: Kopfschmerzen, Atemwegsinfektionen, Husten, fiebrige Erkrankungen, allgemeine Schwächezustände.

Sonstiges: Der Duft dieser Essenz vermittelt die Fähigkeit zur Auseinandersetzung mit Realitäten. Es erleichtert den Umgang mit materiellen Problemen und hilft bei geschäftlichen Unternehmungen geschickt und klar zu handeln.

Hausmittel: Auf Mücken-, Bienen- und Wespenstiche trägt man das ätherische Öl pur auf. Es wirkt schnell schmerzstillend und abschwellend.

Massage: Bei rheumatischen Beschwerden, Gelenk- und Muskelschmerzen.

Gesichtswasser: Gegen Hauterkrankungen, Akne und kleineren Hautverletzungen.

Aftershave: Wegen seiner antiseptischen und zugleich reizlindernden und entzündungshemmenden Eigenschaften.

Vorsicht! Sassafras sollte nicht über lange Zeiträume und nur in niedriger Dosierung angewendet werden.

Nicht in der Schwangerschaft oder bei Kindern anwenden.

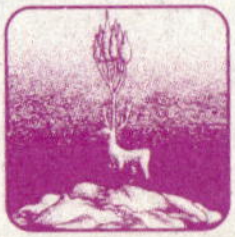

Grundrezepturen ab Seite 31, "Therapeutischer Index" ab Seite 265

Die zu den wirkungsvollsten Heilpflanzen zählende Schafgarbe, gehört zur Familie der Korbblütler (Asteraceae). Hauptherkunftsgebiete sind Deutschland, Italien, Frankreich, die Balkanländer, Ukraine, Nordasien, Pakistan und die USA. Das ätherische Öl wird durch Wasserdampfdestillation aus dem Kraut und der Blüte gewonnen.

Wirkungen durch Verdunstung: Antiseptisch bei Entzündungen der Atemwege, entzündungshemmend und schleimlösend auf das Nasennebenhöhlensystem, schmerzstillend und krampflösend bei Migräne. Bei Depressionen körperlich und seelisch kräftigend. Wirkt gegen Schwindelgefühl und Übelkeit. Bewußtseinserweiternd, fördert es die intuitiven Kräfte.

Indikation: Bronchitis - auch chronische -, Schnupfen, Stirnhöhlen- und Nebenhöhlenbeschwerden, Asthma, Kopfschmerzen und Migräne, Reisekrankheit, Schlafstörungen und Alpträume - auch bei Kindern.

Sonstiges: Diese Essenz mit ihrem leicht krautigen, angenehm aromatischen Duft, wird wegen ihrer großen Heilkraft seit alters her verwendet. Schafgarbenöl hat einen höheren Anteil an Azulen, als das ätherische Öl der Kamille. Azulen entsteht erst bei der Destillation. Es ist in der Pflanze als Proazulen, einer Vorstufe, enthalten.

Hausmittel: 15-20 Tropfen Schafgarbenöl in einer Mischung aus 25 ml Johanniskraut-Basisöl und 25 ml Aloe-Vera-Basisöl gelöst, heilt schnell einen Sonnenbrand.

Kosmetik: Schafgarbenöl eignet sich sehr gut für naturkosmetische Zubereitungen. Es beruhigt irritierte Haut, heilt Entzündungen, reinigt und desinfiziert unreine Haut, auch bei Akne.

Massageöle wirken gegen Cellulitis, Krampfadern, Gelenk- und Knochenschmerzen. In Johanniskraut-Basisöl gelöst, heilt die Essenz ▶

Grundrezepturen ab Seite 31, "Therapeutischer Index" ab Seite 265

schnell einen Sonnenbrand. Auch zur Behandlung von Couperose (geplatzte Äderchen) kann man diese Mischung einsetzen.

Haarshampoo mit Schafgarbe-, Rosmarin- und Birkenrindenessenz wirkt haarwuchsfördernd.

Kompressen helfen bei Akne, Ekzemen, Wunden.

Bäder lindern Kreislaufstörungen, Menstruationsbeschwerden und Hautirritationen, sogar Neurodermitis.

Sitzbäder wirken gegen Entzündungen im Vaginalbereich und gegen Hämorrhoiden.

Tip: Gegen Reisekrankheit ein Riechfläschen mit ätherischem Schafgarbenöl auf die Reise mitnehmen!

Hinweis: Nach einer äußeren Anwendung von Schafgarbenessenz, nicht direkter Sonneneinstrahlung aussetzen. Bei empfindlicher Haut können sonst Reizungen auftreten.

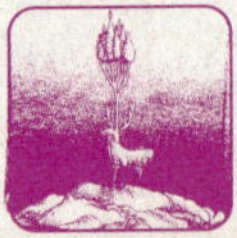

Grundrezepturen ab Seite 31, "Therapeutischer Index" ab Seite 265

Der Sellerie ist eine Knollenpflanze aus der Familie der Doldenblütler (Umbelliferae). Schon im 3./2. Jahrhundert v. Chr. von den Nabatäern angebaut, kultiviert man sie heute hauptsächlich in Mittel- und Südeuropa (bes. Frankreich), Ägypten, Südafrika, Westasien bis Ostindien, Südamerika und Nordamerika. Das ätherische Öl wird durch Wasserdampfdestillation aus den Früchten (Samen) gewonnen.

Wirkungen durch Verdunstung: Seelisch und körperlich erfrischend und anregend, konzentrationsfördernd, inspirierend, aphrodisierend, antidepressiv.

Indikation: Unausgeglichenheit, Melancholie, seelische und geistige Antriebslosigkeit, Müdigkeit, nervöse Depressionen.

Sonstiges: Seit frühesten Zeiten wird der Sellerie als fröhlichmachende, Melancholie vertreibende »Pflanze des Lachens« beschrieben.

Hausmittel: Als inneres Deodorant 1 - 2 Tropfen ätherisches Sellerieöl auf einem Würfelchen Brot zwei- bis dreimal täglich einnehmen.

Dies wirkt außerdem harntreibend und blutreinigend bei Blasen- und Nierenbeschwerden, sowie stoffwechselanregend.

Mundwasser: Gegen Mundgeruch 2 Tropfen in einem Teelöffel 90% Trinkbranntwein (Apotheke) lösen und verdünnt in einem halben Glas lauwarmem Wasser gurgeln.

Küche: 40 Tropfen in 10 ml kaltgepreßtem Mandelöl ergeben ein gesundes »Würzöl« für Gemüse-, Kräuter- und Kartoffelsuppe, für Eintopfgerichte, Soßen und Quarkdips, sowie Salatdressings.

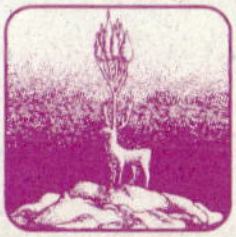

Grundrezepturen ab Seite 31, "Therapeutischer Index" ab Seite 265

Spearmintöl

Mentha spicata L.

Dieser, aus der Familie der Lippenblütler (Labiatae) stammende Spearmint, wird als »reine Art« angesehen. Ursprünglich an den westlichen Küsten des Mittelmeeres, also Nordafrika und Spanien wild wachsend, wird er jetzt auch in Ägypten in kbA-Qualität kultiviert. Das Hauptanbauland sind heute die USA. Das ätherische Öl wird durch Wasserdampfdestillation aus den Blättern gewonnen.

Wirkungen durch Verdunstung: Erfrischend, inspirierend, konzentrationsfördernd, entkrampfend, schleimlösend.

Indikation: Kopfschmerzen, Müdigkeit, Erkältungen, Schnupfen, Schwindelgefühle bei Schwangerschaften.

Sonstiges: Es riecht wie es heißt.

Hausmittel: Bei Magen- und Darmkoliken 2 Tropfen auf etwas Zucker, Honig oder in etwas Trinkbranntwein einnehmen.

Parfum: Spearmint ist als Minzeart gut zur Herstellung süßer Parfummischungen geeignet.

Kosmetik: In allen naturkosmetischen Anwendungen bringt Spearmint eine junge, frische Note. Es ist zu verwenden wie alle Minzöle.

Massageöl: Ein erfrischendes und erheiterndes Erlebnis.

Küche: Ein überraschender Akzent bei der Herstellung von Speiseeis, Desserts, Drinks, auch zum Mixen.

Vorsicht! Nicht bei Kleinkindern und während der Behandlung mit homöopathischen Mitteln verwenden.

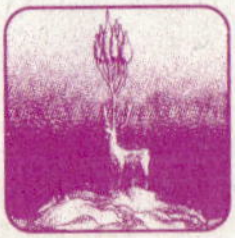

Grundrezepturen ab Seite 31, "Therapeutischer Index" ab Seite 265

Dieser Lavendel wächst in den Tallagen Südfrankreichs bis in 700 m Höhe, während der Lavandula officinalis erst in dieser Höhenlage zu wachsen beginnt. Der Spiklavendel wird auch wesentlich grösser und blütenreicher. Er stammt aus der Familie der Lippenblütler (Labiatae) und gedeiht außer in Südfrankreich noch in Spanien, Mittelitalien, Dalmatien und Ungarn. Das ätherische Öl wird durch Wasserdampfdestillation der ganzen Pflanze gewonnen.

Wirkungen durch Verdunstung: Beruhigend und entkrampfend bei Erregungszuständen, ausgleichend bei Kreislaufstörungen, harmonisierend bei aggressiven Depressionen, bei Erkrankungen der Atemwege.

Indikation: Unruhe, Nervosität, Kopfschmerzen, Migräne, Kreislaufstörungen, nervöses Herzklopfen, Schlaflosigkeit, Depressionen, Hysterie. Auch bei Keuchhusten, Reizhusten, Asthma, Erkältungen, Grippe, Halsentzündungen.

Sonstiges: Spiklavendel hat eher eine kreislaufbezogene, stabilisierende und stärkende Wirkung als andere Lavendelessenzen.

Hausmittel: Gegen Fußpilz werden je 6 Tropfen Spiklavendelöl, Thymianöl und Teebaumöl in 50 ml Calendula-Basisöl gemischt. Morgens und abends die betreffenden Stellen einreiben.

Im Massageöl, Bädern und Kompressen wirkt Spiklavendel hautpflegend, wundheilend, entzündungshemmend, durchblutungsfördernd und entkrampfend. Es eignet sich besonders für erwärmende und kräftigende Anwendungen.

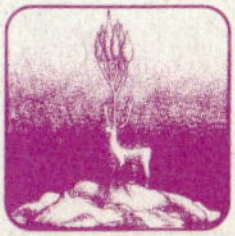

Grundrezepturen ab Seite 31, "Therapeutischer Index" ab Seite 265

Sternanisöl

Illicium verum Hook.f.

Sternanisöl wird aus den frischen Früchten eines Magnolienbaumes aus der Familie der Magnoliengewächse (Illiciaceae), durch Wasserdampfdestillation gewonnen. Heimisch ist dieser immergrüne zypressenförmige Baum in Südchina und wird heute auf Hainau, in Cochinchina, Tonking und Annam, sowie auf einigen malayischen Inseln, in Japan und auf den Philippinen kultiviert.

Wirkungen durch Verdunstung: Bewirkt einen tiefen, festen Schlaf, ist geistig anregend bei Antriebslosigkeit, wärmend und krampflösend bei Verdauungsstörungen und Blähungen, schleimlösend bei Atemwegserkrankungen. Steigerung der Milchbildung bei stillenden Müttern (Valnet).

Einen schönen Weihnachtsduft im Verdunster erhalten Sie durch eine Mischung aus Sternanisöl mit Zimt- und Orangenöl.

Indikation: Schlafstörungen, unruhiger Schlaf, Antriebslosigkeit, Verdauungsstörungen, Blähungen, Bronchitis, Asthma, Grippe, Erkältungen.

Sonstiges: Ätherisches Sternanisöl gehört nicht in den Eisschrank, da ein wichtiger Wirkbestandteil bei Temperaturen unter 18°C zerstört wird.

Hausmittel: Das sogenannte »Vier-Winde-Öl« ist ein altbewährtes Mittel gegen Blähungen, Bauchweh und Verrdauungsbeschwerden. Mischen Sie dazu je 8 Tropfen ätherisches Sternanisöl, Corianderöl, Fenchelöl und Kümmelöl in 50 ml Jojobabasisöl. Ein paar Tropfen davon im Magen-Darmbereich einmassieren. Das bringt schnell Erleichterung.

Zur Anregung oder Steigerung der Milchbildung bei stillenden Müttern, verdauungsbedingten Kopfschmerzen, Verdauungsbeschwerden, übermäßiger Gasbildung, 2 -3 mal täglich 1-2 Tropfen in etwas Honig verrührt einnehmen. ▶

Grundrezepturen ab Seite 31, "Therapeutischer Index" ab Seite 265

Küche: Ein schönes »Würzöl « für die Haus-Bäckerei. Damit Sie besser dosieren können, sollten Sie in 10 ml kaltgepreßtem Mandelöl 40 Tropfen Sternanisöl verschütteln. Schon die alten Römer aßen bei ihren Gelagen kleine Aniskuchen, um die Verdauung zu fördern.

VORSICHT! Einnahmen in zu hohen Mengen können zu Schwindel und kreislaufbedingter Übelkeit führen.

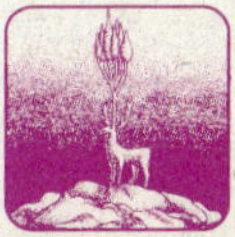

Grundrezepturen ab Seite 31, "Therapeutischer Index" ab Seite 265

Teebaum, Tea-Tree

Melaleuca alternifolia

Der in den Wäldern Australiens und Südostasiens wild wachsende Teebaum ist ein Myrtengewächs (Myrtaceae) - eine immergrüne Pflanze. Das ätherische Öl wird durch Wasserdampfdestillation aus den Blättern des Baumes gewonnen.

Wirkungen durch Verdunstung: Stark desinfizierend, keimtötend, antiviral und abwehrsteigernd. Teebaumöl kann hervorragend zur Desinfektion der Atemwege verwendet werden.

Indikation: Um sich vor ansteckenden Krankheiten zu schützen. Grippale Infekte, Viruskrankheiten, Beschwerden der Nasennebenhöhlen.

Sonstiges: Pur aufgetragen ist die Teebaum-Essenz in der Lage das Gift eines Skorpiones oder einer Giftspinne zu neutralisieren. Auf Insektenstiche pur aufgetragen, verhindert es den Juckreiz und mildert die Hautreaktion.

Hausmittel: Warzen können durch das Betupfen mit Tea-Tree erfolgreich bekämpft werden. Damit die Essenz auf der Haut nicht gleich verdunstet, mit einem kleinen Pflaster abdecken. Behandlungsdauer ca. 4 - 6 Wochen.

Salbe: 1 Teil Essenz auf 19 Teile Salbengrundlage ergibt eine stark antiseptische Mischung. Diese kann bei Fußpilz und -schweiß aufgetragen werden, um diesen schnell und problemlos zu beseitigen.

Hautöl: In Avocadobasisöl verdünnt, kann Teebaumöl auf entzündliche Hautstellen aufgetragen werden, um diese zu desinfizieren und so die Heilung zu fördern, z.B auch bei entzündeten Hühneraugen.

Bad: Ein Teebaum-Handbad ist bei Nagelbettentzündungen sehr zu empfehlen! Sitzbäder wirken bei vaginalen Pilzerkrankungen erstaunlich schnell heilend.

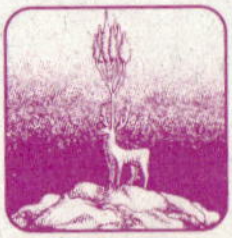

Grundrezepturen ab Seite 31, "Therapeutischer Index" ab Seite 265

Thuja, auch Lebensbaum genannt, gehört zur Familie der immergrünen, zypressenartigen Nadelhölzer (Cupressaceae). Seine Heimat ist das Seengebiet des atlantischen Nordamerika und das Kaukasusgebiet. Kultiviert wird er u.a. in Mittel- und Südeuropa. Das ätherische Öl wird aus den Blättern und der Rinde der Pflanze gewonnen.

Wirkungen durch Verdunstung: Die Wirkung des Thuja in der Aromalampe ist wissenschaftlich noch nicht endgültig erarbeitet.

Indikation: Keine!

Sonstiges: Thujaöl wird in der Homöopathie gerne und vielseitig verwendet. Es sollte aber nur von kundigen Therapeuten eingesetzt werden.

Anwendung: Seitdem Warzen als Virusinfektion angesehen werden, hat die Thuja-Essenz eine besondere Bedeutung erlangt. Regelmäßig über mehrere Wochen vorsichtig, nur auf die Warze auftragen, kann sie das Wachstum der Warzen hemmen und sie sogar beseitigen. Wegen der schnellen Verdunstung der Essenz, mit einem kleinen Pflaster abdecken. Auch Hühneraugen können mit der Thuja-Essenz erfolgreich behandelt werden.

Vorsicht! Das ätherische Thujaöl darf bei Kindern, Epileptikern und Schwangeren nicht angewendet werden. Die Essenz darf nicht eingenommen werden!

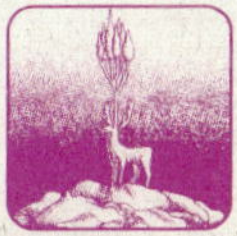

Grundrezepturen ab Seite 31, "Therapeutischer Index" ab Seite 265

Thymianöl rot und Thymianöl weiß

Thymus zygis L. vulgaris L. und Thymus capitatus

Thymian ist ein Zwergstrauch aus der Familie der Lippenblütler (Labiatae). Er ist an den Küsten der nordwestlichen Mittelmeerländer Spanien, Frankreich, Italien und der Balkanländer beheimatet und wird in Mitteleuropa, Ostafrika, Pakistan, Indien und Nordamerika kultiviert. Das ätherische Öl wird per Wasserdampfdestillation aus den Blüten und Blättern gewonnen. Thymian heißt auf altgriechisch »Mut«! Sein Duft verleiht tatsächlich Mut, Tatendrang und daraus die Sicherheit, anderen gegenüber tolerant zu sein und Mitgefühl zu zeigen.

Wirkungen durch Verdunstung: Denkfähigkeit anregende und konzentrationsfördernde Wirkung, seelisch und körperlich kräftigend, abwehrsteigernd, entzündungshemmend, schweißtreibend, schleimlösend, auswurffördernd, wirkt stark antiseptisch und desinfizierend auf die Atemwege und die Raumluft. Blutdruckerhöhend, anregend für die Bildung weißer Blutkörperchen, wundheilend.

Indikation: Bei geistiger, seelischer und körperlicher Überbeanspruchung, Angstgefühlen, Nervenschwäche, Abwehrschwäche, Stirn- und Nasennebenhöhlenentzündung, Grippe, Bronchitis, Husten. Krupphusten, Keuchhusten, Asthma. Niedriger Blutdruck, Kreislaufschwäche, Blutarmut.

Sonstiges: Die besten Sorten kommen aus Spanien. Das rote Öl hat ca. 50 % Thymol, das weiße Öl bis zu 30 % Thymol. Thymol, der Hauptinhaltsstoff, hat sehr gute Wirkungen, ist aber - außer in der Aromalampe und in der kosmetischen Anwendung - leicht toxisch.

Feinfühlige, sensible Menschen und Kinder sollten deshalb die weiße Thymian-Essenz - robuste, starke Menschen, die rote Thymian-Essenz verwenden.

Hausmittel: Bei Erkältungskrankheiten und Abwehrschwäche zwei mal täglich 2 Tropfen auf einem Teelöffel Zucker, Honig oder auf einem kleinen Brotwürfel einnehmen. ▶

Grundrezepturen ab Seite 31, "Therapeutischer Index" ab Seite 265

Nur bei Fußpilz, 1x täglich Thymian mit einem Wattestäbchen, pur auf die befallenen Stellen auftragen. Sonst Thymian auch bei äußerer Anwendung immer in starker Verdünnung verwenden!

Bäder: Ein Thymianbad hat die gleiche, aber auch verstärkende Wirkung wie in der Aromalampe - siehe oben -. Es wirkt im Bad außerdem angenehm wärmend und durchblutend, besonders in der Rekonvaleszenz. Im Fußbad wirkt es gegen Fußschweiß.

Hautöl: Thymianöl ist in hohem Maße keimtötend, es greift die Enzyme der Bakterien an. Es wirkt stark desinfizierend und ist außerdem antiviral. Deshalb ist ein Verband oder Pflaster bei Wunden, Abschürfungen und Furunkeln sehr hilfreich.

Kompressen und Waschungen, mit in Honig gelöstem und mit gekochtem oder destilliertem Wasser gemischtem Thymian- und Schafgarbenöl, sind bei frischen Wunden gut reinigend und heilend.

Küche: Für ein selbst hergestelltes »Thymian-Würzöl« gibt es in der Naturküche ein breites Anwendungsspektrum. Außerdem macht es Ihre Speisen auch noch magenfreundlicher z.B. Pizza, Tomatengerichte, Suppen, Dressings, Eintopfgerichte usw.

Hinweis: Thymian rot ist als Öl von Natur aus rötlich gefärbt. Häufig werden farblose Thymianöle als roter Thymian angeboten. Die Farbe ist hier also ein Qualitätshinweis!

VORSICHT! Bei hohem Blutdruck, Schilddrüsenüberfunktion, in der Schwangerschaft, für Kleinkinder und bei Neigung zur Epilepsie nicht anwenden!

Übertriebene Dosierungen können Schweißausbrüche und Vergiftungserscheinungen zur Folge haben. Deshalb Thymianöl im Vergleich zu anderen ätherischen Ölen immer nur in halber Menge anwenden.

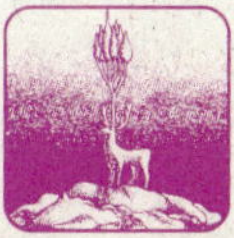

Grundrezepturen ab Seite 31, "Therapeutischer Index" ab Seite 265

Tolubalsamöl

Myroxylon balsamum Harms var. balsamum

Der Tolubalsambaum wächst wild im nördlichen Südamerika. Der Tolubaum gehört zur Familie der Schmetterlingsblütler (Leguminosae). Das ätherische Öl wird aus dem Balsam des Baumes durch Extraktion gewonnen.

Wirkungen durch Verdunstung: Antidepressiv, harmonisierend, wärmend, entkrampfend, die Atmungsorgane beruhigend, schleimlösend, hustenreizstillend.

Indikation: Streßbedingte Kopfschmerzen, Nervosität, erhöhte Reizbarkeit, übersteigerte Aggressionen (besonders bei Kindern). Bronchitis, Nasennebenhöhlen- und Stirnhöhlenbeschwerden, Reizhusten, Asthma und trockene Nasenschleimhäute.

Sonstiges: Sowohl der Tolubalsam, als auch ein naher Verwandter, der Perubalsam (Myroxylon balsamum H. var. pereirae), wurde seit alters her als Wundheilmittel verwendet.

Parfum: Das ätherische Tolubalsamöl kann als natürlicher Fixateur wirken und gibt Parfummischungen eine balsamisch-warme Note.

Hautöl: In Avocadobasisöl wirkt Tolubalsamöl bei entzündlichen Hautirritationen heilend und fördert eine schnelle Wundheilung.

Kompressen: Warme Brustkompressen mit Tolubalsam-, Tea-Tree- und Niaouliöl, lindern bronchiale Beschwerden, lösen Schleim und wärmen auf angenehme Art den Körper.

Bäder: Im Badewasser kommt vor allen Dingen die leicht durchblutende, hautpflegende Eigenschaft des Tolubalsamöles zur Anwendung. Psychosomatische Hautprobleme lassen sich sehr gut mit ätherischem Tolubalsamöl behandeln.

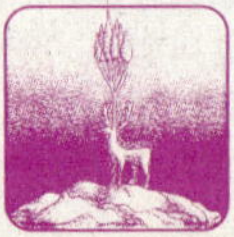

Vorsicht! Bei Kinder darf das Öl, außer in der Aromalampe, nicht verwendet werden.

Grundrezepturen ab Seite 31, "Therapeutischer Index" ab Seite 265

Die Tuberose gehört zur Familie der Amaryllisgewächse (Amaryllidaceae). Während sie in Mittelamerika wild wächst, wird sie in Frankreich kultiviert. Die Tuberose ist eine der wenigen Pflanzen, deren ätherisches Öl neben der Extraktion mit Lösungsmitteln, noch durch das aufwendige Verfahren der Enfleurage gewonnen wird.

Wirkungen durch Verdunstung: Das ätherische Öl der Tuberose wird in der Aromatherapie gerne wegen seiner starken Wirkung auf die Psyche verwendet. Es wirkt stark antidepressiv, harmonisierend und vermittelt ein Gefühl von Wärme und Geborgenheit. Auch eine aphrodisierende Wirkung ist deutlich vorhanden.

Indikation: Angstgefühl, Alpträume, Gefühlskälte, Frigidität, Depressionen, Aggressionen, Hysterie, starke seelische Unausgeglichenheit. Kaum ein anderes ätherisches Öl ist in der Lage, so tief in unserem Unterbewußtsein zu wirken. Deswegen wird ätherisches Tuberosenöl bei besonders schwierigen Fällen psychosomatischer Störungen eingesetzt.

Sonstiges: Die Weltproduktion von Tuberosenöl beträgt ca. 15 - 20 kg/ Jahr. Gehandelt wird jedoch ein mit Enfleurage gewonnenes - und mit Alkohol und destilliertem Wasser verdünntes ätherisches Öl. Dies geschieht wegen der extrem starken Duftintensität des Tuberosenöles. Selbst von diesem verdünnten Öl reichen 2 - 3 Tropfen für alle denkbaren Anwendungen aus, mehr würde als sehr unangenehm und aufdringlich empfunden werden.

Parfum: Es vermittelt eine einzigartige warme, erotische Note.

Kosmetik, Massage, Hautöl und Bäder: Die Beifügung der Tuberosen-Essenz unterstützt die ausgleichenden, entspannenden und »die Seele pflegenden« Wirkungen dieser Anwendungsformen.

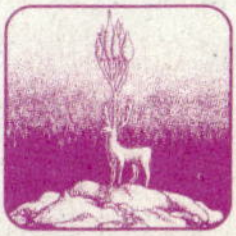

Vorsicht! Nicht zur Einnahme geeignet.

Grundrezepturen ab Seite 31, "Therapeutischer Index" ab Seite 265

Vanille absolue

Vanilla planifolia Andr.

Das ätherische Öl, der aus der Orchideenfamilie (Orchidaceae) stammenden Pflanze, wird durch Alkoholextraktion mit anschließender Abdestillation des Alkohols, oder durch das umweltfreundliche und wirkstoffschonende CO2-Verfahren aus der Schote, d.h. aus der Frucht der Orchideenblüte gewonnen. Je nach Herstellungsweise variiert der geruchs- und geschmacksbestimmende Anteil des wertvollen natürlichen Vanillins zwischen 12 % und 97 %. Heimat: Réunion (Ile de Bourbon), Süd- und Mittelamerika (Mexiko), Madagaskar und Ostafrika, Karibische Inseln, Java und Ceylon.

Wirkungen durch Verdunstung: Antidepressiv, appetitanregend, beruhigend, harmonisierend, wärmend. Öffnet verschlossene Menschen, hilft bei Kindern gegen Alpträume.

Indikation: Angstzustände, Gefühlskälte, Reizbarkeit, Streß, nervöse Spannungszustände, Schlafstörungen.

Sonstiges: Die Vanille-Essenz von den Inseln Réunion, Madagaskar und aus Mexiko gelten als »beste Qualität«.

Kosmetik: In Parfums, Rasierwasser und Deodorants verwendet, werden Sie »zum Anbeißen« duften. Mischt sich gut mit Benzoe, Mandarine, Honig, Limette, Mimose, Muskatnuß, Myrte, Nelke, Grapefruit, Rose, Zimt und Zitrone.

Gesichtsmaske und -wasser: In einer Hautpflegemischung, z.B. mit Rose und Lavendel, unterstützt die Vanille-Essenz die pflegenden Eigenschaften dieser anderen Öle.

Massage: Mit Geranie und Lavendel wirkt das ätherische Öl harmonisierend und nimmt bedrückenden Sorgen ihre Schwere.

Küche: Köstlich in Gebäck, Pudding, Eis und sonstige Süßspeisen, ▶

Grundrezepturen ab Seite 31, "Therapeutischer Index" ab Seite 265

aber auch sonst sind Ihrer Phantasie keine Grenzen gesetzt - z.B. backen mit echter, natürlicher Vanille!

Hinweis: Die meisten auf dem Markt angebotenen Vanille-Essenzen sind mit Hexan extrahiert. Auch eine anschließende Destillation, kann das giftige Hexan nicht 100%-ig entfernen. Suchen Sie deshalb nach hexanfreiem Vanilleabsolue. Einige wenige Marken bieten mittlerweile eine Vanille-Essenz an, die durch Alkoholextraktion mit anschließender Abdestillation des Alkohols (12-15% natürliches Vanillin beinhaltend), - oder noch besser - eine absolut reine Qualität, die durch das wirkstoff-schonende und umweltfreundliche CO 2 -Verfahren (s.Seite 18/19) gewonnen werden (ca. 97% natürliches Vanillin beinhaltend). Diese hochprozentige Vanille hat eine feste Konsistenz und wird deshalb mit 50%-igem Trinkalkohol verflüssigt.

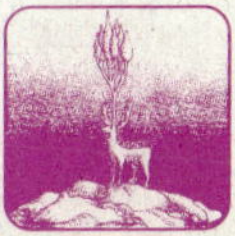

Veilchenblätter- und -blütenöl

Viola odorata L.

Das Veilchen, auch März- und Hecken-Veilchen genannt, kommt ursprünglich aus dem Mittelmeergebiet. Es ist mittlerweile in ganz Europa und auch in Teilen Nordamerikas verbreitet. Es wird auch kultiviert. Diese Staude gehört zur Gattung der Veilchengewächse (Violaceae). Das ätherische Öl wird durch das aufwendige Pomadeverfahren (Enfleurage) gewonnen. Es ist so hoch konzentriert, daß der Veilchenduft erst bei einer 5.000 bis 10.000-fachen Verdünnung hervortritt.

Wirkungen durch Verdunstung: Stark schmerzlindernd, beruhigend und harmonisierend, antiseptisch und schleimlösend auf die Atemwege, antidepressiv, seelisch wärmend und entkrampfend, inspirierend.

Indikation: »Kater«, Kopfschmerzen, Migräne (auch vorbeugend), Verspannungen, Schlaflosigkeit, Herzklopfen, Hysterie, Aggressionen, Depressionen, geistige Müdigkeit. Bronchitis, hartnäckiger Husten, Keuchhusten und andere Atembeschwerden (z.B. Verschleimung), Stirn- und Nasennebenhöhlentzündungen.

Sonstiges: Veilchenöle sind wegen der aufwendigen Gewinnung sehr rar und teuer. Deshalb wird diese kostbare Essenz so selten verwendet. Nicht nur ihr exquisiter Duft, sondern auch ihre Hautkrankheiten heilende Wirkung (z.B. Neurodermitis bei Säuglingen und Kindern), macht sie zu einer der wertvollsten Essenzen.

Parfum: Ein so feiner, exquisiter, echter Duft, daß Sie es einfach probieren müssen. 1-3 Tropfen in 100 ml geruchsneutralem, reinen Jojobaöl gut verschütteln. 3 Wochen reifen lassen.

Hautöle: Gegen Ekzeme, Neurodermitis usw. mischen Sie in 100 ml Avocadoöl 2 Tropfen ätherisches Veilchenöl und 2 - 3 Tropfen ätherisches Sandelholzöl ostindisch. Über einen längeren Zeitraum auf die betroffenen Stellen dünn auftragen, um akute Beschwerden zu lindern.

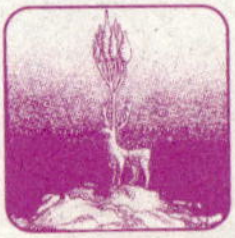

Grundrezepturen ab Seite 31, "Therapeutischer Index" ab Seite 265

Vetiveröl wird aus den getrockneten Wurzeln des tropischen Khas-Khasgrases, durch Wasserdampfdestillation gewonnen. Es stammt aus der Familie der Süßgräser (Gramineae) Ursprünglich aus Indien stammend, gedeiht es heute in kultivierter und verwilderter Form außerdem in Ceylon, Indonesien, dem malayischen Archipel, auf Java, den Philippinen, im südlichen Nordamerika, Angola und auf Réunion.

Wirkungen durch Verdunstung: Entspannend, wärmend, aufbauend, stabilisierend, erdend, stärkend, östrogenwirkend, durchblutungsfördernd, streßabbauend, antidepressiv, stimmungsaufhellend. Der Duft wirkt wachstumsfördernd auf die roten Blutkörperchen.

Indikation: Seelische und nervliche Verspannungen besonders im Klimakterium, Erschöpfungszustände und Schwäche in der Rekonvaleszenz, Durchblutungsstörungen, Ängste.

Sonstiges: Das ätherische Vetiveröl wird nur in der Aromalampe und äußerlich, jedoch nicht zur Einnahme verwendet.

Es hat einen geheimnisvollen, erdigen, tiefen, holzigen Duft. Verdünnt entwickelt es aber etwas frischere, zitronenartige Obertöne. Eine dunkle, rötlich braune Substanz, die Verbindung mit den Kräften der Mutter Erde bringt. Umfangend, warm und tief.

Hausmittel: Sowohl Massagen, als auch Bäder mit Vetiver wirken durch die östrogenartigen Inhaltsstoffe straffend und pflegend auf die Haut und das Unterhautgewebe (bes. im Klimakterium) und beugen, frühzeitig und regelmäßig angewendet, Schwangerschaftsstreifen vor.

Parfum: Wegen des erdigen, fast modrigen Duftes, reichen meist schon 1-2 Tropfen Vetiveröl, um aus einer ganz normalen Duftmischung eine ganz besondere Komposition zu machen. Manche hassen diesen Duft, andere sind süchtig danach. Auf jeden Fall verbindet er mit den Kräften der Mutter Erde. Ein weiblicher Duft. ▶

Grundrezepturen ab Seite 31, "Therapeutischer Index" ab Seite 265

Kosmetik: Vetiveröl tut der Haut gut. Es wirkt allgemein aufbauend. Es hat in jeder Naturkosmetik einen regenerierenden Einfluß auf den Gewebeaufbau des Unterhautgewebes.

Massagen mit Vetiver- und Cypressenessenz wirken schmerzstillend und heilend bei Krampfadern und Ödemen. Fußmassagen mit dieser Mischung wirken dem Frösteln entgegen.

Haushalt: Das ätherische Öl vertreibt sehr gut Insekten. Die Vetiverwurzel nannte man deshalb früher »Mottenwurzel«.

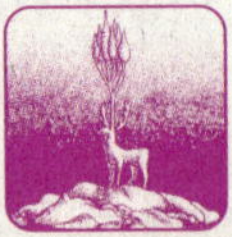

Grundrezepturen ab Seite 31, "Therapeutischer Index" ab Seite 265

Die Wirkungen des Wachholder waren schon in der Antike bekannt. Er gehört zu den ältesten Heilpflanzen und wächst heute in ganz Europa (beste Ölqualität aus dem Apennin und den südl. Alpen), Nordafrika, Nordasien und Nordamerika. Er gehört zur Familie der Zypressengewächse (Cupressaceae). Das ätherische Öl wird durch Wasserdampfdestillation aus den frischen Beeren oder dem Holz gewonnen.

Wirkungen durch Verdunstung: Antiseptisch und desinfizierend auf die Atemwege und die Raumluft, schleimlösend, entkrampfend, kräftigend, anregend. Der Duft von Wachholder klärt die Gefühlswelt und wirkt ausgleichend bei Streß und Angstzuständen.

Indikation: Grippe, Bronchitis, Husten, Asthma, bes. Reizhusten, Energielosigkeit, niedriger Blutdruck, seelische und körperliche Verkrampfung, erkältungsbedingte Schwäche, Energielosigkeit, Kopfschmerzen.

Sonstiges: Da die Wirkung des Wachholderbeeren- und -holzöles in etwa gleich sind - Wachholderholz ist stärker desinfizierend - ist die Wahl eine Frage des Duftempfindens.

Hausmittel: Bei verschleimten Bronchien und zur Vorbeugung gegen Infektionskrankheiten, nicht mehr als 1-2 Tropfen ätherisches Wachholderbeerenöl, zweimal täglich mit einem Bissen Brot einnehmen.

Massagen: Massagen sind hilfreich bei rheumatischen Schmerzen und Gicht, Hautausschlägen, feuchten Ekzemen, Hämorrhoiden, Krampfadern, Hexenschuß, Muskelschmerzen und Muskelkater, Couperose.

Küche: Zum Beizen von Tofu und Sojafleisch, aber auch von echtem Fleisch, für Marinaden, Aufläufe usw., stellen Sie wegen der besseren Dosierbarkeit ein »Würzöl« her.

VORSICHT! Bei akuten Nierenbeschwerden und während der Schwangerschaft nicht anwenden!

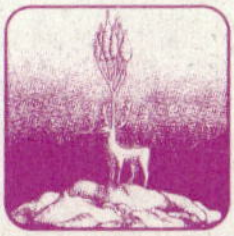

Grundrezepturen ab Seite 31, "Therapeutischer Index" ab Seite 265

Weihrauchöl, olibanum

Boswellia carteri Birdw.

Weihrauch olibanum ist das Harz des Boswellia-Baumes (Burseraceae), der in Südarabien, Nubien, Ägypten, Somalia und an den Küsten des Roten Meeres wächst. Es gilt als »beste Qualität«. Das ätherische Öl wird durch Wasserdampfdestillation aus dem Harz gewonnen.

Wirkungen durch Verdunstung: Gedankenvertiefend, wärmend, beruhigend, schleimlösend, wundheilend, luftreinigend. Wirkt besänftigend auf das Gemüt.

Indikation: Bei Kurzatmigkeit, gut gegen Bronchitis, Lungenleiden, bei Kehlkopf- und Stirnhöhlenkatarrh.

Sonstiges: Eine Mischung aus Weihrauch, Myrrhe, Benzoe Siam und Sumatra, Zimtrinde und Lavendelblüte entwickelt beim Verdampfen in der Aromalampe einen sehr charakteristischen, balsamisch-narkotischen Duft. Gut zum Meditieren geeignet.

Hausmittel: Bei Erkältungen wirkt eine Einreibung mit Hautöl im Brust- und Rückenbereich schmerzstillend und krampflösend.

Parfum: Ergibt eine sehr schöne Mischung mit Myrrhe, Cedernholz und Patchouli. Weihrauch ist ein gutes Fixativ für flüchtige Düfte.

Kosmetik: In Salben, Cremes, Gesichtsmasken und -packungen hat Weihrauch, wegen seiner zusammenziehenden, faltenglättenden, tonisierenden, entzündungshemmenden Wirkungen, sehr lange Tradition.

Hautöl: In Calendula-Basisöl gut zur Vorbeugung gegen Schwangerschaftsstreifen. Siehe dazu auch das Rezept unter »Lavendel«.

Gesichtsöl und -maske: Weihrauch regeneriert besonders wirksam die Haut und ist seit alters her ein Geheimtip zur Faltenglättung. Es wirkt auch hautberuhigend.

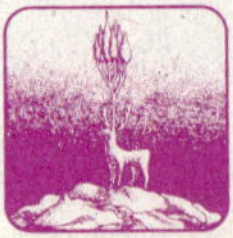

Grundrezepturen ab Seite 31, "Therapeutischer Index" ab Seite 265

Die Wiesenkönigin, auch Spierstaude oder Mädesüß genannt, wächst wild in ganz Europa und Nordamerika. Sie gehört zur Familie der Rosengewächse (Rosaceae). Das ätherische Öl wird durch Wasserdampfdestillation der gesamten, blühenden Pflanze gewonnen.

Wirkungen durch Verdunstung: Angenehm anregend, stimulierend auf die Psyche, konzentrationsfördernd, die Atemwege desinfizierend.

Indikation: Müdigkeit, Antriebsschwäche, Mutlosigkeit, Depressionen, erkältungsbedingte Kopfschmerzen, hilfreich bei längerem, konzentrierterem Arbeiten. Zur Desinfektion von Krankenräumen.

Sonstiges: Die Wiesenkönigin hat eine lange Tradition in der Volksheilkunde. Sie wurde von Alters her gegen Rheuma und Gicht verwendet. Man nannte sie früher »Geißbart«.

Parfum: In Parfums wird Wiesenköniginnenöl als angenehm erfrischende, krautige Note empfunden.

Massage: Ätherisches Wiesenköniginnenöl in pflanzlichem Basisöl verdünnt, eignet sich hervorragend zur Lösung von Muskelverhärtungen und Verspannungen des Rückens. Eine leichte Beinmassage, regelmäßig wiederholt, kann erfolgreich gegen Ödeme wirken.

Kompressen: Mit der Zugabe des Wiesenköniginnenöles in das Kompressenwasser, erhalten diese eine schweißtreibende und fiebersenkende Wirkung.

Teil- und Vollbad: Ein Sitzbad mit Wiesenköniginnenöl wirkt lindernd bei Beschwerden durch Hämorrhoiden. Ein Vollbad, hilft bei Rheuma, Gicht und Gelenkschmerzen, aber auch gegen Cellulitis.

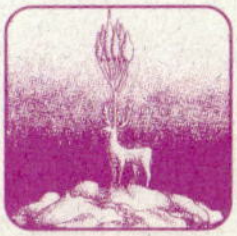

Vorsicht! Dieses Öl sollte nicht von Schwangeren verwendet werden.

Grundrezepturen ab Seite 31, "Therapeutischer Index" ab Seite 265

Wintergrünöl, echt

Gaultheria procumbens L.

Echtes Wintergrünöl wird aus den Blättern eines, an der atlantischen Küste Nordamerikas, von Kanada bis Alabama, wild gedeihenden Erikagewächses (Ericaceae) durch Wasserdampfdestillation gewonnen.

Wirkungen durch Verdunstung: Blutdrucksenkend, psychisch anregend, appetitanregend.

Indikation: Energielosigkeit, mangelnde Durchblutung, Rheuma, hoher Blutdruck, Konzentrationsschwäche.

Sonstiges: Das ätherische Öl besteht zu einem hohen Anteil aus natürlichem, pflanzlichem Methylsalizylat. Dieser Stoff wird heute aus Kostengründen in großen Mengen synthetisch gewonnen und in vielen herkömmlichen Rheumamitteln verwendet, z.B. in Rheumabädern und -salben.

Hausmittel: Wintergrün findet in Massageölen gegen Rheuma Anwendung. Auch gegen Muskelkater und Muskelschmerzen wirkt es lindernd.

Parfum: Ätherisches Wintergrünöl ist in der Lage, herben, schweren Parfums die Strenge zu nehmen und sie zu »versüßen«.

Bad: Es läßt sich auch gut in Rheumabädern verwenden. Es wirkt schmerzstillend.

Vorsicht! Das ätherische Wintergrünöl darf nicht eingenommen werden.

Nicht verwenden in der Schwangerschaft und bei Kindern unter 6 Jahren!

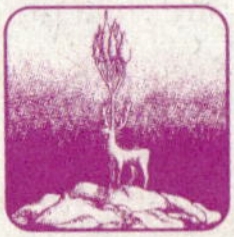

Grundrezepturen ab Seite 31, "Therapeutischer Index" ab Seite 265

Ylang-Ylang

Cananga odorata (Lam.) Hook.f.et Thos.

Der bis zu 20 Meter hoch werdende Baum, stammt aus der Familie der Anemonengewächse (Annonaceae). Das ätherische Öl dieses von den Philippinen stammenden, nun auch u.a. auf Java, Madagaskar, Réunion, den Comoren, Jamaika, Sansibar und auf Haiti kultiviert wachsenden Baumes, wird durch Wasserdampfdestillation ausschließlich aus den frisch geernteten ca. 20 cm großen, gelb-weißen Blüten gewonnen.

Wirkungen durch Verdunstung: Aphrodisierend, erotisierend, blutdrucksenkend, beruhigend, entspannend (tonisierend), senkt bei Ärger die Atemfrequenz. Antidepressiv.

Indikation: Depressionen, Schlaflosigkeit, Herzklopfen, Impotenz, Frigidität, Sexualmüdigkeit, bei nervösen Spannungen, Angstzuständen.

Sonstiges: Ylang-Ylang ist die Blume der Blumen. Der Duft ist sehr feminin. Er vertreibt Zweifel, Unruhe und Unsicherheit.

Kosmetik: Auch zur Hautpflege in jeder möglichen Anwendungsform hat sich Ylang-Ylang bewährt. Generell für jeden Hauttyp, aber ganz besonders für die fette Haut und die strapazierte ältere Haut. Die Haut wird glatt, weich und verjüngt sich.

Parfum: Ein sehr schöner, blumiger Duft. Deshalb sehr gut geeignet zur Herstellung von interessanten, erotischen Parfums. Ylang-Ylang mischt sich gut mit Bergamotte, Grapefruit, Jasmin, Muskateller Salbei, Neroli, Orange bitter, Sandelholz und Zitrone.

Massageöl: Pflegt die Haut glatt und weich. Es wirkt bei empfindlicher Haut außerdem feuchtigkeitsspendend und entzündungshemmend.

Vollbad: Ein sinnlich erotisierendes Erlebnis, allein oder zu zweit.

Im Haarwasser hilft es gegen gespaltene Haarspitzen.

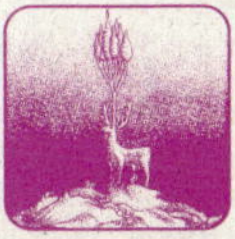

Grundrezepturen ab Seite 31, "Therapeutischer Index" ab Seite 265

Ysopöl

Hyssopus officinalis L.

Der Ysop stammt aus der Familie der Lippenblütler (Labiatae). Das ätherische Öl, dieser in Süd- bis Südosteuropa und Asien wild, aber auch kultiviert wachsenden Pflanze, wird durch Wasserdampfdestillation aus dem blühenden Kraut gewonnen.

Wirkungen durch Verdunstung: Krampflösend, auswurffördernd, schleimlösend, stark hustenstillend, fiebersenkend, schweißtreibend, blutdruckregulierend. Bei Kindern mit Asthma, eine Lampe mit halber Dosierung über Nacht anlassen. Wie alle Gewürzpflanzenöle ist ätherisches Ysopöl sehr gut bei allen Erkältungskrankheiten zu verwenden. Besonders nach langen Krankheiten wirkt Ysop aufbauend.

Indikation: Asthma, Bronchitis, Husten, Keuchhusten, Krampfhusten und trockene Schleimhäute, Schnupfen (auch Heuschnupfen), Koliken, Verdauungsprobleme, hoher oder niedriger Blutdruck, Rekonvaleszenz.

Sonstiges: Die heilige Pflanze der Hebräer wird in der Bibel als »Esobh« elfmal erwähnt. Das Wunderheilmittel des Mittelalters. Der Duft vermittelt Reinheit und Klarheit des Geistes. Er ordnet, richtet auf, belebt und beflügelt ohne abzuheben. Ysop steigert die Konzentrationsfähigkeit und Wachheit. Ideal für kreative Menschen!

Hausmittel: Bei Husten und Bronchitis mit zähem Schleim, ein ideales Mittel, da eingenommenes Ysop über die Lunge ausgeschieden wird. 2 Tropfen Essenz, zwei- bis dreimal täglich, in etwas Zucker, Honig, Alkohol oder auf einem Würfelchen Brot einnehmen. In der Regel hilft aber schon die Anwendung in der Aromalampe, ein Ysop-Bad oder eine Rücken- und Brustmassage mit Ysop-Massageöl.

Parfum: Ysopöl mischt sich gut mit echtem Eisenkraut, Lavendel, Muskatellersalbei, Rosmarin, Salbei, Weihrauch. Ein idealer Duft für würzige Naturparfums. ▶

Grundrezepturen ab Seite 31, "Therapeutischer Index" ab Seite 265

Kosmetik: Speziell bei unreiner Haut, Ekzemen und Akne, in allen kosmetischen Zubereitungen wirksam.

Massageöl: Bei Bronchial-Erkrankungen, Rücken und Brust einreiben.

Küche: Zum Würzen von Saucen, Fleisch- und Eintopfgerichten, Gemüsesuppen usw., stellen Sie wegen der besseren Dosierbarkeit ein »Würzöl« her.

VORSICHT! Nicht in der Schwangerschaft therapeutisch einnehmen! Für Kleinkinder und Epileptiker nicht geeignet.

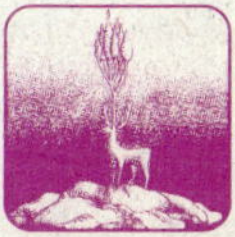

Grundrezepturen ab Seite 31, "Therapeutischer Index" ab Seite 265

Zimtöl chinesisch (auch Cassiaöl)

Cinnamomum aromaticum Nees. (auch C. cassia Nees.)

Das ätherische Zimtöl aus China, auch »Cassiaöl« genannt, wird aus Rindenstücken und Blättern, des Cinnamomum aromaticum, einem Lorbeergewächs (Lauraceae), durch Wasserdampfdestillation gewonnen. Dieser in China beheimatete, wildwachsende Baum - er wird dort bereits 2500 Jahre vor Christus in Arzneibüchern erwähnt - ist heute im ganzen tropischen Südasien verbreitet.

Wirkungen durch Verdunstung: Wirkt schnell auf den Kreislauf und damit stark durchblutend und wärmend, z.B. bei kalten Händen und Füßen. Antiseptisch, abwehrsteigernd, desinfizierend, krampflösend, seelisch wärmend, anregend, öffnend, aphrodisierend, erotisierend.

Indikation: Kreislaufschwäche, Kälteempfinden, Erkältung, Grippe, Schnupfen, Verspannungen, Melancholie, Kontaktangst.

Sonstiges: Durch den größeren Anteil des Duftträgers Zimtaldehyd ist das chinesische Zimtöl für Menschen, die einen kräftig-aromatischen Zimtduft erleben möchten besser geeignet, als die etwas schwächer duftenden ceylonesischen Zimtöle.

Kosmetik: Wegen seines starken, warmen Duftes wird das chinesische Zimtöl in naturkosmetischen Zubereitungen, bevorzugt verwendet.

Massageöl: 15 Tropfen chinesisches Zimtöl, 10 Tropfen Sandelholz, und 5 Tropfen Ylang-Ylang in 50 ml Arnika-Basisöl mischen. Eine kreislaufanregende und erotisch stimulierende Mischung.

Haushalt: Mit chinesischem Zimtöl, Orange süß oder bitter und Anisöl erhalten Sie eine festliche Weihnachtsduftmischung für die Aromalampe.

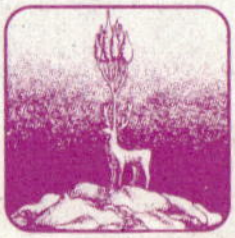

Grundrezepturen ab Seite 31, "Therapeutischer Index" ab Seite 265

Zimtrindenöl und Zimtblätteröl

Cinnamomum ceylanicum Nees.

Der ceylonesische Zimt ist der vom Deutschen Arzneibuch für medizinische Anwendungen genehmigte »offizinelle« Zimt. Zwei verschieden wirkende und duftende ätherische Öle werden aus der Rinde oder den Blättern des immergrünen, 10 m hoch wachsenden Zimtbaumes aus der Familie der Lorbeergewächse (Lauraceae), durch Wasserdampfdestillation gewonnen. Die anerkannt besten, wild wachsenden Sorten kommen von der Südwestseite der Insel Ceylon (heute Sri Lanka). Der Zimtbaum wächst außerdem in Ostindien, den Sundainseln, den Philippinen, und den karibischen Inseln. In Ghana wird er kultiviert.

Wirkungen durch Verdunstung: Wirkt stark anregend auf Kreislauf, Herz und Atmung, sowie durchblutend und entkrampfend auf den Organismus. Stark antiseptisch, keimtötend und luftreinigend. Seelisch ausgleichend und stabilisierend.

Indikation: Kreislaufschwäche, kalte Hände und Füße, Frösteln - seelisch und körperlich -, Erkältungen, Grippe, Schnupfen, Ansteckungsgefahr. Psychische und seelische Unausgeglichenheit, Verspannung und Verkrampfung.

Sonstiges: Beide Essenzen gleichen sich in ihrer Wirkung zwar sehr, jedoch ist das Öl aus der Rinde viel aggressiver und sollte deshalb, z.B. bei Anwendungen auf der Haut viel stärker verdünnt werden. Bei empfindlicher Haut, unbedingt nur ätherisches Zimtblätteröl verwenden. Bei beiden Ölen immer den Armbeugentest machen!

Hausmittel: Vorbeugend in der Grippe- und Erkältungszeit, aber auch bei ersten Anzeichen davon, vermischen Sie den Saft einer halben Zitrone und je 1 Tropfen Zimtrindenöl und Nelkenblütenöl, gelöst in einem Teelöffel Honig, in einen steifen Grog.

Kosmetik: In naturkosmetischen Zubereitungen sollten Menschen mit empfindlicher Haut das mildere Zimtblätteröl verwenden. ▶

Grundrezepturen ab Seite 31, "Therapeutischer Index" ab Seite 265

◄ Zimtrindenöl und Zimtblätteröl

Cinnamomum ceylanicum Nees.

Zimtrindenöl: Ein süßer, warmer Duft, der schüchternen, melancholischen Menschen hilft, aus sich herauszugehen. Eine, auf die Psyche zielende Wirkung.

Zimtblätteröl: Ein herberer, etwas nüchtenerer Duft, der eine starke innere, mehr auf die Physis zielende Wirkung hat.

Zimtrindenöl wirkt in Parfums, Salben, Cremes, Massageöl usw., wegen seiner stark keimtötenden Eigenschaft konservierend.

Gurgelwasser: Bei Zahnfleischbluten: Mit 15-20 Tropfen Zimtblätteröl in 50 ml 90%-igen Trinkalkohol lösen. Mit 8-10 Tropfen in einem halbem Glas lauwarmem Wasser verdünnt, zwei- bis drei-mal täglich das Zahnfleisch spülen.

Küche: Zum Backen oder Kochen. Um es besser dosieren zu können, stellen Sie sich am besten ein natürliches Back-Aromaöl her, indem Sie 5 ml kaltgepreßtes Mandelöl mit 40 Tropfen Zimtrindenöl mischen. Vorschläge: Süße Speisen wie Müsli, Griesbrei, süßer Reis, Milchsuppe oder Desserts wie Obstsalat, Zimteis.

VORSICHT! In der Schwangerschaft nicht einnehmen! Ausgenommen in Speisen!

Grundrezepturen ab Seite 31, "Therapeutischer Index" ab Seite 265

Zirbelkiefernnadelöl (auch Arvenöl)

Pinus cembra L.

Die Zirbelkiefer, auch Arve genannt, ist ein starker, lebenswilliger, an der Vegetationsgrenze der Alpen, Karpaten und des Ural wachsender, lichthungriger, bis zu 20 Meter hoch werdender Baum, aus der Familie der Kieferngewächse (Pinaceae). Er steht in den Alpen unter Naturschutz. Deshalb wird dort nur aus den durch Sturm, Schnee und Waldpflege o.ä. zur Verfügung stehenden Zweigen und Nadeln, per Wasserdampfdestillation ätherisches Öl gewonnen. Ein sehr heilkräftiges, kostbares und rares ätherisches Öl.

Wirkungen durch Verdunstung: Keim- und virustötend, schleimlösend, durchblutungsfördernd, entgiftend auf die Atemwege. Vertieft die Atmung und erhöht dadurch die Sauerstoffversorgung des Körpers. Luftreinigend, auch gegen Tabakgeruch. Es wirkt ausgleichend, aufbauend und stärkend auf die Psyche.

Indikation: Grippe, Erkältungskrankheiten, Schnupfen, Bronchitis, Raucherhusten, Reizhusten, Stirn- und Nasennebenhöhlenentzündungen, Asthma, Kurzatmigkeit. Angst, Energielosigkeit, schwaches Selbstbewußtsein, Depressionen.

Sonstiges: Dieses ätherische Öl eignet sich hervorragend zur Luftreinigung (Geruch und Desinfektion) in Praxen, Kanzleien, Wartezimmern u.ä., aber auch in der Wohnung und dem Krankenzimmer. Es wirkt auch insektenvertreibend.

Ein Rezept für die Duftlampe: 5 Tropfen Zirbelkiefer, 3 Tropfen Lemongras und 2 Tropfen Jasmin.

Hausmittel: Da das ätherische Zirbelkiefernnadelöl in einem Vollbad angewendet, sowohl über die Einatmung als auch über die Haut wirkt, schafft es schnelle Abhilfe bei den oben genannten Beschwerden. 12-15 Tropfen in Honig gelöst dem Badewasser beigeben. ▶

Grundrezepturen ab Seite 31, "Therapeutischer Index" ab Seite 265

Zirbelkiefernnadelöl (auch Arvenöl)

Pinus cembra L.

Kosmetik: In naturkosmetischen Anwendungen wie Salben, Cremes, Gesichtswässern, Aftershave, Packungen, Masken und Bädern wirkt es antiseptisch und durchblutungsfördernd, bei schlecht durchbluteter und unreiner Haut. Mit Zugabe von Rose damascena und Kamille oder Schafgarbe bringen Sie einen heilenden-pflegenden Aspekt hinein und mit Weihrauch olibanum zusätzlich noch einen hautglättenden.

Massageöl: Gegen rheumatische Beschwerden, Muskelschmerzen und eingeschlafene - d.h. schlecht durchblutete - Glieder.

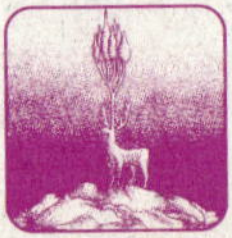

Grundrezepturen ab Seite 31, "Therapeutischer Index" ab Seite 265

Zitronenöl

Citrus limon (L.) Burm.

Der Zitronenbaum kommt, wie alle Zitruspflanzen, aus der Familie der Rautengewächse (Rutaceae). Ursprünglich aus dem mittleren Asien stammend, wächst er heute hauptsächlich in den subtropischen Regionen Europas, des östlichen Mittelmeerraumes, Indiens, Mittel- und Südamerikas. Von den zum Meer hin abfallenden Berghängen Siziliens und Süditaliens kommen jetzt auch kbA-Qualitäten. Das ätherische Öl wird durch Kaltpressung aus den Fruchtschalen gewonnen.

Wirkungen durch Verdunstung: Konzentrationsfördernd, gedächtnisstärkend, erfrischend, inspirierend, fröhlich stimmend. Hilft, sich zu entschließen. Wirkt antiseptisch und bakterizid. Fiebersenkend, blutdrucksenkend, regt das Immunsystem an.

Indikation: Bei Überanstrengung, Konzentrationsschwäche, Antriebsschwäche, Infektionskrankheiten, Fieber, Bronchitis, Grippe, Migräne.

Sonstiges: Im Krankenzimmer oder im Wartezimmer von Arztpraxen, in der Aromalampe oder im Diffusionsapparat verdunstet, vermindert es durch seine stark desinfizierende Wirkung die Ansteckungsgefahr.

Hausmittel: Bei Zahnfleischbluten oder -entzündung, zur Stärkung des Zahnfleisches sowie gegen Mundgeruch, gurgelt man mit einer Lösung aus 2 Tropfen Zitronenöl, die in einem halben Teelöffel Honig oder einem halben Teelöffel Trinkalkohol gelöst und in lauwarmem Wasser verrührt wurden.

Kosmetik: In allen kosmetischen Anwendungen wie Cremes, Lotionen, Gesichtsmasken usw. wirkt Zitronenöl antiseptisch und entschlackend, speziell bei fetter Haut, gestauchter Haut, geplatzten Äderchen und Sommersprossen.

Massageöl mit Zitronen-Essenz ist wirksam gegen Krampfadern. Außerdem ist es gut geeignet für Sportmassagen. ▶

Grundrezepturen ab Seite 31, "Therapeutischer Index" ab Seite 265

Haushalt: Staubsauger-Luftausgangsfilter mit ein paar Tropfen beträufeln. Das ist wegen der antiseptischen und antibakteriellen Wirkung, zumindest bei der Reinigung von Krankenzimmern fast eine Notwendigkeit.

In Verbindung mit Alkohol ein ideales Brillenputzmittel.

Küche: Die Basis für ein echtes, natürliches Zitronen-Backaroma.

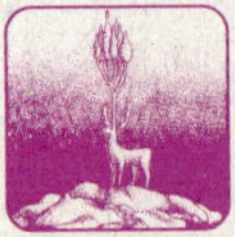

Zwiebelöl
Allium cepa L.

Die ursprünglich aus dem westlichen Asien stammende Zwiebel, wird heute in zahlreichen Arten weltweit kultiviert. Besonders in Asien, Ägypten, Europa und Mexico werden vorwiegend die Allium cepa-Sorten angebaut. Das ätherische Öl dieser aus der Familie der Liliengewächse (Liliaceae) stammenden Pflanze, wird durch Wasserdampfdestillation aus der Zwiebel gewonnen.

Wirkungen durch Verdunstung: Nur in Mischungen und wegen des starken Geruchs nur in kleinsten Mengen (höchstens 1-2 Tropfen) verwenden! Stark keimtötend, entzündungshemmend, schleimlösend und entkrampfend auf die Atemwege. Außerdem blähwidrig, und appetitanregend. Sie wirkt auch beruhigend und blutdrucksenkend.

Indikation: Erkältungskrankheiten, Grippe, Rachenangina oder -entzündungen, Nasenschleimhautentzündung, Herzklopfen, hoher Blutdruck, Nervosität.

Sonstiges: Die Zwiebelessenz riecht in starker Verdünnung kräftig nach frischer Zwiebel. Sie ist eine der heilwirksamsten Essenzen, die sich oft dort bewährt, wo andere Mittel versagen.

Hausmittel: Schmerzlindernd und heilend bei Ohrenschmerzen und -sausen. 2 Tropfen ätherisches Zwiebelöl in einem Eßlöffel Johanniskrautbasisöl vermischen, davon 2 - 3 Tropfen auf ein Wattebällchen träufeln und dieses hinter dem Ohrläppchen befestigen.

In Massagen, Bädern und Kompressen wirkt die Essenz wie oben beschrieben, lindert jedoch zusätzlich die Beschwerden bei schweren, angeschwollenen Beinen, Füßen und bei Krampfadern.

Küche: Ein »Würzöl« aus dieser Essenz eignet sich hervorragend für Köche, die das Besondere mögen.

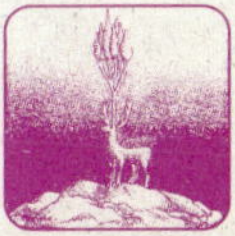

Grundrezepturen ab Seite 31, "Therapeutischer Index" ab Seite 265

Du liebtest das Recht und hassest das Unrecht.
Deshalb hat dich der Herr, dein Gott,
mit Freudenöl gesalbt vor deinen Gefährten.
Von Myrrhe, Aloe und Cassia
duften alle deine Gewänder.

Altes Testament, Psalm 45 - 8 und 9

PFLANZENÖLE

Kosmetische und therapeutische Qualitäten - und ihre Wirkungen

In allen Zivilisationen war den Menschen das Öl der Pflanzen heilig.Man kann sogar sagen, daß die Geschichte des Öles die Menschheitsgeschichte stark geprägt hat. Nomadenvölker wurden seßhaft, Kontinente wurden entdeckt und fruchtbar gemacht und Zivilisationen wurden entwickelt. Öl spendete Licht in der dunklen Nacht, konnte Wunden und Krankheiten heilen und war außerdem eine wohlschmeckende, wertvolle Quelle der Energie für die Menschen. Die besten Qualitäten waren den Tempeln für ihre religiösen Rituale vorbehalten.Heute bezeichnet man die besten Qualitäten als »medizinische oder pharmazeutische« Öle. Nur ein geringer Teil davon wird von den erzeugenden Bauern entweder selbst verzehrt, als Delikatesse verkauft oder zur Verbesserung der nächsten Qualitätsstufen verwendet.

Diese »erste Qualität« wird durch die erste, kalte Pressung der frischen, wenn möglich mit Hand geernteten Früchte oder Samen gewonnen. Dieses Verfahren ist das schonendste, denn es geschieht ohne Wärmezufuhr, ausschließlich durch einfaches mechanisches Auspressen. Durch den physikalischen Vorgang des Pressens entsteht eine Temperatur von maximal 35°C, also eine Temperatur, die für das Wachstum der Pflanzen selbstverständlich und deshalb für die empfindlichen, wertvollen Inhaltsstoffe völlig ungefährlich ist.

Bei der zweiten und dritten Pressung entstehen immer noch hervorragende Speiseöle, die aber z.T. schon andere, veränderte Inhaltsstoffe haben. Sie sind auch kräftiger, rustikaler im Geschmack, haben aber ernährungsphysiologisch immer noch einen sehr hohen Wert.

Alle weiteren Pflanzenöl-Qualitäten werden durch noch stärkeres Pressen, zusätzliches Erhitzen oder durch Extraktion mit chemischen Lösungsmitteln gewonnen. Weil sie so nicht genießbar sind, müssen sie danach raffiniert werden. Dabei werden mit hohem Druck, Temperaturen bis 270°C, aggressiven Laugen usw., Öle geschaffen, die keinen Eigengeschmack und kaum mehr Inhaltsstoffe haben.

Die wichtigen Inhaltsstoffe von »kaltgepreßten Pflanzenölen« sind in erster Linie die mehrfach ungesättigten und die einfach ungesättigten Fettsäuren. Sie sind für das äußerst komplexe Stoffwechselgeschehen des menschlichen Körpers unabdingbar. Weitere wichtige Inhaltsstoffe sind Lecithin, Histidin, Phytosterol und Chlorophyll, sowie die Vitamine A, B, D, E, F, H und K, sowie zahlreiche wertvolle Mineralstoffe. Wenn Sie diese pflanzlichen Öle äußerlich anwenden, dringen ihre wertvollen Inhaltsstoffe in die Haut ein und machen sie weich, geschmeidig oder straff, je nachdem welches Sie verwenden. Sie heilen Wunden oder wunde Haut, sie helfen Gewebe aufzubauen, sie regulieren und unterstützen die Blutzirkulation der Haut, deren Atmung, Lichtaufnahme und Wärmeregulierung.

Alle diese Wirkungen und viele mehr können durch die richtige Auswahl des Pflanzenöls gezielt eingesetzt werden, bzw. durch die Zugabe des entsprechenden ätherischen Öles unterstützt und verstärkt werden. Die ätherischen Öle verbinden sich sehr gut mit den Pflanzenölen, den sogenannten kosmetischen **Basisölen**. D.h., Sie können sich mit Hilfe dieser Zutaten ganz einfach Ihre eigene, auf Sie zugeschnittene, natürliche Kosmetik herstellen.

Ein weiterer wichtiger Aspekt der kaltgepreßten pflanzlichen Öle, besteht in der Wirkung durch die Einnahme. So fördert z.B. das wertvolle Öl aus dem Samen der Nachtkerzen (Oenothera biennis), mit seinem hohen Anteil an Gamma-Linolensäure, wesentlich die Produktion von Prostaglandinen im menschlichen Körper und gleicht damit den, bei den meisten Menschen vorhandenen Mangel aus. Diese Prostaglandine sind für das gesunde Funktionieren vieler Vorgänge im Körper verantwortlich, z.B. die Schmerz- und Entzündungsbekämpfung, die Kontrolle des Blut-/Cholesterin-Verhältnisses und das Funktionieren des Immunsystems.

Fast alle pflanzlichen Öle dieser Qualität haben Wirkungen in dieser oder ähnlicher Weise und können durch regelmäßige und gezielte Einnahme zur Gesundheitsvorsorge, -vitalisierung und -heilung beitragen. Aber auch hier gilt - weniger hilft mehr - d.h., 2-3 mal täglich einen halben Teelöffel des Öles einnehmen, nicht mehr.

Einige pflanzliche Öle sollte man jedoch nicht einnehmen. Sie sind dafür einfach nicht geeignet, da sie vom menschlichen Körper nicht aufgenommen werden, aber für die Hautbehandlung und -pflege überaus wertvolle Wirkungen aufweisen. Sie werden deshalb nur für die äußeren Anwendungen gewonnen. Beachten Sie deshalb die Angaben bei den einzelnen Ölebeschreibungen!

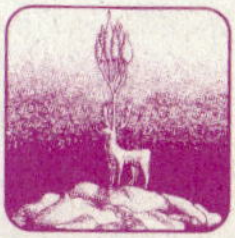

Aloe Vera-Öl

Aloe barbadensis Mill. (Aloe vera L.)

Diese, auch »Lilie der Wüsten« genannte Pflanze, hat einen agavenartigen Wuchs mit einem 60-90cm hohen, blühenden Mittelstamm. Sie kommt aus der Familie der Liliengewächse (Liliaceae) und wächst in den Wüsten Amerikas, Afrikas und Asiens. Am Rande der Wüsten Californiens und Mexikos wird sie auch landwirtschaftlich kultiviert.

Der Ölauszug wird gewonnen, indem kleingeschnittene Blatteile in hochwertigstem, kaltgepreßtem Soja-, Mandel-, Olivenöl, oder in Jojobaöl eingelegt werden. Der dadurch entstehende Auszug, enthält alle Wirkstoffe der Pflanze in reinster Qualität.

Häufig wird jedoch anstatt dieses Verfahrens ein Saft durch Pressung aus den Aloe Vera-Pflanzenteilen gewonnen, der dann mit einem Basisöl gemischt wird. Diese beiden oben beschriebenen Verfahren haben den Vorteil, daß ohne künstliche Konservierungsstoffe eine lange Haltbarkeit erreicht wird.

Es gibt außerdem einen durch Pressung gewonnenen Aloe Vera-Saft. Da er eine kurze Haltbarkeit hat, enthalten die meisten im Handel angebotenen Aloe Vera-Saft- oder Gel-Produkte Konservierungsstoffe, oder es wird aus Kostengründen, aber auch wegen der Haltbarkeit eine die Qualität und Heilwirkung vermindernde Aloe Vera-Trockensubstanz verwendet, der bei der weiteren Verarbeitung wieder Wasser zugegeben wird.

Wirkungen: Aloe Vera-Öl enthält eine große Anzahl für die Haut unschätzbar wertvoller Enzyme, Proteine, Vitamine und Mineralien u.v.m. Diese Inhaltsstoffe haben eine sehr positive Wirkung auf alle Organe der drei Hautschichten. Sie regen in der 1. Hautschicht, - der »Epidermis«, - z.B. stark die Abschuppung, in der zweiten, - der »Dermis«, - die natürliche Feuchtigkeitsregulierung und in der dritten, - der »Unterhaut« mit den Blutgefäßen, Empfindungsnerven und dem Bindegewebe, die Durchblutung an. Die Haut wird schon nach kurzer Zeit frischer, zarter und gestraffter wirken. Aloe-Verabasisöl ist auch zur milden Babypflege hervorragend geeignet. ▶

Grundrezepturen ab Seite 31, »Therapeutischer Index« ab Seite 265

Auch bei schweren Hauterkrankungen, z.B. Ekzemen oder Allergien hat sich die Behandlung mit Aloe Vera-Öl bewährt. Häufig wird es auch bei Schuppenflechte (Psoriasis) - siehe »Therapeutischer Index« - in Mischung mit Aprikosenkern- oder Avocadoöl und entsprechenden ätherischen Ölen verwendet.

Aloe Vera-Öl kann auch sehr gut zur Behandlung von Sonnenbrand und Brandwunden verwendet werden.

Von Therapeuten wird es gerne zur Reinigung des Lymphsystems angewandt werden.

Hauttyp: Für jeden Hauttyp und -zustand hervorragend geeignet. Besonders wirkungsvoll bei müder und älterer Haut.

Sonstige Verwendung: Geschmacklich nicht zum Verzehr geeignet. Ein naturkosmetisches Öl.

Haltbar ca. 9-12 Monate.

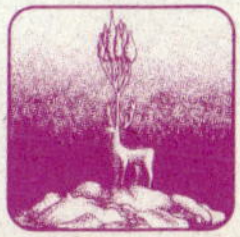

Aprikosenkernöl (Oleum Amygdalarum gallicum)

Prunus armeniaca L.

Dieser aus der Familie der Rosengewächse (Rosaceae) stammende Baum, hatte seinen Ursprung in Ostasien, von Kleinasien bis zur Mandschurei. Heute wird dieser Baum in den Mittelmeerländern und den warmen subtropischen Gebieten Amerikas kultiviert. Das qualitativ beste Öl erhält man aus Süd-Frankreich, kaltgepreßt, in kbA-Qualität.

Wirkungen: Dieses edle Öl hat einen feinen Eigengeruch, ist mild und wenig fettend. Aprikosenkernöl ist reich an den Vitaminen A und B und enthält Kalium, Phosphor, Kalzium und Magnesium.

Es nährt die Haut und wirkt pflegend auf das Gewebe. Aprikosenkernöl ist sehr gut zur Behandlung rissiger, spröder Haut geeignet. Es wird generell in Rezepturen verwendet, wenn Hautkrankheiten behandelt werden, die die Haut austrocknen. Regelmäßig verrieben hilft es auch bei schmerzhafter, rissiger Hornhaut an den Füßen.

Aprikosenkernöl zieht schnell in die Haut ein und ist daher sehr angenehm anzuwenden. Zur Behandlung sensibler Gesichtshaut wird es traditionell in der Kosmetik verwendet. Es pflegt unabhängig vom Hauttyp und gibt blassen Menschen Farbe.

Hauttyp: Es ist für alle Hauttypen geeignet und besonders bei trockener Haut gut zu verwenden.

Sonstige Verwendung: Aprikosenkernöl dieser Qualität ist ein sehr gesundes, geschmacklich exquisites Speiseöl, das nicht nur zur Salatzubereitung verwendet werden kann.

Haltbar ca. 12-14 Monate.

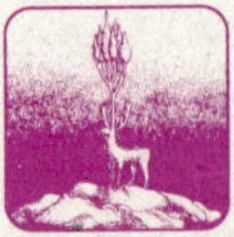

Grundrezepturen ab Seite 31, »Therapeutischer Index« ab Seite 265

Arnikablütenöl

Arnica montana L.

Die Arnika ist eine Pflanze der Astern-/Kornblütler-Familie (Asteraceae/Asteraceae). Sie wächst wild hauptsächlich auf sonnigen, moosigen Kieselböden hoher Berglagen bis in 2600 m Höhe, in Mittel-, Ost- und Nordeuropa, Mittelasiens und Nordamerika.

Arnikablütenöl wird durch das Einlegen der Blüten in hochwertiges Soja-, Oliven- oder Jojobaöl gewonnen. Nach einiger Zeit, wenn die Wirkstoffe in das Basisöl übergegangen sind, werden die Pflanzenteile durch Aussieben wieder entfernt.

Wirkungen: Arnikablüten enthalten als Wirkstoffe u.a. Cholin, Flavon, Hefe, Azulen, Inulin, Vitamin-A-Verbindungen, Kieselsäure und Bitterstoffe. Einige Teile dieser Stoffe sind kreislaufwirksam. Daher dürfen weder das ätherische Öl, noch der Arnikaauszug, ohne ärztliche Kontrolle innerlich verwendet werden.

Arnikablütenöl ist ein Hautfunktionsöl. Äußerlich angewendet hat es heilende Wirkung besonders für die periphären Blutgefäße, z.B. bei Blutergüssen, schlecht verheilenden Narben und oberflächigen Wunden. Als Massageöl hat es sich bei Krampfadern, Venenentzündungen, Prellungen, Quetschungen, Verstauchungen und Zerrungen sehr bewährt. Auch bei rheumatischen Erkrankungen, Gicht, sowie bei Muskelschmerzen, ist die Verreibung von Arnikaöl in Mischung mit entsprechenden ätherischen Ölen zu empfehlen.

Hinweis: Bei Neigung zu Couperose (geplatzte Äderchen, häufig im Gesicht) und zu Pflanzenallergien sollte Arnikaöl nicht angewandt werden.

Arnikaöl darf innerlich nur unter ärztlicher Rezeptur und Anweisung angewendet werden!

Hauttyp: Gut verträglich für jede Hautart.

Sonstige Verwendung: Wegen der Bitterstoffe nicht genießbar!

Haltbarkeit ca. 12 bis 14 Monate

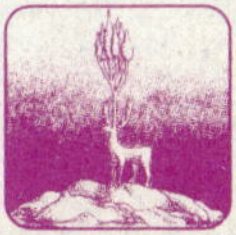

Grundrezepturen ab Seite 31, »Therapeutischer Index« ab Seite 265

Avocadoöl

Persea americana Mill.

Die Avocado ist die Frucht eines bis 3 Meter hohen Lorbeerstrauches (Lauraceae), der ursprünglich nur in Südamerika vorkam und heute hauptsächlich in Californien, Florida, Israel und Südafrika landwirtschaftlich kultiviert wird. Aus dem zu Mus gemahlenen Fruchtfleisch seiner birnenförmigen, dunkelgrünen Früchten, wird entweder durch sanftes Pressen oder Zentrifugieren, das hellgrüne bis goldgelbe Avocadoöl gewonnen.

Wirkungen: Avocadoöl enthält sehr viele Vitamine (A, B, D, E, A 1, B 1 und B 2), sowie Lecithin, viele ungesättigte Fettsäuren, Eiweiß und Mineralien. Die Verbindung dieser Fettsäuren, vor allen Dingen der sehr wertvollen Gamma-Linolensäure, mit den Vitaminen, kann von der Haut sehr gut aufgenommen werden. Daher ist Avocadoöl ideal zur Behandlung von schweren Hautkrankheiten, wie z.B. Neurodermitis geeignet. Ein sehr bewährtes Rezept zur Behandlung von Neurodermitis finden Sie auf Seite 193 bei »Sandelholz, ostindisch«.

Avocadoöl wird bei allen Erkrankungen verwendet, die mit einer Haut erhärtung einhergehen, wie z.B. Schuppenflechte oder auch verschiedene Bindegewebsbeschwerden. Durch seine besondere Tiefenwirkung eignet es sich sehr zur Behandlung des Unterhautgewebes.

Sonstige Verwendung: Avocadoöl ist wegen seiner vielen wertvollen Inhaltsstoffe eine überaus gesunde Beigabe zu Salatdressings, kalten Saucen, Mayonnaisen und Vinaigrettes. Je grüner und damit natürlicher Avocadoöl ist, um so stärker ist sein Eigengeschmack. Deshalb sollten Sie immer ein paar Tropfen jedem guten anderen Pflanzenöl (z.B. Olivenöl) beigeben.

Hauttyp: Gut verträglich für jeden Hauttyp aber besonders wirksam bei trockener oder entzündlicher Haut.

Haltbarkeit: Es ist sehr lange haltbar, da es so gut wie nie ranzig wird.

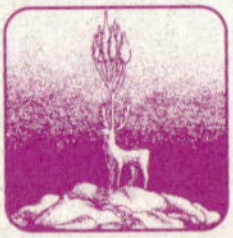

Grundrezepturen ab Seite 31, »Therapeutischer Index« ab Seite 265

Die Borretschpflanze kommt aus der Familie der Rauhblattgewächse (Boraginaceae). Ursprünglich aus dem Orient stammend, wird sie heute in ganz Kleinasien, den Balkanländern, Mittel- und Südeuropa zur Ölgewinnung angebaut. Das feine, hochwertige Pflanzenöl wird durch das Pressen oder Zentrifugieren, aus den zu einem Brei gemahlenen, stecknadelkopfgroßen Samenkörnern gewonnen.

Wirkungen: Borretschöl enthält bis 3% Alpha-Linolensäure, 19-25% Gamma-Linolensäure, ca. 36% Linolsäure u.v.m. Besonders wegen des hohen Gehaltes an Gamma Linolensäure wird Borretschöl vor allen Dingen zur Massage verwendet. Bei schmerzhafter Regelblutung, sowie zur Behandlung des sog. prämenstruellen Syndroms, hat sich diese Anwendung bewährt.

Bei nervösen Spannungen, Beschwerden oder Erkrankungen die streßbedingt sind, kann die beruhigende, seelisch ausgleichende Wirkung des Borretschöles ausgenutzt werden. Auch wurde festgestellt, daß durch eine regelmäßige Massage mit Borretschöl, ein sehr günstiger Einfluß auf den Heilungsprozess psychosomatischer Erkrankungen ausgeübt werden konnte.

Zur therapeutischen Einnahme ist Borretschöl bei Nervosität, Schlaflosigkeit und Angstgefühlen gut geeignet. Für intensivere innere Anwendungen wird wegen seiner umfangreichen therapeutischen Wirkungen und der besseren Stoffwechselreaktion Nachtkerzenöl vorgezogen.

Sonstige Verwendungen: Borretschöl kann wegen seines hohen Anteils an stoffwechselwirksamer Gamma-Linolensäure, Salaten (1 Teelöffel für 4 Portionen) und anderen Rohkostspeisen beigegeben werden. Menschen, die zu Gewebeverfettungen neigen, sollten statt Borretschöl besser Nachtkerzemöl verwenden.

Hauttyp: Für jede Hautart hervorragend geeignet.

Haltbarkeit: Im Gemüsefach des Eisschrankes mindestens 12 Monate haltbar.

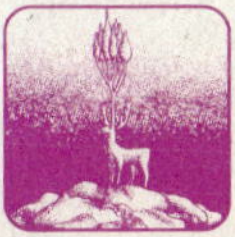

Grundrezepturen ab Seite 31, »Therapeutischer Index« ab Seite 265

Calendulaöl

Calendula officinalis L.

Die Calendula officinalis, auch Ringel- oder Studentenblume genannt, ist ein Korbblütler (Asteraceae). Sie war schon in der Antike als sehr wirksame Heilpflanze bekannt (Plinius der Ältere). Sie wächst heute noch wild, aber auch in landwirtschaftlichen Kulturen in Mittel-, Ost- und Südeuropa, im westlichen Asien, Syrien, Ägypten und den USA. Zur Ölgewinnung werden die Blütenblätter der Calendula in ein mildes Pflanzenöl eingelegt. Wenn die Wirkstoffe von den Blütenblättern in das Basisöl übergegangen sind, wird das Pflanzenmaterial wieder entfernt und das, mit den Wirkstoffen der Calendula angereicherte Basisöl, kann verwendet werden.

Wirkungen: Calendulaöl enthält viele fettlösliche Bestandteile, Bitterstoffe, Saponine, Flavonide, Glykoside und Harze.

Äußerlich wird Calendulaöl in Salben eingearbeitet, oder auch pur auf Verbänden oder Pflastern, bei blauen Flecken, Schnittwunden, Brandwunden und schlecht heilenden Narben verwendet. Es wird bei aromatherapeutischen Massagen wegen seiner hervorragenden Heilwirkungen, insbesondere bei Hautkrankheiten, sehr geschätzt. Es hilft Menschen, deren Hände durch grobe Arbeit, Kälte oder ständigen Kontakt mit Wasser angegriffen sind. Ebenso Babies mit wundem Po oder windelbedingten Ausschlägen. Auch die Anwendung in Salbenrezepturen gegen Krampfadern und Hämorrhoiden hat sich bewährt. Calendulabasisöl wirkt als Massageöl schmerzlindernd bei Menstruationsbeschwerden.

Sonstige Verwendung: Wegen der Bitterstoffe nicht in der Küche verwendbar.

Hauttyp: Besonders gut bei schlecht durchbluteter und rauher Haut.

Haltbarkeit ca. 12 bis 14 Monate.

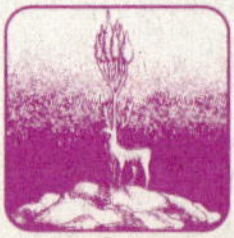

Grundrezepturen ab Seite 31, »Therapeutischer Index« ab Seite 265

Das Johanniskraut ist eine bis 1 Meter hohe, goldgelb-gefleckt blühende Staude. Sie gedeiht in Europa, Asien und Nordafrika, häufig in lichten Gehölzen, auf trockenen Wiesen und an felsigen Hängen. Sie ist namensgebend für die große Familie der Johanniskrautgewächse (Hypericaceae). Vermutlich kommt ihr Name daher, daß sie etwa »zu Johanni«, also Ende Juni zu blühen beginnt.

Zur Herstellung des heilkräftigen, rubinroten Johanniskrautöl, werden frische Johanniskrautblüten und -blätter in ein Basisöl eingelegt, gut verschlossen, und unter Sonneneinstrahlung 2-3 Wochen mazerisiert. Danach wird durch feines Absieben, das Basisöl, das nun die Wirkstoffe der Pflanze enthält, gereinigt. Als Basisöl dienen meist Weizenkeim-, Soja-, Jojoba-, Mandel- oder Olivenöl.

Wirkungen: Johanniskrautöl enthält viel Gerbstoff, Pektin, Cholin, Phytosterine, Glykoside und Mineralien. Durch den hohen Gerbstoffgehalt hat das Öl eine deutliche durchblutende Wirkung.

In der Aromatherapie wird es hierzu meist 1:1 mit Aloe Vera-Öl gemischt angewendet. Es hilft gegen alle schmerzhaften Beschwerden die mit dem Bewegungsapparat zusammenhängen, so z.B. bei Rheuma oder Hexenschuß aber auch gegen Muskelkater.

Johanniskrautöl durchblutet die Muskulatur und kann so Muskelverspannungen und -verhärtungen lösen.

Regelmäßige Massagen haben bei Nervosität und Schlaflosigkeit gute Wirkung gezeigt.

Stillende Mütter können bei Brustwarzenentzündungen (auch offen) die Wunde immer nach dem Stillen mit Johanniskrautbasisöl einreiben. Es stillt den Schmerz und ermöglicht auch bei schmerzhafter Entzündung das Weiterstillen (das Baby empfindet den Geschmack als angenehm und freut sich über die Erhöhung der Kuscheligkeit). Ein weiterer Vorteil liegt in der desinfizierenden Wirkung, die eine schwererwiegende (eitrige) Entzündung vermeidet. ▶

Grundrezepturen ab Seite 31, »Therapeutischer Index« ab Seite 265

Beschwerden der Fußhornhaut können durch regelmäßiges Einreiben mit Johanniskrautöl gelindert werden. (Siehe dazu auch unter "Hornhaut" im »Therapeutischen Index«.)

Sonstige Verwendung: Johanniskrautöl ist ein rein therapeutisches Öl. Es wird deshalb nicht zum Kochen verwendet.

Eingenommen hat es eine stimmungsaufhellende, euphorisierende Wirkung, die sich aber frühestens nach 2-3 Wochen zeigt. 3 mal täglich 30 Tropfen, 2-3 Monate lang.

Hinweis: Während, sowie zwei bis drei Stunden nach der Anwendung von Johanniskrautbasisöl auf der Haut, sollte man stärkere Sonneneinstrahlung vermeiden.

Hauttyp: Schlecht durchblutete, blasse Haut.

Haltbarkeit ca. 12 bis 14 Monate.

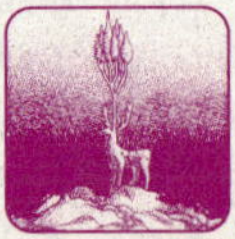

Der Jojobastrauch ist ein niedriger, zierlicher, feinblättriger, weitverzweigter, immergrüner Strauch aus der Familie der Buchsbaumgewächse (Buxaceae), der wild, aber auch landwirtschaftlich kultiviert, hauptsächlich in den Trockengebieten und Wüsten Australiens, in Arizona und in Mexiko wächst. Die Indianer kennen seine Wundheil- und Pflegewirkungen seit Menschengedenken. Das Jojobaöl wird durch Kaltpressung aus den bohnengroßen, weißen Samenkernen gewonnen.

Wirkungen: Jojobaöl enthält verschiedene, zum Teil miteinander verbundene Alkoholfette und Fettsäuren, ist also kein Pflanzenöl im Sinne von Koch- oder Bratöl, sondern eher ein flüssiges Wachs und kann nicht ranzig werden.

Heute wird es wegen eines entzündungshemmenden Wirkstoffes gegen Hautkrankheiten eingesetzt und hilft bei Ekzemen und Schuppenflechte. Jojobaöl wird von jedem Hauttyp gut vertragen und zieht schnell in die Haut ein. Es eignet sich daher besonders gut als Trägeröl in Massageöl-Rezepturen mit ätherischen Ölen.

Jojobaöl hat den Lichtschutzfaktor 4 und eignet sich daher hervorragend zur Herstellung von Sonnencremes und -ölen. Es wirkt sich auch vorteilhaft auf die Bräunung der Haut aus.

Als Emulgator hat sich Jojobaöl in der Naturkosmetik bewährt. Es pflegt, nährt und regeneriert die Haut auf einzigartige Weise, macht sie samtig weich und schützt vor Austrocknung und Faltenbildung.

Jojobaöl kann auch sehr gut als langhaftendes Basisöl für Parfummischungen verwendet werden.

Hauttyp: Jojobaöl wird von jeder Hautart sehr gut vertragen.

Haltbarkeit bei kaltgepreßtem, nicht wärmebehandeltem Jojobaöl, praktisch unbegrenzt.

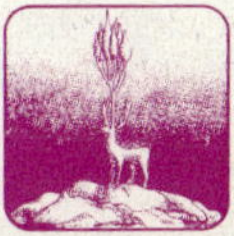

Grundrezepturen ab Seite 31, »Therapeutischer Index« ab Seite 265

Süßes Mandelöl

Prunus amygdalus var. dulces

Der Mandelbaum ist ein Mitglied der Rosenfamilie (Roseaceae). Seine Heimat ist das subtropische China. Von dort gelangte er schon früh (17.bis 16. Jahrhundert vor Chr.) über Persien nach Kleinasien, Syrien und Ägypten. Mandelbäume werden deshalb auch mehrfach im »Alten Testament« (z.B. 1.Mos. 43,11 und 4.Mos. 17, 23) genannt. Vor Ende des 5. Jahrhunderts war er bei den Griechen und danach im Römischen Reich heimisch. Er war schon damals als Arznei und Hautpflegemittel allgemein bekannt. Karl der Große empfahl (um 794) den Anbau von Mandelbäumen. Vor allem in der Pfalz, am Kaiserstuhl, an der Bergstraße und im mittleren und unteren Neckargebiet, gab es damals große Mandelpflanzungen. Heute noch verzaubern die zarten, rosafarbenen Blüten - bei günstiger Witterung manchmal schon im Februar/März - an der Bergstraße die Landschaft. Die Hauptanbaugebiete sind heute die Länder rund um das Mittelmeer. In Südfrankreich werden unter Kontrolle von Nature & Progress sogar Anbau, Pflege, Ernte und Gewinnung von kbA-Qualitäten betrieben.

Mandelöl wird durch Kaltpressung der süßen Mandelkerne gewonnen. Es enthält viel Vitamin A und B, Kalium, Phosphor, Kalzium, Magnesium, Schwefel, Natrium und Eisen. Mit Wasser gemischt erhält man eine "Mandelmilch", die in ihrer Zusammensetzung der Muttermilch sehr ähnelt.

Wirkungen: Mandelöl ist ein klassisches Öl zur Hautpflege. Es hilft bei Schürfwunden, Ekzemen und sonstigen Hautirritationen. Auch zur Behandlung rauher, rissiger Haut kann es gut verwendet werden. Mandelöl hat die Eigenschaft, sehr schnell in die Haut einzuziehen. Es wird von allen Hauttypen sehr gut vertragen.

Wegen dieser Eigenschaften wird Mandelöl gerne in der Babypflege verwendet und hat sich hier nicht nur zur Herstellung von natürlichen Babypflegemitteln sondern auch zur Behandlung von, durch die Windelpackung verursachten Hautirritationen bewährt. Es ist den auf dem Markt angebotenen Babyölen, die in der Regel aus mineralischen Ölen und Fetten hergestellt sind, auf jeden Fall vorzuziehen. Mineralische Fette und Öle verschließen die feinen Hautporen, während pflanzliche ▶

Grundrezepturen ab Seite 31, »Therapeutischer Index« ab Seite 265

Öle mit ihren Wirkstoffen in die Poren einziehen. (Rezepte für die Babypflege finden Sie auf Seite 49).

Sonstige Verwendung: Als Speiseöl kann kaltgepreßtes Mandelöl vor allen Dingen zur Zubereitung delikater, schmackhafter und sehr gesunder Salate und Rohkostgerichte verwendet werden.

Hinweis: Es sollte nur das fette Öl der Süßmandel verwendet werden! Dieses gibt es inzwischen in kbA-Qualität. Es sollte auf jeden Fall den Ölen aus konventionellem Anbau vorgezogen werden, auch wenn es etwas teurer ist.

Hauttypen: Besonders geeignet bei empfindlicher, spröder und trockener Haut, in jedem Alter. Gut geeignet zur Pflege von Babyhaut.

Haltbarkeit: Im Gemüsefach des Eisschrankes ca. 12 Monate.

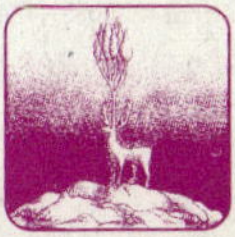

Nachtkerzenöl

Oenothera biennis L.

Die Nachtkerze aus der Familie der Nachtkerzengewächse (Onagraceae), stammt ursprünglich aus Nordamerika. Sie gelangte erst im 16. und 17. Jahrhundert nach Europa, wo sie als Zierpflanze, Küchengemüse und Heilpflanze große Verbreitung fand. Aber erst die phytopharmazeutische Forschung der heutigen Zeit, brachte die einzigartige Zusammensetzung der Inhaltsstoffe ans Licht. Das Nachtkerzenöl wird durch ein schonendes Kaltverfahren aus dem nur max. 2 mm großen Samenkörnern gewonnen. Wegen der besonderen Zusammensetzung und den hervorragenden Wirkungen des Öles, sowie der sehr aufwendigen Samen- und Ölgewinnung erstaunt es nicht, daß es eines der teuersten Samenöle der Welt ist.

Wirkungen: Nachtkerzenöl enthält sehr viel Gamma-Linolensäure, Linolsäure sowie ungesättigte Ölsäuren, aber im Gegensatz zum Borretschöl nicht die Gewebeverfettung fördernde Erulasäure. Es ist deshalb für längerfristige Therapien viel besser geeignet. Die außergewöhnlichen Eigenschaften des Nachtkerzenöles, gehen auf den hohen Gehalt an Gamma-Linolensäure zurück, mit deren Hilfe der Körper u.a. ein Gewebshormon, das sog. Prostaglandin E1 herstellen kann, das wesentliche Aufgaben im Körper erfüllt. So erweitert es z.B. die Blutgefäße und verhindert das Verklumpen der Blutplättchen. Daher wird Nachtkerzenöl z.B. zur klinischen Therapie des Raucherbeines angewendet.

Außerdem reduziert Prostaglandin E1 den Arteriendruck und wirkt Thrombosen entgegen. Es hemmt Arthritis und kann Leberschäden bei Alkoholabhängigen verhindern.

Prostaglandin E1 übt weiterhin eine regulierende Wirkung auf die weiblichen Sexualhormone Östrogen, Progesteron und Prolaktin aus. Dadurch wird die Talgabsonderung der Haut besser geregelt, die Haut wird geschmeidiger. Auch die Psyche kann dadurch sehr positiv beeinflußt werden, weswegen Nachtkerzenöl zur Behandlung der sogenannten Regeldepression verwendet wird.

Generell wirkt Nachtkerzenöl innerlich, über einen längeren Zeitraum angewendet, gegen stoffwechselbedingte Hautirritationen, Allergien, ▶

Grundrezepturen ab Seite 31, »Therapeutischer Index« ab Seite 265

rheumatische Beschwerden und ist bei Multiples Sklerose, Herzerkrankungen, aber auch bei übersteigerter Unruhe (auch Hysterie) hilfreich.

Äußerlich kann Nachtkerzenöl als durchblutungsförderndes Mittel bei allen Hauterkrankungen hilfreich wirken. Da die meisten Hauterkrankungen wie z.B. Schuppenflechte, Neurodermitis und häufig auftretende Ekzeme auf Stoffwechselstörungen beruhen, ist Nachtkerzenöl mit seinen vielen stoffwechselregulierenden Bestandteilen, zur Behandlung dieser Beschwerden besonders geeignet.

Nachtkerzenöl ist zur innerlichen Anwendung sehr geeignet (täglich 3 mal 25-30 Tropfen) und kann problemlos über längere Zeit angewendet werden.

Sonstige Verwendung: Auch in der Küche ist Nachtkerzenöl, unter therapeutischen Gesichtspunkten, in Rohkostrezepten sehr zu empfehlen. Es hat einen sehr hohen, aber nicht dick machenden Nährwert und kann zu den gesündesten Speiseölen gerechnet werden. Ein halber Teelöffel mit Nachtkerzenöl für 3-4 Personen einem anderen, kaltgepreßten Pflanzenöl beigeben. Zur Erwärmung ist es allerdings zu schade, da die wertvollen Inhaltsstoffe dadurch zerfallen.

Hauttyp: Für jede Haut geeignet. Sehr zur Behandlung von gereizter, zu Entzündungen neigender oder durch Allergien strapazierter Haut zu empfehlen.

Haltbarkeit: ca. 1 Jahr. Nachtkerzenöl sollte kühl, z.B. im Gemüsefach des Eisschrankes, gelagert werden.

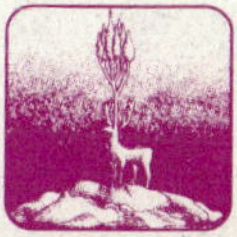

Grundrezepturen ab Seite 31, »Therapeutischer Index« ab Seite 265

Olivenöl

Olea europaea L.

Der Olivenbaum kommt aus der Familie der Ölbaumgewächse (Oleaceae). Dieser immergrüne Baum wird bis zu 12 Meter hoch und kann bis zweitausend Jahre alt werden. Er stammt in seiner ursprünglichen, wilden Form aus Vorderasien und wurde dort schon im 3. Jahrtausend vor Chr. zur Kulturpflanze entwickelt. Noch vor Chr. Geburt fand er im gesamten Mittelmeerraum Verbreitung. Ölzweige galten im Altertum als Zeichen des Sieges und speziell bei den Juden und Christen als Zeichen des Friedens. Seit dem 15. Jahrhundert nach Chr. wird er auch in Südafrika, Mexiko und Peru angebaut.

Heute kommt der weltweit größte Teil und auch die besten Qualitäten aus Südeuropa. Die jahrtausendealte, kontinuierliche Erfahrung in der Kultivierung, Pflege und Verarbeitung der Olive ist der Grund dafür. Aus Südfrankreich, Spanien und Griechenland werden neuerdings qualitativ hochwertigste Olivenöle bester Lagen, aus kontrolliert biologischem Anbau (kbA) angeboten.

Gutes Olivenöl wird aus vollreifen Oliven, ohne Anwendung von Wärme, ausgepreßt. Bei der ersten, nicht zu starken kalten Pressung, erhält man das Beste, das sogenannte »Jungfernöl« (deutsch: nativ extra; französisch: extra vierge; italienisch: extra vergine). In Anwendungen für Heilzwecke oder Kosmetik, sollte nur diese erste Qualität verwendet werden.

Bei der zweiten, etwas stärkeren kalten Pressung erhält man ebenfalls noch ein sehr wertvolles Öl, das Provenceöl (deutsch: nativ fein; französisch: vierge fine; italienisch: sopraffino vergine). Es ist ein hervorragendes Speiseöl, mit vielen, für die Gesundheit förderlichen Inhaltsstoffen. Es hat aber schon einen relativ starken Eigengeruch, der es für die naturkosmetischen Zubereitungen ungeeignet macht.

Eine dritte Qualität erreicht man durch noch stärkeren Druck, bei dem sich das Pressgut schon etwas erwärmt, wodurch ein Teil der wertvollen Inhaltsstoffe zerstört wird. Die international vereinbarten Bezeichnungen dafür lauten - deutsch; nativ mittelfein, französisch; vierge courante bzw. vierge semifine, italienisch; fino vergine. ▶

Die in weiteren Stufen durch noch mehr Druck, Vorerhitzen des Preßgutes, durch Extraktion mit Lösungsmitteln und anschließender Raffination, Bleichen, Desodorieren usw. gewonnenen Öle, sind als minderwertige Produkte anzusehen. Leider werden auch diese minderwertigen Qualitäten noch als hochwertiges Olivenöl angeboten, was die großen Preisunterschiede auf dem Markt erklärt.

Nur gutes Olivenöl hat den sehr hohen Anteil von ca. 73% einfach ungesättigter und einen 12%-igen Anteil mehrfach ungesättigter Fettsäuren. 72% ihres gesamten Gehaltes sind Ölsäuren, 11% Linolensäuren und 0,7% Alpha-Linolensäuren. Die Mineralstoffe sind wegen Ihres geringen Anteils nicht so bedeutend, jedoch ist der Vitamin E-Gehalt relativ hoch. Gutes Olivenöl hat beste Heilwirkungen, sowohl äußerlich, als auch innerlich angewendet.

Wirkungen: Äußerlich wird Olivenöl sowohl zur Behandlung von rheumatischen Erkrankungen, als auch bei entzündlichen Hautproblemen verwendet. Auch bei Brand- und Schürfwunden eignet sich Olivenöl gut, da es desinfizierend und wundheilend wirkt.

Als Basisöl in Rezepturen mit ätherischen Ölen ist es also sehr geeignet. Eine altbewährte Anwendung bei Erkältungen mit starker Schleimbildung ist die Verreibung von, mit ätherischen Ölen versetztem Olivenöl, auf der Brust. (Siehe auch unter "Erkältung" im »Therapeutischen Index«).

Eine Mischung von 50 ml Olivenöl mit 25-30 Tropfen ätherischem Rosmarinöl ist ein hervorragendes Mittel gegen Schuppen. Da es ein schweres Pflanzenöl ist, läßt es sich sehr gut für die eigenen naturkosmetischen Zubereitungen verwenden (siehe Kosmetik).

Innerlich wirkt Olivenöl bei allen Darmbeschwerden, Verdauungsproblemen (besonders bei Verstopfung) und Entzündungen im Magen-Darmbereich, sowie bei verschiedenen Gallenleiden heilend. Auch ist seine entschlackende Wirkung bei längerer Einnahme bekannt. Hier kann es zu einer kurzfristigen Zunahme verschiedener Beschwerden kommen, da der Körper etwas Zeit benötigt, die während des Entschlakkungsprozesses freigesetzten Gifte zu "entsorgen". ▶

Hinweis: Gutes Olivenöl sollte nie im Kühlschrank aufbewahrt werden, auch wenn es auf dem Etikett empfohlen wird. An einem dunklen, kühlen Ort, am besten in einem Naturkeller, können Jahre vergehen, bis es verdirbt.

Sonstige Verwendungen: In der Küche ist Olivenöl ein seit langem verwendetes Speiseöl, das den Vorteil hat, vom Körper vollständig verdaut zu werden, was bedeutet, das dieses Öl nicht dick macht. Es hat einen Fettgehalt von nur 20%.

Hauttyp: Rissige, rauhe Haut, sowie zu Entzündung neigende Haut jeden Alters.

Haltbarkeit: Je nach Lagerung und Qualität 12 Monate bis mehrere Jahre.

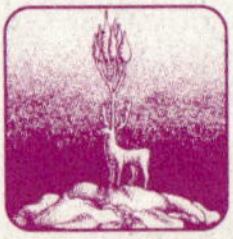

Grundrezepturen ab Seite 31, »Therapeutischer Index« ab Seite 265

Der Sanddornstrauch gehört botanisch zur Familie der Ölweidengewächse (Elaegnaceae). Seine Heimat sind die Skandinavischen Länder, ganz Mittel- und Nordeuropa, Rußland, die Ukraine, Nordasien, einschließlich des Himalaya. In diesen Gebieten wächst er auch heute noch wild.

Wegen des hohen Gehaltes an Vitamin C wird die Sanddornbeere gerne in Kräutersäften zur Stärkung des Abwehrsystems verwendet. In Sibirien wird aus der Beere sogar eine Art Wein hergestellt.

Seine therapeutischen Einsatzmöglichkeiten, besonders zur Behandlung von Hautkrankheiten und Wunden, sind bis heute vor allen Dingen in Rußland sehr bekannt. Im westlichen Europa wird das Sanddornöl erstaunlich selten verwendet und ist noch relativ unbekannt. Mit Hilfe der überaus wirkstoffschonenden sogenannten CO2-Extraktion, wird aus der Sanddornbeere ein hochwertiges, reines, fettes Öl gewonnen.

Wirkungen: Dieses wertvolle und heilkräftige Sanddornöl ist reich an verschiedenen ungesättigten Fettsäuren, sowie an Linolensäuren. Es enthält Carotinoide, welche die Vorstufe zum Vitamin A darstellen, sowie die Vitamine B1, B2, B6 und weist einen beachtlichen Gehalt an Vitamin E auf, um nur einige Inhaltsstoffe zu nennen.

Innerlich kann Sanddornöl bei Magengeschwüren und zur Heilung chronischer Hauterkrankungen eingesetzt werden. Hilfreich wirkt es auch bei Irritationen der Mundschleimhäute.

Äußerlich sind seine Anwendungsmöglichkeiten noch vielfältiger. Sanddornöl kann generell bei allen Hauterkrankungen heilend verwendet werden. Bei Akne ebenso wie bei Hauterkrankungen des Genital- und Analbereiches. Sanddornöl fördert hervorragend die Bildung von neuem Gewebe und regt daher den Heilungsprozess schlecht heilender Wunden und Narben an. Es kann daher auch gut zur Behandlung von Verbrennungen verwendet werden. Außerdem verfügt es über schmerzstillende Eigenschaften.

Sanddornöl eignet sich hervorragend als Zusatz in Cremes, Salben und Hautölen und unterstützt hautheilende Rezepturen. ▶

Grundrezepturen ab Seite 31, »Therapeutischer Index« ab Seite 265

Hinweis: Bei Vitamin E-Allergie und Carotinunverträglichkeit sollte Sanddornöl nicht eingenommen und äußerlich nur verdünnt angewendet werden.

Hauttyp: Sanddornöl wird von jedem Hauttyp gut vertragen. In selbstgemachten naturkosmetischen Salben und Cremes schützt es wetterempfindliche Haut.

Haltbar: Mindestens 1 1/2 Jahre bei kühler und lichtgeschützter Aufbewahrung.

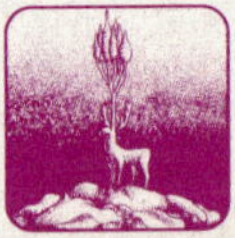

Grundrezepturen ab Seite 31, »Therapeutischer Index« ab Seite 265

Die Sonnenblume gehört zur Familie der Korbblütler (Asteraceae). Sie stammt ursprünglich aus Mexiko und wird dort schon seit Menschengedenken kultiviert.

Lange bevor die Pflanze bei uns bekannt wurde, gewannen die Ureinwohner Südamerikas schon ein fettes Öl aus den Kernen. 1569 brachten die Spanier die ersten Sonnenblumenkerne mit nach Europa, aber erst im 19. Jahrhundert wurde in Rußland (Ukraine) zum ersten mal durch Pressung ein Öl aus den Kernen gewonnen. Noch heute kommen über 50% der Weltproduktion aus Rußland und den Balkanländer. Weitere Anbaugebiete sind Mitteleuropa, Amerika, Australien, Afrika und Asien.

Wirkungen: Qualitativ hochwertiges Sonnenblumenöl wird auch heute noch durch Kaltpressung aus den Kernen gewonnen. Es enthält ungefähr 48% Alpha- und Beta-Linolsäure, ca. 30% Ölsäure, Glycerin, ca. 9% gesättigte Säuren sowie Palmitin-, Stearin-, Arachin- und Linocerinsäure, sowie Carotinoide und Lecithin u.a. Stoffe, vor allen Dingen viel wertvolles Vitamin E. In kaltgepreßter Qualität ist es eines der biologisch wertvollsten Öle.

Sonnenblumenkernöl kann als wärmendes Öl begriffen werden. So regt es die Durchblutung an und bietet sich daher als Basisöl für entsprechende naturkosmetische Rezepturen mit ätherischen Ölen an (siehe »Therapeutischer Index«, unter Durchblutung). Auch bei Erkältungen und Halsentzündungen empfiehlt es sich. Auf der Brust verrieben und gut eingepackt, kommt seine stark schleimlösende Wirkung zum Tragen. Ansonsten wird es äußerlich bei Gelenkschmerzen und -erkrankungen, sowie zur Wundheilung verwendet. Sonnenblumenkernöl hat eine leicht blutgerinnende Wirkung und unterstützt die Neubildung des Gewebes. Daher ist es als Basisöl für Wundsalben usw. bei äußeren Verletzungen, bei Geschwüren, wunden Beinen und Hautausschlägen sehr gut geeignet.

Innerlich wirkt Sonnenblumenkernöl entwässernd und ist ein Stärkungsmittel für Schwangere und stillende Mütter. ▶

Grundrezepturen ab Seite 31, »Therapeutischer Index« ab Seite 265

Sonstige Anwendungen: In der Küche hat es schon lange einen festen Platz und ist, sofern wirklich guter Qualität, auch sehr zu empfehlen. Meiden Sie billige, raffinierte und damit wertlose Pflanzenöle.

Hinweis: Menschen die zu geplatzten Äderchen (Couperose) neigen, sollten dieses Öl nicht äußerlich anwenden.

Hauttyp: Jede Haut, besonders gut geeignet für sogenannte Problemhaut.

Haltbarkeit ca. 12-14 Monate

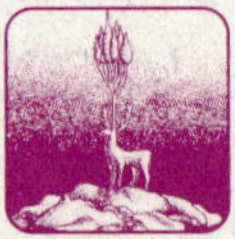

Grundrezepturen ab Seite 31, »Therapeutischer Index« ab Seite 265

Weizen stammt aus der Familie der Süßgräser (Gramineae). Er ist die am weitesten verbreitete und am häufigsten angebaute Getreideart. Die wilde, hybride Urform stammt aus Kleinasien und wurde dort schon vor ca. 10 000 Jahren erstmals landwirtschaftlich kultiviert. Weizen ist damit nachweislich eine der ältesten Kulturpflanzen der Menschheit. Heute wird er besonders in Europa, Nord- und Südamerika, Australien und Asien kultiviert. Weizenkeimöl wird durch eine schonende Kaltpressung aus den inhaltsreichen Keimen des Korns gewonnen und hat eine orangerote Eigenfärbung.

Wirkungen: Kaltgepreßtes Weizenkeimöl ist reich an mehrfach ungesättigten Ölsäuren (62% Linolsäuren), hat 22% einfach ungesättigte Fettsäuren und nur 16% gesättigte Fettsäuren. Bemerkenswerte Mengen von Phosphor, Zink, Eisen, Kalium, Schwefel, Lecithin und den Vitaminen A, B1, B2, B3, B6 und besonders viel Vitamin E, machen es geradezu zu einem Jungbrunnen der Gesundheit.

Äußerlich angewandt wirkt kaltgepreßtes Weizenkeimöl stark regenerierend, aufbauend und gewebevitalisierend auf die Haut. Es wird generell gut vertragen und ist hilfreich bei Beschwerden, die mit dem Bindegewebe zusammenhängen. Zum Beispiel ist es gegen Krampfadern und zur Vermeidung von Schwangerschaftsstreifen gut geeignet. (»Therapeutischen Index«) Es hat sich auch gegen Schuppenflechte bewährt.

Für Massageöle oder in Rezepturen für therapeutische Einreibungen, sollte Weizenkeimöl immer 1:1 mit einem leichten Basisöl wie z.B. Jojoba- oder Mandelöl gemischt angewendet werden, da es allein nur langsam in die Haut einzieht.

Der hohe Vitamin E-Gehalt des Weizenkeimöls wirkt auf natürliche Weise konservierend. Gibt man Rezepturen mit anderen Basisölen ca 20% Weizenkeimöl bei, sind sie länger haltbar. Auch Mischungen mit ätherischen Ölen bleiben länger stabil.

Empfehlung: Machen Sie sich an besonders trockenen Hautstellen, z.B. am Ellenbogen, eine Woche lang einmal täglich, warme Packungen mit purem Weizenkeimöl. ▶

Grundrezepturen ab Seite 31, »Therapeutischer Index« ab Seite 265

◄ Weizenkeimöl

Triticum sativum Lam.

Sonstige Verwendungen: Kaltgepreßtes Weizenkeimöl weist von allen Speiseölen den höchsten Gehalt an Vitamin E auf und ist sehr reich an Vitaminen der B-Gruppe. Darum ist es ein beliebtes Diätöl und eignet sich gut für Rohkostrezepte. Es trägt zu einer vitaminreichen Ernährung bei. Es ist goldgelb und von angenehmem Geschmack.

Hauttyp: In der kosmetischen Anwendung eignet es sich vor allem für die Pflege der Altershaut, sowie der trockenen und spröden Haut.
Es wird generell gut vertragen. Es ist bei Beschwerden hilfreich, die mit dem Bindegewebe zusammenhängen.

Haltbar Ca. 2-3 Jahre, bei leicht kühler, dunkler Aufbewahrung.

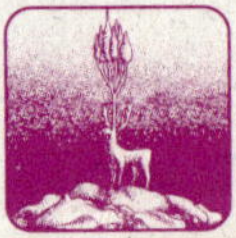

Grundrezepturen ab Seite 31, »Therapeutischer Index« ab Seite 265

AQUAROME

Was sind »echte Aquarôme«, wie entstehen sie, für was sind sie gut?

Echte Aquarôme, auch Hydrolate genannt, entstehen bei der Wasserdampfdestillation ätherischer Öle. Bei diesem Verfahren (siehe auch Seite16/17) fällt außer dem reinen ätherischen Öl auch durch Pflanzenwirkstoffe angereichertes Destillationswasser an. Dieses enthält geringe Mengen des jeweiligen ätherischen Öles, aber auch die Stoffe der Pflanze, die wasserlöslich sind.

Aquarôme lassen sich deshalb sehr gut zu einer ganzheitlichen Hautpflege verwenden. Sie können pur, oder auch verdünnt zur Reinigung und Pflege der Haut angewandt werden. Sie eignen sich als Grundstoff zur Herstellung von Salben und Cremes und lassen sich sehr einfach mit Bienenwachs in die gewünschte feste Form bringen (siehe Seite 38/39). Beim Kauf von »Aquarômen« sollten Sie sich aber vergewissern, daß es sich um echtes Pflanzen-Destillationswasser, also ein »echtes Aquarôme« oder »Hydrolat« handelt. Häufiger werden sogenannte Blütenwasser angeboten, die nachträglich, ohne jeden Zusammenhang mit der Destillation, aus Wasser und minimalen Mengen echtem oder synthetischem ätherischem Öl hergestellt wurden. Das können Sie, wenn Sie wollen, ganz einfach und viel preiswerter selbst "nachbauen", indem Sie 1-3 Tropfen ätherisches Öl, z.B. der Rose damascena in einem Eßlöffel 90%igem Trinkalkohol lösen und in einer 0,75 l-Flasche stillem Wasser verschütteln. Sie haben dann zwar ein "Rosenwasser", es ist aber nicht vergleichbar mit einem echten »Rosenaquarôme«. Auch sollte man darauf achten, daß das angebotene »Aquarôme« nicht konserviert wurde. Es nützt wenig, sich Naturkosmetik selbst zuzubereiten, wenn schon die Ausgangsmaterialien nicht natürlich und frei von chemischen Zusätzen sind.

Die »echten Aquarôme« eignen sich auch hervorragend zur inneren Heilanwendung (2-3 mal täglich 20cl.).

Außer den in diesem Kapitel beschriebenen, am häufigsten gebrauchten »Aquarômen«, werden seltener auch von anderen ätherischen Ölen Hydrolate angeboten. Generell kann gesagt werden, daß von der Wirkung des jeweiligen ätherischen Öles, auf die des entsprechenden »Aquarômes« geschlossen werden kann. Allerdings ist dieses viel schwächer und darf daher unverdünnt verwendet werden.

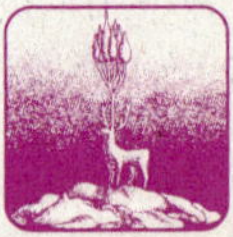

Hamameliswasser

Verwendet wird Hamameliswasser in verschiedenen Bereichen. Wegen seiner entzündungswidrigen Eigenschaft kann es hervorragend zur Wundbehandlung verwendet werden. Hier kommt noch hinzu, daß Hamameliswasser eine angenehm milde, desinfizierende Wirkung hat. Bei entzündlichen Ausschlägen kann es daher generell heilend verwendet werden. Zur Behandlung von trockener und stark juckender Kopfhaut haben sich regelmäßige Spülungen mit Hamameliswasser bewährt. Nach dem Rasieren pur aufgetragen stoppt es kleinere Blutungen und verhindert Entzündungen der rasierten Haut.

Bei Hämorrhoiden hat sich eine regelmäßige Behandlung mit Hamameliswasser als sehr erfolgreich gezeigt. Auch bei stark schmerzenden Krampfadern, Blutstauungen und Quetschungen wirkt es in naturkosmetisch zubereiteten Cremes (siehe Seite 38/39) sehr hilfreich.

In selbstgemachten Salben und Cremes ist es eine hervorragende Grundlage für hautpflegende und heilende Anwendungen.

Kamillenwasser

(aus der röm. Kamille)

Dieses »Aquarôme« zeichnet sich durch seine entzündungswidrige Wirkung aus. Mit Bienenwachs gehärtet (siehe S. 38) erhält man eine Creme-Grundlage die z.B. mit ostindischem Sandelholz versetzt, hervorragend zur Behandlung von Hauterkrankungen wie beispielsweise Neurodermitis, geeignet ist. Schlecht heilende Wunden sollten regelmäßig mit Kamillenaquarôme behandelt werden, da dieses eine Neuentzündung der Wunde verhindert und die Verheilung unterstützt.

Innerlich wird Kamillenwasser bei Magen-Darmstörungen angewandt.

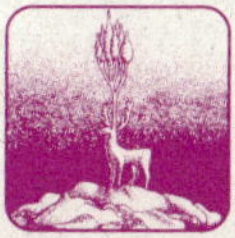

Lavendelwasser

Lavendelaquarôme hat eine hautreinigende und -desinfizierende Wirkung. Es eignet sich deshalb gut für die Herstellung von Eau de Cologne, Rasierwasser und Gesichtswasser.

Gegen Kopfschmerzen kann das Hydrolat auf den Schläfen verrieben werden. Gegen Fußpilz hilft das regelmäßige Abwaschen der betroffenen Stellen mit Lavendelwasser (morgens und abends).

Zur Aromatisierung von Kräuterkissen, die einen guten Schlaf garantieren, eignet sich dieses Aquarôme ebenso, wie zur Haarpflege und als Grundlage für hautpflegende naturkosmetische Zubereitungen.

Melissenwasser

Besonders häufig wird dieses Aquarôme in Form von Kompressen angewendet. So helfen beispielsweise Melissenwasser-Stirnkompressen hervorragend gegen Migräne und Kopfschmerzen. Sie haben sich auch bei Schwindel und Wetterfühligkeit sehr bewährt.

Warme Brustkompressen sollten Sie bei Milchstauungen und durch Milchstau bedingte Verhärtungen in den Brüsten machen.

Bei allergischen Hautreaktionen und psychosomatisch bedingten Irritationen der Haut, z.B. Gürtelrose, aber auch bei starkem Herzklopfen und streßbedingter Schlaflosigkeit, ist die Anwendung von Melissenwasser auch in einer Mischung mit Rosenwasser sehr zu empfehlen.

In Salben und Cremes kann es vor allen Dingen zur Heilung von Ekzemen und zur Pflege entzündlicher Haut verwendet werden.

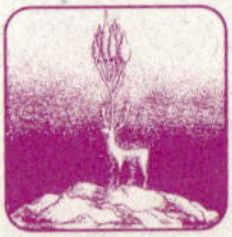

Grundrezepte ab Seite 31, »Therapeutischer Index« ab Seite 265.

Orangenblütenwasser

Besonders bei psychosomatisch bedingten Hautirritationen die sich im Gesicht äußern, ist Orangenblütenaquarôme eine große Hilfe. Es hat eine harmonisierende Wirkung sowohl auf die Haut als auch auf die Seele. Auch zur Behandlung von Akne und anderen entzündlichen Hautproblemen eignet sich dieses Hydrolat. Innerlich lindert Orangenblütenwasser Magen-Darmstörungen.

Es kann auch hervorragend zum Aromatisieren von Speisen und Getränken verwendet werden.

Rosenwasser

Echtes Rosenwasser kann zu Pflege entzündlicher Haut verwendet werden. Es kann unverdünnt in Form von Kompressen, als Zusatz von Cremes, Salben und vor allem zur Pflege sensibler Gesichtshaut angewandt werden. Mit Hilfe von Bienenwachs, läßt sich Rosenwasser gut zu einer Creme härten, in die dann während des Erkaltens ätherische Öle gegeben werden.

Nach der Haarwäsche wirkt das Einmassieren von Rosenwasser belebend auf die Kopfhaut.

Innerlich hilft das Hydrolat gegen Übelkeit, Erbrechen und Koliken.

Zur Herstellung verschiedener feiner Speisen ist Rosenwasser eine edle Zutat. Zur Herstellung von Marzipan ist das echte Rosenwasser (Aquarôme) unentbehrlich.

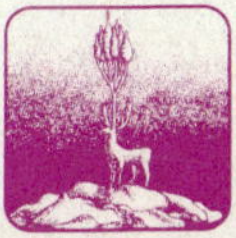

Grundrezepte ab Seite 31, »Therapeutischer Index« ab Seite 265.

THERAPEUTISCHER INDEX von A bis Z

Dieser »Therapeutische Index« soll Ihnen bei der gründlichen und schnellen Auswahl »Ihrer« ätherischen Öle, Basisöle und Aquarôme helfen. Das bei manchen Stichworten viele ätherische Öle genannt werden, hängt damit zusammen, daß viele Öle zwar ähnliche Wirkungen haben, aber dann doch die kleinen Unterschiede ganz wichtig sein können. Ihr persönliches Duftempfinden spielt dabei eine ganz wichtige Rolle. Denken Sie einmal daran, welche wichtige Funktion der Geruchssinn bei uns Menschen und anderen Lebewesen eigentlich hat! Er warnt oder lockt uns, er sagt, was gut oder schlecht ist. Deshalb - wenn Sie gezielt ätherische Öle einkaufen wollen, nehmen Sie Ihr »Taschenlexikon« mit, schnuppern - oder schmecken - Sie, wie die Schweizer sagen, mit Ihrer Nase die hier empfohlenen Essenzen durch und wählen Sie die Ihnen am besten Duftenden aus. Markenfirmen, mit qualitativ hochwertigen ätherischen Ölen bieten spezielle »Riechflaschen« an, damit die wertvollen Essenzen in den Original-Flaschen ihre volle Wirksamkeit behalten. Und denken Sie daran - beim Schnuppern die Flasche ca. 5 cm entfernt unter die Nase halten. So erreichen Sie den besten »Dufteindruck«.

Die beste »Wirkung« mit ätherischen Ölen erreichen Sie - darauf muß hier noch einmal aufmerksam gemacht werden - wenn Sie nach dem homöopathischen Prinzip handeln, »weniger hilft mehr«. Das gilt ganz besonders bei der eventuell erforderlichen Einnahme ätherischer Essenzen. Denken Sie immer daran, daß z.B. ein Tropfen ätherisches Kamillenöl die Wirkstoffe von zwei vollen Händen getrockneter Kamillenblüten enthält. Also - halten Sie sich genau an die angegebenen Dosierungen und denken Sie daran! Kinder brauchen, je nach Alter - immer nur ein drittel bis die Hälfte der angegebenen Menge.

Versuchen Sie generell vorbeugend mit ätherischen Ölen umzugehen. So ist es z.B. in der Erkältungszeit sinnvoll, mehrmals täglich Eukalyptus oder Rosmarin in einer Aromalampe zu verdunsten. Wenn die Ansteckung aber erfolgt ist, handeln Sie wie es in diesem »Taschenlexikon« beschrieben ist, zunächst ebenfalls durch die Verdunstung mit der Aromalampe. In der Regel reicht das schon aus. Eventuell unterstützen oder verstärken Sie die Wirkung durch ein Aromabad, eine Massage, einen Wickel, eine Kompresse usw. Die Einnahme ätherischer Öle sollte die absolute Ausnahme bleiben und bei Kindern gar nicht erfolgen.

Wir wünschen Ihnen viele gute Erfahrungen mit den feinen, gesunden und heilenden Düften der Natur.

Abszeß

Bergamotte, Elemi, Fenchel, Galbanum, Kamille blau, Karotte, Lavendel, Schafgarbe, Teebaum.

Abwehr

Siehe »Immunsystem«!

Aggressionen

Akazienblüte, Bergamotte, Blutorange, Cananga, Cistrose, Clementine, Copaivabalsam, Geranium, Iris, Jasmin absolue, Johanniskrautbasisöl, Lärche, Lavendel,, mexikanisch. Linaloe, Majoran, Mandarine, Moschuskörner, Neroli, Orange, Perubalsam, Pimentbeere, Rose, Rosenholz, Sandelholz, Schafgarbe, Spiklavendel, Tolubalsam, Tuberose, Veilchenblätter, Ylang-Ylang.

Allergische Hautreaktion

Aloe Verabasisöl, Cistrose, Jojobabasisöl, Kamille blau, Kamille römisch, Karotte, Lavendel, Mandelbasisöl, Mastix-Pistazie, Melisse off., Myrte, Nachtkerzenbasisöl, Nardenöl, Neroli, Patchouli, Perubalsam, Rose, Rosenholz, Sanddornbasisöl, Schafgarbe, Sandelholz ostindisch, Sonnenblumenbasisöl, Teebaum, Weihrauch, Ylang-Ylang.

Akne

Bergamotte, Cedernholz (Atlas), Cistrose, Geranie, Immortelle, Jasmin abs., Lavendel, Litsea Cubeba, Mandelbasisöl, Mastix-Pistazie, Myrte, Nachtkerzenbasisöl, Olivenbasisöl, Orangenblütenwasser, Petitgrain, Rose, Sandelholz ostindisch, Sanddornbasisöl, Schafgarbe, Teebaum, Ysop, Zitrone.

Alpträume

Benzoe, Cananga, Jasmin, Johanniskrautbasisöl, Kamille römisch, Lavendel, Linaloe, Majoran, Mandarine, Rose, Schafgarbe, Tuberose, Vanille, Zimt.

Angina

Siehe »Entzündungen« und »Halsentzündungen«!

Angst

Akazienblüte, Asant, Baldrian, Basilikum, Benzoe, Bergamotte, Bergbohnenkraut, Birke, Borretschbasisöl, Cananga, Cistrose, Citronella, Clementine, Copaiva-Balsam, Costuswurzel, Douglasie, Eichenmoos, Eisenkraut, Estragon, Geranium, Grapefruit, Ho-Scho-Öl, Iris, Jasmin, Johanniskraut, Johanniskrautbasisöl, Kamille, Kampfer, Kümmel, Lärche, Lemongras, Lavendel, Limette, Linaloe mexikanisch, Litsea-Cubeba, Lorbeer, Neroli, Majoran, Mandarine, Mastix-Pistazie, Melisse, Mimose, Moschus, Muskateller Salbei, Muskat, Myrrhe, Myrte, Neroli, Niaouli, Opopanax, Orange, Patchouli, Perubalsam, Petitgrain, Pimentbeere, Quendel, Rose, Sandelholz, Schafgarbe, Sellerie, Spiklavendel, Thymian, Tolubalsam, Tuberose, Vanille, Veilchenblätter und -blüte, Vetiver, Wachholderbeere und -holz, Wiesenköniginnen, Ylang-Ylang, Zimt (Cassia), Zirbelkiefer.

Antriebsschwäche

Birke, Bergbohnenkraut, Cardamom, Coriander, Grapefruit, Jasmin, Johanniskrautbasisöl, Lemongras, Wiesenkönigin.

Aphrodisiakum (erotisierend)

Akazienblüte, Asant, Cananga, Cardamom, Cistrose, Gingergras, Ingwer, Jasmin abs., Kreuzkümmel, Kümmel, Limette, Litsea Cubeba, Mimose abs., Moschuskörner, Neroli, Palmarosa, Patchouli, Pfeffer, Rose, Sandelholz, Sellerie, Tuberose, Ylang-Ylang, Zimt.

Appetitlosigkeit

Basilikum, Beifuß, Cardamom, Estragon, Kakaoextrakt, Kalmus, Karotte, Kreuzkümmel, Kümmel, Oreganum, Pfeffer schwarz, Rosmarin, Vanille, Zwiebel.

Asthma

Benzoe, Bergbohnenkraut, Cypresse, Douglasie, Edeltanne, Eukalyptus, Eukalyptus-Citriodora, Fichtennadel, Hopfenöl, Kamille, Kiefernnadel, Krauseminze, Latschenkiefer, Lärche, Lavendel, Lorbeeröl, Majoran, Melisse off., Minze, Muskateller Salbei, Myrrhe, Niaouli, Opopanax, Perubalsam, Pfefferminze, Pinie, Rose, Rosmarin, Salbei, Sandelholz ostindisch, Schafgarbe, Spiklavendel, Sternanis, Thymian, Tolubalsam, Veilchenblätter, Wachholderbeere, Ysop, Zirbelkiefer.

Atembeschwerden

Akazienblüte, Angelikawurzel, Balsamterpentin, Bergbohnenkraut, Cajeput, Cedernholz, Copaiva-Balsam, Costuswurzel, Douglasie, Edeltanne, Eukalyptol, Eukalyptus, Eukalypto-Citriodora, Fichtennadel, Guajak, Immortelle, Johanniskraut, Kamille blau, Kampfer, Kiefernnadel, Krauseminze, Lärche, Latschenkiefer, Lavendel, Melisse officinalis, Minze, Muskateller Salbei, Myrrhe, Myrte, Niaouli, Opopanax, Oreganum, Perubalsam, Pinie, Quendel, Ravensara, Rosmarin, Salbei, Sandelholz, Schafgarbe, Spearmint, Spiklavendel, Sternanis, Teebaum, Thymian, Tolubalsam, Veilchenblätter, Wachholderbeere, Wachholderholz, Weihrauch, Ysop, Zimtblätter und -rinde, Zirbelkiefer, Zitrone, Zwiebel.

Bitte lesen Sie vor Gebrauch auch die Anwendungshinweise!

Babypflege

Aprikosenkernbasisöl, Avocadobasisöl, Cananga, Fenchel, Geranium bourbon, Honig, Ho-Scho-Öl, Iris, Jasmin absolue, Jojobabasisöl, Kamille römisch, Lavendel, Linaloe, Mandarine, Mandelbasisöl, Nachtkerzenbasisöl, Olivenbasisöl, Rose, Rosenholz, Sanddornbasisöl, Sandelholz Ostindien, Schafgarbe, Sonnenblumenbasisöl, Weizenkeimbasisöl, Ylang-Ylang.

Bauchschmerzen

Siehe »Blähungen«, »Kolik«, »Magen«!

Beruhigend

Siehe »Nervosität«, »Schlafstörungen«!

Bindegewebsschwäche

Avocadobasisöl, Calendulabasisöl, Cypresse, Eisenkraut, Karotte, Limette, Myrrhe, Rosenholz, Weizenkeimbasisöl.

Blähungen

Angelika, Anis, Basilikum, Bergbohnenkraut, Dill, Estragon, Fenchel, Kalmus, Kamille, Kreuzkümmel, Kümmel, Mandarine, Nelke, Pfefferminze, Sternanis, Zwiebel.

Blasenentzündung

Balsamterpentin, Cedernholz (Atlas), Sandelholz ostindisch, Sellerie.

Vorsicht! Bei Auftreten von Fieber sofort den Arzt aufsuchen, da die Gefahr einer akuten Nierenentzündung besteht.

Blaue Flecken

Siehe »Blutergüsse«.!

Blutergüsse

Arnikabasisöl, Calendulabasisöl, Copaivabalsam, Johanniskraut, Lemongras, Majoran, Melisse officinalis, Petersilienkraut.

Hinweis: Bei ausgeprägter Neigung zu blauen Flecken, sollte die Nierenfunktion ärztlich geprüft werden.

Blutdruck, hoher

Asant, Baldrian, Cananga, Hopfen, Knoblauch, Lavendel, Majoranöl, Mastix-Pistazie, Melisse off., Muskateller Salbei, Sandelholz westindisch, Wacholderbeere, Wintergrün, Ylang-Ylang, Ysop, Zitrone, Zwiebel.

Hinweis: Regelmäßige Massagen haben sich sehr bewährt!
Wichtig: Ursache ärztlich klären.

Blutdruck, niedriger

Siehe auch »Durchblutungsstörungen«!

Bayöl, Cypresse, Ingwer, Johanniskrautbasisöl, Kalmus, Kampfer, Muskat, Quendel, Rosmarin, Salbei, Thymian, Wachholderbeere.

Bronchitis

Angelikawurzel, Anis, Balsamterpentin, Bergamotte, Bergbohnenkraut, Cajeput, Cedernholz, Copaivabalsam, Costuswurzel, Dill, Douglasie, Edeltanne, Eichenmoos, Eugenol, Eukalyptol, Eukalyptus, Eukalyptus-citriodora, Fichtennadel, Guajakholz, Hopfenöl, Immortelle, Johanniskraut, Kamille blau, Kampfer, Knoblauch, Krauseminze, Lärche, Latschenkiefer, Lavendel, Minze, Muskateller Salbei, Myrrhe, Myrte, Niaouli, Oreganum, Perubalsam, Quendel, Ravensara, Rose, Rosmarin, Salbei, Sandelholz, Schafgarbe, Sternanis, Thymian, Tolubalsam, Veilchenblätter, Wachholder, Weihrauch, Ysop, Zirbelkiefer, Zitrone.

Cellulitis

Siehe »Orangenhaut«!

Cellulitis ist keine entzündliche Hautkrankheit, wie die Endung -itis vermuten läßt, sondern eine Bindegewebsschwäche, die von leichten Ödembildungen begleitet wird. Volkstümlich wird diese - dem Erscheinungsbild nach - als Orangenhaut bezeichnet.

Cholerische Zustände

Siehe »Aggressionen«, »Psyche«!

Clementine, Johanniskrautbasisöl, Linaloe mexikanisch, Mandarine.

Couperose (geplatzte Äderchen)

Arnikabasisöl, Cypresse, Nachtkerzenbasisöl, Schafgarbe, Wachholderbeere und -holz, Zitrone.

Cystitis

Siehe »Blasenentzündung«!

Depressionen

Akazienblüten, Basilikum, Benzoe, Bergamotte, Bergbohnenkraut, Birke, Borretschbasisöl, Cananga, Cistrose, Citronella, Douglasie, Eisenkraut, Geranium, Grapefruit, Ho-Scho-Öl, Iris, Jasmin, Johanniskraut, Johanniskrautbasisöl, Kamille, Kampfer, Kümmel, Lärche, Lavendel, Lemongras, Limette, Linaloe mexikanisch, Litsea Cubeba, Lorbeerblätter, Majoran, Mastix-Pistazie, Melisse, Mimose abs., Moschuskörner, Muskateller Salbei, Muskat, Myrrhe, Neroli, Niaouli, Patchouli, Perubalsam, Petitgrain, Quendel, Rose, Sandelholz, Schafgarbe, Sellerie, Tolubalsam, Tuberose, Vanille, Veilchenblätter, Vetiver, Wiesenköniginnen, Ylang-Ylang, Zirbelkiefer.

Dermatitis

Akazienblüte, Benzoe, Birke, Birkenrinde, Cedernholz (Juniperus virginiana), Cistrose, Copaiva-Balsam, Costuswurzel, Geranium, Immortelle, Johanniskraut, Jojobabasisöl, Kamille blau, Karotte, Lavendel, Linaloe mexikanisch, Mandelbasisöl, Mastix-Pistazie, Melisse off., Myrrhe, Myrte, Nachtkerzenbasisöl, Narde, Neroli, Palmarosa, Patchouli, Perubalsam, Rosenholz, Rose, Sanddornbasisöl, , Sandelholz, Schafgarbe, Sonnenblumenbasisöl, Teebaum, Tolubalsam, Veilchenblätter, Wachholderbeere und -holz, Weihrauch, Weizenkeimbasisöl, Ysop.

Desinfektion

Beifußöl, Birkenrinde, Citronella, Edeltanne, Eugenol, Eukalyptol, Eukalyptus, Eukalyptus citriodora, Fichtennadel, Ho-Scho-Öl, Johanniskraut, Kampfer, Kiefernnadel, Lavandin, Limette, Lorbeeröl, Majoranöl, Melisse indicum, Myrrhe, Perubalsam, Pinie, Olivenbasisöl, Origanum, Quendel, Ravensara, Rosmarin, Sandelholz ostindisch, Schafgarbe, Teebaum, Thymian, Wachholderbeere, Wachholderholz, Wiesenkönigin, Zimt, Zirbelkiefer, Zitrone, Zwiebel.

Diabetes

Estragon.

Durchblutung

Angelikawurzel, Bayöl, Beifuß, Birke, Costuswurzel, Douglasie, Edeltanne, Estragon, Eukalyptus, Fichtennadel, Grapefruit, Ho-Scho-Öl, Immortelle, Johanniskraut, Johanniskrautbasisöl, Kampfer, Kiefernnadel, Lärche, Latschenkiefer, Pinie, Ravensara, Rosmarin, Sonnenblumenbasisöl, Spiklavendel, Thymian, Tolubalsam, Vetiver, Wintergrün, Ysop, Zimt, Zirbelkiefer.

Durchfall

Ingwer.

Ekzem

Aloe Verabasisöl, Birkenrinde, Copaivabalsam, Geranie, Honig absolue, Iris, Jojobabasisöl, Kamille blau, Karotte, Lavendel, Mandelbasisöl, Melissenwasser, Nachtkerzenbasisöl, Neroli, Perubalsam, Sandelholz ostindisch, Schafgarbe, Veilchenblätter, Wachholderbeere und -holz, Ysop.

Empfängnisbereitschaft

Siehe »Hormonhaushalt«!

Entscheidungsschwäche

Angelikawurzel, Bergbohnenkraut, Birke, Cardamom, Coriander, Eisenkraut, Grapefruit, Jasmin absolue, Kakao, Lemongras, Limette, Lorbeeröl, Mastix-Pistazie, Myrrhe, Myrtenöl, Patchouli, Pimentbeere, Rosenholz, Sellerie, Sternanis, Wiesenköniginnen, Zitrone, Zwiebel.

Entspannend

Siehe »Nervosität«, »Geistige Überanstrengung«, »Hysterie«, »Psychische Unausgeglichenheit«, »Streßabbau«!

Entzündungen

Siehe auch »Desinfektion«!

Balsamterpentin, Bergamotte, Bergbohnenkraut, Birke, Eugenol, Eukalyptus, Eukalyptus citriodora, Galbanum, Jojobabasisöl, Kamille, Minze, Muskateller Salbei, Myrrhe, Myrte, Nachtkerzenbasisöl, Neroli, Olivenbasisöl, Ravensara, Sandelholz ostindisch, Schafgarbe, Sonnenblumenbasisöl, Spiklavendel, Teebaum, Veilchenblätter und -blüten, Zirbelkiefer.

Entzündungen im Mund

Majoran, Minze, Nelke, Salbei, Zitrone.

Erbrechen

Angelikawurzel, Dill, Fenchel, Ingwer, Kalmus, Minze, Sandelholz, Schafgarbe.

Erkältungen

Bayöl, Cajeput, Cypresse, Douglasie, Edeltanne, Estragon, Eugenol, Eukalyptus, Eukalyptus-citriodora, Fenchel, Fichtennadel, Guajakholz, Immortelle, Ingwer, Kalmus, Kamille blau, Kampfer, Kiefernnadel, Krauseminze, Kümmel, Latschenkiefer, Minze, Niaouli, Olivenbasisöl, Origanum, Pinie, Pfeffer schwarz, Quendel, Ravensara, Rosmarin, Salbei, Sonnenblumenbasisöl, Spiklavendel, Sternanis, Teebaum, Thymian, Wachholderbeere, Wachholderholz, Weihrauch, Ysop, Zimt chinesisch, Zimtrinde, Zirbelkiefer, Zitrone, Zwiebel.

Erschöpfungszustände, körperliche

Asant, Beifuß, Citronella, Coriander, Eukalyptol, Grapefruit, Ho-Scho-Öl, Jasmin, Kakaoextrakt, Kalmus, Krauseminze, Lemongras, Limette, Linaloe mexikanisch, Majoran, Mastix-Pistazie, Melisse indicum, Minze, Muskat, Myrrhe, Petersilie, Pfeffer, Pimentbeere, Ravensara, Rosmarin, Sellerie, Spearmint, Veilchenblätter und -blüte, Vetiver, Wiesenköniginnen.

Erschöpfungszustände, seelisch

Angelikawurzel, Basilikum, Bergbohnenkraut, Birke, Birkenrinde, Cardamom, Citronella, Coriander, Eisenkraut, Elemi, Estragon, Grapefruit, Ho-Scho-Öl,

Jasmin, Johanniskrautbasisöl, Kalmus, Lemongras, Litsea cubeba, Macisöl, Melisse, Minze, Muskat, Narde, Neroli, Pfeffer, Pimentbeere, Rosmarin, Sandelholz westindisch, Sassafras, Thymian, Vetiver, Wiesenköniginnen, Wintergrün, Zirbelkiefer, Zitrone.

Fixativ

Cananga, Costuswurzel, Eichenmoos, Galbanum, Guajakholz, Benzoe, Lorbeeröl, Mastix-Pistazie, Opopanax, Perubalsam, Sandelholz ostindisch, Weihrauch.

Fieber

Bergamotte, Birkenrinde, Blutorange, Costuswurzel, Eukalyptus, Eukalypto-Citriodora, Guajakholz, Ingwer, Kalmus, Kamille blau, Orange, Origanum, Pfeffer, Pfefferminze, Ravensara, Rose, Wiesenköniginnen, Ysop, Zitrone.

Fisteln

Eichenmoos, Elemi, Schafgarbe.

Föhnbeschwerden

Krauseminze, Minze.

Frigidität

Asant, Bergbohnenkraut, Cistrose, Ingwer, Jasmin, Moschus.

Frieren

Siehe auch »Durchblutung«!

Birke, Douglasie, Eugenol, Rosmarin, Thymian, Zirbelkiefer.

Furunkel

Galbanum, Karotte, Thymian.

Fußpilz

Bergbohnenkraut, Origanum, Spiklavendel, Teebaum, Thymian.

Fußschmerz

Siehe »Müde Glieder«!

Geburt

Eisenkraut, Jasmin absolue,. Lavendel, Nelke, Rose, Petersilie.

Gedächtnis

Siehe auch »Konzentration«!

Basilikum, Beifuß, Birke, Cardamom, Citronella, Coriander, Eisenkraut, Eugenol, Eukalyptus, Eukalyptus citriodora, Krauseminze, Lemongras, Litsea

Cubeba, Macisöl, Melisse indicum, Minze, Muskat, Nachtkerzenbasisöl, Neroli, Niaouli, Origanum, Petersilie, Petitgrain, Pfefferminze, Pimentbeere, Ravensara, Rosmarin, Sandelholz ostindisch, Sellerie, Wiesenköniginnen, Wintergrün, Ysop, Zitrone.

Geistige Überanstrengung

Baldrian, Basilikum, Bergbohnenkraut, Birke, Cardamom, Eisenkraut, Lemongras, Litsea Cubeba, Minze, Neroli, Petersilie, Petitgrain, Quendel, Rosmarin, Sandelholz ostindisch, Sellerie, Sternanis, Thymian, Veilchenblätter und -blüte, Zitrone.

Geruchssinn

Asant, Basilikum, Eukalyptus, Knoblauch, Rosmarin.

Geschwür

Birkenrinde, Myrte, Salbei, Sonnenblumenbasisöl.

Gesichtshaut

Aloe Verabasisöl, Aprikosenkernbasisöl, Bergamotte, Eisenkraut, Fenchel, Geranium, Grapefruit, Honig absolue, Jasmin, Johanniskraut, Jojobabasisöl, Kamille blau, Karotte, Lärche, Lavendel, Linaloe mexikanisch, Mastix-Pistazie, Melisse officinalis, Mimose absolue, Myrrhe, Myrte, Nachtkerzenbasisöl, Narde, Neroli, Olivenbasisöl, Orange süß, Orange bitter, Petitgrain, Rose, Rosenholz, Rosmarin, Sanddornbasisöl, Sassafras, Schafgarbe, Vanille, Weihrauch, Zitrone.

Gicht

Arnikabasisöl, Balsamterpentin, Guajakholz, Kiefernnadel, Knoblauch, Latschenkiefer, Pinie, Sonnenblumenbasisöl, Wachholderholz, Wiesenköniginnen.

Grippe

Siehe auch »Erkältungen«, »Husten«, »Schnupfen«!

Angelikawurzel, Cajeput, Cypresse, Estragon, Eukalyptol, Eukalyptus, Eukalyptus-citriodora, Fichtennadel, Gingergras, Guajakholz, Ingwer, Kiefernnadel, Lavendel, Niaouli, Origanum, Quendel, Ravensara, Sternanis, Thymian, Wachholderbeere, Wachholderholz, Zimt chinesisch, Zimtrinde, Zirbelkiefer, Zitrone, Zwiebel.

Gürtelrose

Geranium, Jojobabasisöl, Melisse officinalis, Melissenwasser, Nachtkerzenbasisöl, Olivenbasisöl, Sanddornbasisöl, Sonnenblumenbasisöl.

Hämorrhoiden

Calendulabasisöl, Cypresse, Kamille blau, Knoblauch, Myrte, Perubalsam, Petersilie, Sanddornbasisöl, Schafgarbe, Wachholderbeere, Wiesenkönigin.

Haarpflege

Bayöl, Birke, Cedernholz, Cypresse, Honig absolue, Jojobabasisöl, Kakaoextrakt, Kamille blau, Petitgrain, Rosmarin, Salbei, Schafgarbe, Ylang-Ylang.

Haarausfall

Bayöl, Birke, Cedernholz, Kamille blau, Salbei, Vetiver.

Halsentzündung

Benzoe, Cardamom, Eukalyptus, Kamille blau, Majoran, Myrte, Ravensara, Salbei, Spiklavendel, Sonnenblumenbasisöl.

Haut, straffend

Cypresse, Geranium, Grapefruit, Jojobabasisöl, Karotte, Limette, Mandelbasisöl, Mastix-Pistazie, Myrrhenöl, Nachtkerzenbasisöl, Olivenbasisöl, Sonnenblumenbasisöl, Vetiver, Weihrauch, Weizenkeimbasisöl.

Hautirritationen

Siehe auch »Dermatitis«, »Ekzeme«, »Neurodermitis«!

Akazienblüte, Aprikosenkernbasisöl, Avocadobasisöl, Benzoe, Bergamotte, Birke, Calendulabasisöl, Cistrose, Copaivabalsam, Costuswurzel, Geranium, Kamille blau, Lavendel, Linaloe, Mandelbasisöl, Myrte, Nachtkerzenbasisöl, Neroli, Olivenbasisöl, Patchouli, Perubalsam, Petitgrain, Rose, Rosenholz, Sanddornbasisöl, Sandelholz ostindisch, Schafgarbe, Sonnenblumenbasisöl, Tolubalsam, Weihrauch, Weizenkeimbasisöl.

Haut, älter und müde

Siehe auch »Hautstraffend«, »Haut trocken«, »Haut fett«!

Aloe Verabasisöl, Jojobabasisöl, Nachtkerzenbasisöl, Olivenbasisöl, Rosenholz, Weizenkeimbasisöl, Ylang-Ylang

Haut, fett

Bergamotte, Jojobabasisöl, Karotte, Lavendel, Mandelbasisöl, Myrte, Nachtkerzenbasisöl, Neroli, Olivenbasisöl, Sanddornbasisöl, Schafgarbe, Sonnenblumenbasisöl, Vetiver, Weihrauch, Ylang-Ylang, Zitrone.

Hautreinigend -pflegend

Alle Citrusöle, Aprikosenkernbasisöl, Bergamotte, Calendulabasisöl, Cedernholz (Atlas), Cistrose, Geranie, Iris, Johanniskraut, Jojobabasisöl,

Bitte lesen Sie vor Gebrauch auch die Anwendungshinweise!

Kamille blau, Litsea Cubeba, Mandelbasisöl, Melisse officinalis, Myrte, Nachtkerzenbasisöl, Neroli, Rose, Rosenwasser, Rosmarin, Sandelholz ostindisch, Schafgarbe, Sonnenblumenbasisöl, Weihrauch, Zirbelkiefer.

Haut, trocken

Aprikosenkernbasisöl, Avocadobasisöl, Calendulabasisöl, Fenchel, Johanniskraut, Jojobabasisöl, Kamille blau, Karotte, Lavendel, Linaloe mexikanisch, Mandelbasisöl, Myrrhe, Nachtkerzenbasisöl, Neroli, Olivenbasisöl, Orange, Palmarosa, Patchouli, Perubalsam, Rose, Rosenholz, Sanddornbasisöl, Sandelholz ostindisch, Sonnenblumenbasisöl, Vanille, Veilchenblätter und -blüte, Vetiver, Ysop.

Heiserkeit

Benzoe, Cajeput, Immortelle, Jasmin absolue, Kamille, Majoran, Myrrhe, Myrte, Salbei.

Herpesbläschen

Bergamotte.

Herzklopfen

Siehe auch »Nervosität«, »Angst«, »Schock«, »Streß«!

Asant, Baldrian, Cananga, Iris, Jasmin absolue, Kalmus, Krauseminze, Lavendel, Melisse officinalis, Neroli, Orange, Rose, Spiklavendel, Veilchenblätter, Ylang-Ylang, Zwiebel.

Heuschnupfen

Eukalyptus, Kamille römisch, Majoran, Melisse officinalis, Ysop.

Hexenschuß

Angelikawurzel, Birke, Costuswurzel, Gingergras, Johanniskrautbasisöl, Lavendel, Wachholderbeere und -holz.

Hitzewallungen (Schweißausbrüche)

Grapefruit, Ho-Scho-Öl, Kiefernnadel, Mimose, Minze, Muskateller Salbei, Rose.

Holzwürmer

Cedernholz, Zirbelkiefer.

Hormonhaushalt

Siehe auch »Menstruation«, »Klimakteriumsbeschwerden«!

Beifuß, Cananga, Coriander, Cypresse, Estragon, Galbanum, Hopfen, Jasmin, Kiefernnadel, Mastix-Pistazie, Mimose, Muskateller Salbei, Neroli, Nachtkerzenbasisöl, Palmarosa, Rose, Schafgarbe.

Hornhaut

Aprikosenkernbasisöl, Avocadobasisöl, Immortelle, Johanniskrautbasisöl, Mandelbasisöl, Patchouli.

Hühneraugen

Knoblauchöl, Teebaum, Thuja.

Husten

Akazienblüte, Anis, Balsamterpentin, Benzoe, Bergbohnenkraut, Cardamom, Cedernholz (Atlas), Copaivabalsam, Costuswurzel, Cypresse, Douglasie, Edeltanne, Eichenmoos, Eugenol, Eukalyptol, Eukalyptus, Eukalyptus-citriodora, Fenchel, Fichtennadel, Galbanum, Guajak, Hopfen, Immortelle, Jasmin absolue, Kamille römisch, Krauseminze, Lärche, Lorbeeröl, Majoran, Mastix-Pistazie, Minze, Muskateller Salbei, Myrrhenöl, Myrte, Niaouli, Olivenbasisöl, Opopanax, Origanum, Perubalsam, Petersilie, Pfefferminze, Pinie, Rosmarin, Salbei, Sandelholz , Sassafras, Spiklavendel, Tolubalsam, Thymian, Veilchenblätter, Wachholderbeere, Wachholderholz, Ysop, Zirbelkiefer.

Hysterie

Asant, Baldrian, Bergamotte, Dill, Hopfen, Johanniskraut, Kamille römisch, Majoran, Nachtkerzenbasisöl, Neroli, Rose, Speiklavendel, Tuberose, Veilchenblätter.

Impotenz

Siehe auch »Aphrodisiakum«!

Asant, Bergbohnenkraut, Cananga, Cistrose, Ingwer, Jasmin absolue, Moschuskörneröl, Nelke, Patchouli, Rose, Rosmarin, Sandelholz ostindisch, Tuberose, Ylang-Ylang.

Immunsystem

Angelikawurzel, Estragon, Eukalyptus, Fichtennadel, Ingwer, Karotte Kiefernnadel, Knoblauch, Latschenkiefer, Lavendel, Limette, Litsea Cubeba, Nacht kerzenbasisöl, Pfefferminze, Quendel, Ravensara, Salbei, Sanddornbasisöl, Teebaum, Thymian, Wachholderbeere, Wachholderholz, Zimt, Zitrone.

Infektionen

Angelikawurzel, Balsamterpentin, Birkenrinde, Bergbohnenkraut, Eichenmoos, Eukalyptus, Eukalyptus citriodora, Fichtennadel, Gingergras, Guajakholz, Kamille, Kiefernnadel, Knoblauchöl, Litsea Cubeba, Melisse, Niaouli,

Origanum, Pimentbeeren, Pinie, Quendel, Ravensara, Rosmarin, Sassafras, Teebaum, Thuja, Wachholderbeere und -holz, Wiesenköniginnen, Zitrone, Zirbelkiefer, Zwiebel.

Insektenabwehr

Akazienblüte, Basilikum, Cedernholz (Atlas), Citronella, Costuswurzel, Eugenol, Eukalyptus, Geranium, Gingergras, Krauseminze, Lavandin, Lavendel, Nelke, Pimentbeeren, Vetiver, Zirbelkiefer, Zitrone.

Insektenstiche

Eugenol, Krauseminze, Lavandin, Lavendel, Sassafras, Teebaum.

Juckreiz

Siehe auch »Hautirritationen«!

Akazienblüte, Eugenol, Jojobabasisöl, Nachtkerzenbasisöl, Teebaum, Zitrone.

Kälte

Siehe »Frieren«, »Durchblutung«!

Katarrh

Angelikawurzel, Cajeput, Cedernholz, Citronella, Cypresse, Dill, Eichenmoos, Eukalyptol, Eukalyptus, Melisse indicum, Quendel, Sandelholz ostindisch, Weihrauch.

Kehlkopfentzündung

Siehe auch »Heiserkeit«, »Stimmverlust«!

Cajeput, Sandelholz ostindisch, Weihrauch.

Keuchhusten

Balsamterpentin, Benzoe, Cypresse, Eukalyptus-citriodora, Fichtennadel, Muskateller Salbei, Myrrhe, Niaouli, Oreganum, Spiklavendel, Thymian, Veilchenblätter, Ysop.

Kinder

Siehe auch »Babypflege«!

Clementine, Dill, Eukalyptus citriodora, Fenchel, Honig absolue, Kakaoextrakt, Kamille, Lemongras, Mandarine, Muskateller Salbei, Orange, Schafgarbe, Thymian weiß, Tolubalsam, Vanille, Veilchenblätter unJ -blüten Ysop.

Klimakteriumsbeschwerden

Siehe auch »Depressionen«, »Hitzewallungen«, »Hormonhaushalt«!

Kiefernnadel, Iris, Jasmin absolue, Johanniskrautbasisöl, Lavendel fein, Mimose abs., Nachtkerzenbasisöl, Rose, Vetiver.

Bitte lesen Sie vor Gebrauch auch die Anwendungshinweise!

Konzentrationsschwäche
Basilikum, Birke, Beifuß, Citronella, Eisenkraut, Eugenol, Eukalyptus, Eukalyptus-citriodora, Krauseminze, Kümmel, Lemongras, Litsea Çubeba, Melisse, Minze, Muskatnuß, Pfeffer schwarz, Pfefferminze, Pimentbeere, Ravensara, Rosmarin, Spearmint, Thymian, Wiesenkönigin, Ysop, Zitrone.

Kopfschmerzen, auch Kater
Akazienblüte, Baldrian, Blutorange, Cajeput, Cananga, Cardamom, Citronella, Copaiva-Balsam, Costuswurzel, Dill, Edeltanne, Gingergras, Ingwer, Kamille, Kümmel, Krauseminze, Lärche, Lavendel, Linaloe, Melisse officinalis, Melissenwasser, Minze, Niaouli, Palmarosa, Pfefferminze, Rose, Rosmarin, Sassafras, Schafgarbe, Spearmint, Spiklavendel, Sternanis, Tolubalsam, Veilchenblätter, Wachholderbeere und -holz, Wiesenköniginnen.

Krampfadern
Siehe auch »Bindegewebsschwäche«!

Arnikabasisöl, Calendulabasisöl, Cypresse, Hamameliswasser, Knoblauch, Lemongras, Limette, Litsea Cubeba, Schafgarbe, Vetiver, Wachholderbeere, Wachholderholz, Weizenkeimbasisöl, Zitrone, Zwiebel.

Krankenbetreuung
Siehe auch »Angst«!

Bergamotte, Cistrose, Clementine, Eisenkraut, Immortelle, Iris, Jasmin absolue, Johanniskrautbasisöl, Kamille römisch, Linaloe mexikanisch, Mimose, Neroli, Rose, Schafgarbe, Vanille, Veilchenblätter.

Kreativität anregend
Bergamotte, Birke, Citronella, Clementine, Eisenkraut, Grapefruit, Iris, Lemongras, Limette, Mandarine, Muskateller Salbei, Myrte, Petitgrain, Sellerie, Spearmint, Veilchenblätter und -blüte, Ysop, Zitrone.

Kreislauf ausgleichend
Siehe auch »Durchblutungsstörungen«, »Blutdruck«!

Ho-Scho-Öl, Lavendel, Knoblauchöl, Macisblüte, Nardenöl, Sandelholz westindisch, Schafgarbe, Spiklavendel.

Kreislauf, stärkend
Siehe auch »Durchblutungsstörungen«, »Blutdruck«!

Arnikabasisöl, Johanniskrautbasisöl, Kalmus, Kampfer, Knoblauch, Muskat, Pfeffer, Pimentbeere, Quendel, Rosmarin, Thymian, Zimt chinesisch, Zimtrinde.

Bitte lesen Sie vor Gebrauch auch die Anwendungshinweise!

Kühlende Öle

Grapefruit, Ho-Scho-Öl, Immortelle, Krauseminze, Minze, Pfefferminze, Spearmint.

Kurzatmigkeit

Siehe auch »Atemwegsbeschwerden«!

Cajeput, Douglasie, Edeltanne, Fichtennadel, Latschenkiefer, Lärche, Weihrauch, Zirbelkiefer.

Lethargie

Siehe »Antriebsschwäche«!

Luftreinigung

Bergamotte, Blutorange, Costuswurzel, Edeltanne, Eukalyptus, Gingergras, Grapefruit, Kiefernnadel, Latschenkiefer, Lavandin, Lavendel, Lemongras, Limette, Litsea Cubeba, Lorbeeröl, Patchouli, Pinie, Ravensara, Thymian, Wachholderbeere und -holz, Weihrauch, Zimtblätter und -rinde, Zirbelkiefer, Zitrone.

Magenbeschwerden, Magenkrämpfe

Angelikawurzel, Anis, Basilikum, Beifuß, Bergbohnenkraut, Cardamom, Coriander, Dill, Estragon, Fenchel, Kalmus, Kamille römisch, Kamillenwasser, Karotte, Kreuzkümmel, Kümmel, Lavendel fein, Melisse officinalis, Narde, Nelke, Olivenbasisöl, Petersilie, Spearmint, Sternanis, Thymian.

Magersucht

Siehe auch »Psyche«!

Grapefruit.

Meditation

Angelikawurzel, Birkenrinde, Cedernholz, Cistrose, Copaivabalsam, Coriander, Costuswurzel, Edeltanne, Elemi, Fichtennadel, Gingergras, Galbanum, Immortelle, Lorbeeröl, Mimose absolue, Myrrhe, Opopanax, Patchouli, Sandelholz ostindisch, Vetiver, Weihrauch.

Melancholie

Siehe auch »Depressionen«!

Basilikum, Benzoe, Birke, Blutorange, Clementine, Jasmin, Johanniskraut, Johanniskrautbasisöl, Lavendel, Limette, Litsea Cubeba, Lorbeeröl, Mandarine, Melisse officinalis, Moschuskörner, Orange süß, Orange bitter, Rose, Sellerie, Spearmint, Zimt (Cassia).

Bitte lesen Sie vor Gebrauch auch die Anwendungshinweise!

Menstruationsbeschwerden

Basilikum, Beifuß, Borretschbasisöl, Calendulabasisöl, Cananga, Coriander, Cypresse, Eisenkraut, Estragon, Galbanum, Jasmin absolue, Macisblüte, Minze, Nachtkerzenbasisöl, Palmarosa, Rosmarin, Salbei, Schafgarbe.

Migräne

Basilikum, Blutorange, Citronella, Eukalyptus, Kamille blau, Krauseminze, Lavendel, Majoran, Mandarine, Melisse, Melissenwasser, Muskateller Pfefferminze, Rosmarin, Schafgarbe, Spiklavendel, Veilchenblätter, Zitrone.

Milchstau

Fenchel, Melisse officinalis, Melissenwasser.

Motivierend

Siehe »Antriebsschwäche«!

Müde Glieder

Siehe auch »Durchblutung«!

Cypresse, Edeltanne, Eisenkraut, Eugenol, Johanniskrautbasisöl, Lemongras, Litsea Cubeba, Origanum, Petersilie, Ravensara, Rosmarin, Salbei, Zwiebel.

Müdigkeit

Anis, Beifuß, Citronella, Coriander, Grapefruit, Ho-Scho-Öl, Kakaoextrakt, Krauseminze, Lemongras, Limette, Macisblüte, Melisse indicum, Minze, Muskat, Myrrhe, Pfeffer, Pimentbeere, Rosmarin, Sellerie, Spearmint, Veilchenblätter und -blüte, Wiesenköniginnen.

Mundgeruch

Bergamotte, Cardamom, Eugenol, Eukalyptus, Majoran, Minze, Myrrhe, Salbei, Sellerie, Zitrone.

Muskelverspannungen, -zerrungen und -kater

Arnikabasisöl, Birke, Cananga, Citronella, Clementine, Gingergras, Jasmin absolue, Johanniskraut, Johanniskrautbasisöl, Kamille römisch, Lärche, Lavendel, Majoran, Mandarine, Muskat, Nelke, Niaouli, Oreganum, Pfeffer schwarz, Pimentbeeren, Rose, Rosenholz, Rosmarin, Sassafras, Schafgarbe, Wachholderbeere und -holz, Wiesenkönigin, Wintergrün, Zirbelkiefer.

Mutlosigkeit

Siehe »Erschöpfungszustände«, »Seelische Depressionen«, »Antriebsschwäche«!

Bitte lesen Sie vor Gebrauch auch die Anwendungshinweise!

Nackensteifheit

Gingergras, Lavendel.

Nagelbettinfektion

Siehe auch »Desinfektion«!

Kamille, Kamillen-Aquarôme, Schafgarbe, Teebaum.

Narbenbildung

Siehe auch »Wundheilung«.!

Arnikabasisöl, Benzoe, Calendulabasisöl, Elemi, Johanniskraut, Johanniskrautbasisöl, Sanddornbasisöl.

Nebenhöhlenentzündung

Angelikawurzel, Cajeput, Citronella, Dill, Eichenmoos, Eukalyptol, Eukalyptus, Eukalyptus citriodora, Fichtennadel, Immortelle, Iris, Kamille, Kiefernnadel, Krauseminze, Lärche, Majoran, Melisse indicum, Myrte, Niaouli, Origanum, Pfefferminze, Pinie, Schafgarbe, Teebaum, Thymian, Tolubalsam, Veilchenblätter und -blüten, Weihrauch, Zirbelkiefer.

Nervosität

Akazienblüte, Angelikawurzel, Anis, Asant, Baldrian, Basilikum, Bayöl, Benzoe, Bergamotte, Bergbohnenkraut, Birke, Blutorange, Borretschbasisöl, Cananga, Cedernholz, Copaivabalsam, Costuswurzel, Cypresse, Douglasie, Dill, Eichenmoos, Eisenkraut, Fenchel, Galbanum, Geranium, Gingergras, Honig, Hopfen, Ho-Scho-Öl, Immortelle, Jasmin, Johanniskraut, Kakao, Kalmus, Kamille römisch, Kampfer, Lärche, Latschenkiefer, Lavendel, Linaloe mexikanisch, Lorbeeröl, Majoran, Mastix-Pistazie, Melisse officinalis, Minze, Moschuskörneröl, Muskat, Muskateller Salbei, Nachtkerzenbasisöl, Narde, Nelke, Neroli, Opopanax, Orange, Palmarosa, Perubalsam, Petitgrain, Pfefferminze, Rose, Rosenholz, Rosmarin, Sellerie, Spiklavendel, Thymian, Tolubalsam, Vanille, Vetiver, Ylang-Ylang, Zwiebel.

Neuralgien

Siehe auch »Kopfschmerzen«, »Muskelverspannungen«, »Rückenschmerzen«, »Zahnschmerzen«!

Bayöl, Cardamom, Eukalyptus, Ho-Scho-Öl, Johanniskraut, Kamille blau.

Neurodermitis

Avocadobasisöl, Calendulabasisöl, Jojobabasisöl, Kamille, Kamillenwasser, Karotte, Lavendel, Mandelbasisöl, Nachtkerzenbasisöl, Olivenbasisöl, Rose, Sanddorn, Sandelholz ostindisch, Schafgarbe, Sonnenblumenbasisöl, Veilchenblätter, Weizenkeimbasisöl.

Bitte lesen Sie vor Gebrauch auch die Anwendungshinweise!

Ödeme
Siehe auch »Bindegewebsschwäche«!

Cypresse, Lemongras, Vetiver, Wiesenkönigin.

Ohnmacht
Bei häufigem Auftreten Ursache ärztlich klären lassen.

Basilikum, Kampfer, Lavendel.

Ohrenschmerzen
Bei lang anhaltenden Schmerzen die Ursache ärztlich klären lassen!

Johanniskrautbasisöl, Kamille blau, Zwiebel.

Orangenhaut
Blutorange, Cypresse, Nachtkerzenbasisöl, Orange, Patchouli, Rose, Rosmarin, Schafgarbe, Wiesenköniginnen.

Polypen
Angelikawurzel.

Prellungen
Siehe auch »Blutergüsse«!

Arnikabasisöl, Majoran, Melisse officinalis.

Prüfungsangst
Siehe auch »Angst«, »Konzentration«!

Eisenkraut, Lemongras, Litsea Cubeba, Minze, Neroli, Pfefferminze, Zitrone.

Psoriasis
Siehe »Schuppenflechte«!

Psyche, Unausgeglichenheit
Öffnend, entkrampfend, anregend, stärkend:
Angelikawurzel, Basilikum, Bay, Bergamotte, Bergbohnenkraut, Birke, Cananga, Cistrose, Costuswurzel, Eisenkraut, Eugenol, Eukalyptol, Estragon, Geranium, Grapefruit, Honig absolue, Johanniskrautbasisöl, Kakaoextrakt, Kampfer, Limette, Lorbeeröl, Majoran, Mandarine, Moschuskörner, Myrtenöl, Narde, Neroli, Orange, Origanum, Pimentbeere, Quendel, Rosenholz, Schafgarbe, Sellerie, Thymian, Zirbelkiefer.

Beruhigend bei Angstzuständen und Aggressivität:
Asant, Baldrian, Bayöl, Benzoe, Bergamotte, Borretschbasisöl, Cananga, Cedernholz, Cistrose, Clementine, Copaivabalsam, Dill, Douglasie, Elemi,

Bitte lesen Sie vor Gebrauch auch die Anwendungshinweise!

Galbanum, Geranium, Gingergrasöl, Honig, Hopfen, Immortelle, Ingwer, Iris, Jasmin absolue, Johanniskraut, Kakaoextrakt, Kamille, Majoran, Mimose, Moschuskörner, Muskateller Salbei, Myrte, Narde, Neroli, Perubalsam, Petitgrain, Rosmarin, Sandelholz ostindisch, Spiklavendel, Tolubalsam, Tuberose, Vanille, Veilchenblätter und -blüte, Weihrauch, Ylang-Ylang.

Psychosomatische Beschwerden

Siehe auch »Depressionen«!

Bergamotte, Borretschbasisöl, Immortelle, Iris, Jasmin absolue, Johanniskrautbasisöl, Kamille römisch, Majoran, Mimose, Neroli, Rose, Sandelholz ostindisch, Schafgarbe, Tolubalsam, Veilchenblätter.

Raucherhusten

Siehe auch »Husten«!

Copaivabalsam, Myrte.

Regelschmerzen

Siehe »Menstruationsbeschwerden«!

Reiseangst, Reiseübelkeit

Angelikawurzel, Baldrian, Dill, Minze, Pfefferminze, Schafgarbe.

Reizbarkeit

Akazienblüte, Asant, Benzoe, Birke, Cananga, Clementine, Copaiva-Balsam, Coriander, Cypresse, Dill, Douglasie, Estragon, Geranium, Honig, Immortelle, Kakaoextrakt, Kamille römisch, Latschenkiefer, Lavendel, Linaloe mexikanisch, Lorbeerblätter, Mandarine, Myrte, Opopanax, Patchouli, Petitgrain, Tolubalsam, Vanille.

Reizmagen

Siehe »Magen-Darm-Beschwerden«!

Rekonvaleszenz

Angelikawurzel, Bergamotte, Bergbohnenkraut, Birkenrinde, Elemi, Johanniskraut, Lorbeerblätter, Rose, Thymian, Vetiver, Ysop.

Rheuma

Angelikawurzel, Balsamterpentin, Beifuß, Birke, Cajeput, Copaivabalsam, Costuswurzel, Edeltanne, Fichtennadel, Galbanum, Gingergras, Ho-Scho-Öl, Johanniskrautbasisöl, Kampfer, Kiefernnadel, Knoblauchöl, Kümmel, Kreuzkümmel, Lärche, Latschenkiefer, Lavendel fein, Macisöl, Majoran, Muskat-Nachtkerzenbasisöl, Niaouli, Olivenbasisöl, Origanum, Pinie, Rosmarin, Salbei, Sassafras, Sonnenblumenbasisöl, Wachholderbeere und -holz, Wiesenkönigin, Wintergrün, Zirbelkiefer.

Bitte lesen Sie vor Gebrauch auch die Anwendungshinweise!

Rückenschmerzen

Siehe auch »Muskelverspannungen«!

Balsamterpentin, Birke, Clementine, Costuswurzel, Eukalyptus, Fichtennadel, Galbanum, Geranium, Gingergras, Guajak, Ho-Scho-Öl, Johanniskrautbasisöl, Lärche, Lavendel, Majoran, Wiesenköniginnen.

Saunaaufguß

Generell sind alle ätherischen Öle geeignet, die als angenehm empfunden werden.

Zur Reinigung der Atemwege, zur Entgiftung und Abwehrsteigerung besonders geeignet sind: Bergbohnenkraut, Cajeput, Cedernholz (Atlantica), Cypresse, Edeltanne, Eisenkraut, Eukalyptus, Eukalyptus-citriodora, Fichtennadel, Kiefernnadel, Latschenkiefer, Lemongras, Litsea Cubeba, Myrte, Pinie, Rosmarin, Salbei, Teebaum, Wachholderholz und -beere, Ysop, Zirbelkiefer, Zitrone.

Schlaflosigkeit und Schlafstörungen

Baldrian, Basilikum, Borretschbasisöl, Cananga, Citronella, Clementine, Costuswurzel, Dill, Geranium, Gingergras, Honig absolue, Hopfen, Johanniskraut, Johanniskrautbasisöl, Kamille römisch, Lavendel, Majoran, Mandarine, Melisse officinalis, Muskateller Salbei, Narde, Neroli, Orange, Palmarosa, Perubalsam, Pinie, Rose, Rosenholz, Sandelholz ostindisch, Schafgarbe, Spiklavendel, Sternanis, Vanille, Veilchenblätter und -blüte, Ylang-Ylang,

Schleimhäute, trockene

Cajeput, Edeltanne, Lärche, Pinie, Salbei, Schafgarbe, Tolubalsam, Veilchenblätter und -blüte, Ysop, Zwiebel.

Schleimlösend

Angelikawurzel, Anis, Balsamterpentin, Benzoe, Bergbohnenkraut, Cajeput, Cedernholz, Copaivabalsam, Costuswurzel, Cypresse, Dill, Douglasie, Edeltanne, Eichenmoos, Elemi, Eukalyptol, Eukalyptus, Fenchel, Fichtennadel, Galbanum, Geranium, Guajak, Hopfen, Immortelle, Johanniskraut, Kamille blau, Kampfer, Karotte, Kiefernnadel, Knoblauchöl, Krauseminze, Lärche, Latschenkiefer, Litsea Cubeba, Majoran, Mastix-Pistazie, Minzo, Myrte, Niaouli, Petersilie, Perubalsam, Pfefferminze, Pimentbeere, Pinie, Quendel, Ravensara, Salbei, Sandelholz, Schafgarbe, Spearmint, Sternanis, Thymian, Tolubalsam, Veilchenblätter und -blüte, Wachholderbeere, Wachholderholz, Weihrauch, Ysop, Zirbelkiefer, Zwiebel.

Schluckauf

Anis, Estragon, Fenchel, Kreuzkümmel, Kümmel, Melisse officinalis.

Schock
Siehe auch »Angst«!

Coriander, Krauseminze, Neroli.

Schnupfen
Siehe auch »Erkältung«!

Basilikum, Cedernholz, Citronella, Eichenmoos, Eukalyptus, Fichtennadel, Kamille, Kiefernnadel, Krauseminze, Latschenkiefer, Majoran, Minze, Myrte, Niaouli, Pfeffer, Ravensara, Schafgarbe, Sonnenblumenbasisöl, Spearmint, Ysop, Zimt, Zirbelkiefer.

Schuppen
Siehe auch »Haarpflege«!

Cedernholz (Atlas), Cypresse, Olivenbasisöl.

Schuppenflechte
Aloe Verabasisöl, Avocadobasisöl, Birkenrinde, Cedernholz, Cistrose, Copaivabalsam, Immortelle, Jojobabasisöl, Nachtkerzenbasisöl, Weizenkeimbasisöl.

Schwächezustände, psychische
Siehe »Erschöpfungszustände, seelisch«!

Schwächezustände, erkältungsbedingte
Siehe »Erschöpfungszustände körperlich«, »Erkältung«!

Schwangerschaftsbäder und -massagen
Baldrian, Benzoe, Cananga, Geranium, Honig, Iris, Jasmin absolue, Lavendel, Linaloe mexikanisch, Mandarine, Neroli, Rose, Tuberose.

Schwangerschaftsübelkeit
Dill, Ingwer, Jasmin absolue, Minze.

Schwangerschaftsstreifen (auch bei Wachstumsstreifen)
Geranium, Iris, Lavendel, Mandarine, Myrrhe, Sonnenblumenbasisöl, Vetiver, Weihrauch, Weizenkeimbasisöl.

Schweißfüße
Rosmarin, Salbei, Teebaum, Thymian.

Schweißausbrüche
Siehe »Hitzewallungen«!

Bitte lesen Sie vor Gebrauch auch die Anwendungshinweise!

Schwerhörigkeit
Bergbohnenkraut, Johanniskrautbasisöl.

Schwindel
Angelikawurzel, Dill, Eisenkraut, Johanniskraut, Kampfer, Krauseminze, Lavendel, Litsea Cubeba, Melisse officinalis, Melissenwasser, Mimose, Minze, Pfefferminze, Rosmarin, Schafgarbe, Spearmint.

Sehnenscheidenentzündung
Birke, Rosmarin.

Sexuell anregend
Siehe auch »Impotenz«!

Asant, Bergbohnenkraut, Cistrose, Coriander, Ingwer, Jasmin absolue, Moschuskörneröl, Nelke, Patchouli, Rose, Rosmarin, Sandelholz ostindisch, Tuberose, Ylang-Ylang.

Sexuelle Hyperaktivität
Dill, Hopfen.

Sodbrennen
Siehe auch »Verdauungsstörungen«!

Cardamom, Kreuzkümmel.

Sonnenöl
Ho-Scho-Öl, Jojobabasisöl, Karotte.

Sonnenbrand
Aloe Verabasisöl, Ho-Scho-Öl, Immortelle, Johanniskraut, Jojobabasisöl, Kamille blau, Lavendel, Olivenbasisöl, Rose, Sanddorn, Schafgarbe, Ylang-Ylang.

Sport
Siehe auch »Muskelverspannungen«!

Grapefruit, Pfeffer, Zitrone.

Stillen
Dill, Jasmin, Johanniskrautbasisöl, Karotte, Kümmel, Melisse officinalis, Sternanis.

Stimmverlust
Siehe auch »Heiserkeit«!

Immortelle, Myrrhe.

Stirnhöhlen
Siehe »Nebenhöhlenentzündung«!

Stoffwechsel
Borretschbasisöl, Nachtkerzenbasisöl, Sellerie.

Streßabbau
Siehe auch »Psyche, stärkend«!

Baldrian, Benzoe, Bergamotte, Blutorange, Galbanum, Geranium, Lavendel, Linaloe, Opopanax, Orange bitter, Orange süß, Rose, Rosenholz, Sandelholz ostindisch, Schafgarbe, Vanille, Vetiver, Ylang-Ylang.

Tiere
Baldrian.

Trauer
Siehe »Depressionen« und »Melancholie«!

Traum
Immortelle, Kamille römisch, Lavendel, Mandarine, Muskat, Rose.

Übelkeit
Fenchel, Ingwer, Kalmus, Minze, Rosenwasser, Sandelholz ostindisch.

Überarbeitung
Siehe auch »Erschöpfungszustände«, »Geistige Überanstrengung«!

Eisenkraut, Litsea Cubeba, Myrte.

Ungeziefer
Siehe auch »Desinfektion« und »Insektenabwehr«!

Cedernholz (Atlas), Eukalyptus, Geranium, Lavandin, Lavendel, Nelke, Salbei, Thymian rot, Zitrone.

Vaginalpilze oder -infektionen
Bergbohnenkraut, Sanddornbasisöl, Schafgarbe, Teebaum.

Verdauungsbeschwerden
Siehe auch »Magen-Darm-Beschwerden«!

Angelikawurzel, Asant, Balsamterpentin, Estragon, Fenchel, Ingwer, Kalmus, Karotte, Kreuzkümmel, Kümmel, Mandarine, Majoran, Muskat, Petersilie, Spearmint, Sternanis, Olivenbasisöl, Orange, Ysop.

Bitte lesen Sie vor Gebrauch auch die Anwendungshinweise!

Verbrennungen

Balsamterpentin, Johanniskraut, Johanniskrautbasisöl, Lavendel.

Verstopfung

Siehe auch »Magen-Darm-Beschwerden«!

Balsamterpentin, Orange.

Völlegefühl

Kreuzkümmel, Kümmel.

Warzen

Knoblauch, Teebaum, Thuja.

Wachstumsstreifen

Siehe »Schwangerschaftsstreifen«!

Wehen

Eisenkraut, Jasmin absolue, Nelke, Petersilie, Rose.

Windelausschlag

Siehe auch »Neurodermitis«!

Aloe-Verabasisöl, Arnikabasisöl, Avocadobasisöl, Calendulabasisöl, Geranium, Honig, Immortelle, Iris, Kamille, Lavendel, Mandelbasisöl, Melisse officinalis, Nachtkerzenbasisöl, Olivenbasisöl, Rose, Sandelholz ostindisch, Schafgarbe.

Wundheilung

Aloe Verabasisöl, Balsamterpentin, Benzoe, Birke, Birkenrinde, Calendulabasisöl, Copaivabalsam, Costus, Elemi, Hamameliswasser, Iris, Johanniskraut, Kamille blau, Kamillenwasser, Lavendel, Mandelbasisöl, Mastix-Pistazie, Myrrhe, Myrte, Olivenbasisöl, Patchouli, Perubalsam, Rosenholz, Salbei, Sanddorn, Schafgarbe, Sonnenblumenbasisöl, Spiklavendel, Tolubalsam, Thymian, Ysop.

Zahnfleischentzündung, -bluten

Eugenol, Kamille blau, Kreuzkümmel, Kümmel, Myrrhe, Nelke, Ravensara, Zimtblätter, Zitrone.

Zahnschmerzen

Eugenol, Nelke, Salbei, Zitrone.

LITERATUREMPFEHLUNGEN

Judith Jackson: »Aromatherapie«,
Die Heilkraft der Düfte bei Massagen, Bädern und Tees.
Droemersche Verlagsanstalt Th. Knaur Nachf.,
ISBN 3-426-07847-3, München, 1989,

Dieses Taschenbuch gibt hervorragende Anwendungsratschläge, wie ätherische Öle in Bädern und Massagen verwendet werden können. Es werden verschiedene Massagetechniken und ihre speziellen Wirkungen sehr leicht verständlich erklärt und auch auf die Wirkung von Aromabädern auf Körper und Seele wird im einzelnen eingegangen. Ein weiteres Kapitel widmet sich der Anwendung ätherischer Öle in der Schwangerschaft und in den ersten Lebensjahren des Neugeborenen.

Robert B. Tisserand: »Aromatherapie«,
Heilung durch Duftstoffe.
Hermann Bauer Verlag, ISBN 3-7626-0241-7
Freiburg/Breisgau, 1989

Eine sehr gute Beschreibung von 28 ätherischen Ölen, die zu den wichtigsten Ölen der Aromatherapie zählen. Neben sehr interessanten geschichtlichen Betrachtungen der einzelnen Öle, wird deren Wirkung auf die einzelnen Organe sehr gut beschrieben. Ein gut verständlicher Einführungstext geht auf die einzelnen Bereiche der Aromatherapie ein und gibt spezielle Hinweise zur Aromamassage.

Jean Valnet: »Aromatherapie«,
Gesundheit und Wohlempfinden durch pflanzliche Essenzen.
Wilhelm Heine Verlag, ISBN 3-453-41728-3
München, 1991.

Der Autor, der als Wegbereiter der Aromatherapie gilt, beschreibt hier auf verschiedenste Weise die gesundheitsfördernden Wirkungen ätherischer Öle. Anhand wissenschaftlicher Untersuchungen werden die verschiedenen Eigenschaften der pflanzlichen Essenzen gut nachvollziebar dargestellt und die daraus folgenden Anwendungsmöglichkeiten in der Einzelbeschreibung des jeweiligen Öles übersichtlich aufgezählt. Dieses Buch geht über einführende Informationen weit hinaus.

Erich Keller: »Essenzen der Schönheit«
Kosmetik mit ätherischen Ölen.
Wilhelm Goldmann Verlag, München 1991.

Schon in frühesten Zeiten wurden duftende Salben und Öle kosmetisch verwendet. Wer diese Tradition fortführen will, findet hier ein Sammelsurium an Rezepten. Die Herstellung von Cremes, Salben u.ä. ist ebenso Inhalt dieses Buches wie ein Stichwortlexikon der Aromakosmetikgrundstoffe. Die vielen Rezepte geben immer wieder neue Anregungen zur Mischung eigener Duftkompositionen.

Rene A. Strassmann: »Duftheilkunde«
AT Verlag Aarau/Schweiz, 1991,
ISBN 3-85502-404-9

Rene A. Strassmann ist es gelungen, das Thema Aromatherapie auf eine sehr lebendige Art zu behandeln. Neben den herkömmlichen »Duftbeschreibungen« findet man hier auch außergewöhnliche Erläuterungen zu ätherischen Ölen, z.B. im Kapitel "ganzheitliche Dufttherapie". Im Kapitel "Klang, Farben, Düfte" werden die ätherischen Öle ihrem Wesen nach betrachtet. Wer dieses Buch gelesen hat, wird neue Wege in die Welt der Düfte kennen.

LITERATURNACHWEIS

H.A. Hoppe: "Taschenbuch der Drogenkunde", De Gruyter-Verlag, Berlin-New York 1977
H.A. Hoppe: "Drogenkunde", Band 1, Angiospermen, 8.Auflage, 1975, De Gruyter Verlag
H.A. Hoppe: "Drogenkunde", Band 2, Gymnospermen..., 8. Auflage 1977, De Gruyter Verlag
H.A. Hoppe: "Drogenkunde", Band 3, Supplement, 8.Auflage, 1987, De Gruyter Verlag
Gildemeister/Hoffmann: "Die ätherischen Öle", Band 1-3, 1928-1931, Schimmel+Co, Leipzig,
G. Madaus: "Lehrbuch der biologischen Heilmittel", 1987, Mediamed Verlag, Ravensburg
R.F. Weiss: "Lehrbuch der Phytotherapie", 6. Auflage, 1985, Hippokrates Verlag, Stuttgart
E. Köhler: "Medizinal-Pflanzen", 1991, Verlag Th. Schäfer, Hannover
Braun/Frohne: "Heilpflanzenlexikon für Ärzte", 5. Auflage, 1987, G.Fischer Verlag, Stuttgart
"Taschenlexikon der natürlichen ätherischen Öle", 1. Auflage, 1991, Radicula, Dreieich
M. Henglein: "Die heilende Kraft der Wohlgerüche und Essenzen", 1985, Oesch Verl., Zürich
S.F.-Rizzi: "Himmlische Düfte", 2. Auflage, 1989, Hugendubel-Verlag, München
S.F.-Rizzi: "Medizin der Erde", 5. Auflage, 1990, Hugendubel Verlag, München
S.F.-Rizzi: "Poesie der Düfte", 1989, Joy-Verlag GmbH, Isny
A. Meyer: "Lexikon der Düfte", 1991, Taoasis Verlag, Lemgo
Christine Stead: "Aromatherapie", 8. Auflage, 1990, Econ-Verlag
J. Valnet: "Aromatherapie", 8. Auflage, 1991, Heyne Verlag, München
M. Wilhelm: "Das grüne Geheimnis", 1984, Einhorn-Presse Verlag, Reinbeck
S. Faber: "Das Rezeptbuch für Naturkosmetik", 16. Auflage, 1990, Heyne Verlag, München
S. Faber: "Kräuterkosmetik", 6. Auflage, 1984, Goldmann Verlag, München
P. Davis: "Aromatherapie von A-Z", 1990, Droemersche Verlagsanstalt Knaur, München
M. Uyldert: "Verborgene Kräfte der Pflanzen", 2. Auflage, 1984, Hugendubel Verl., München
K.-H. Kubeczka: "Vorkommen und Analytik ätherischer Öle", 1979, G. Thieme Verl., Stuttgart
K.-H. Kubeczka: "Ätherische Öle, Analytik...", 1982, G.Thieme-Verlag, Stuttgart
E. Keller: "Duft und Gemüt", 1991, Buchverlag Fischer Druck AG, Bern
E. Keller: "Essenzen der Schönheit", 2. Auflage, 1990, Goldmann Verlag, München
Dr. E. Schneider: "Nachtkerzenöl", 1988, Verlag Natur und Gesundheit, Bruckmühl/Obb.
N. Krack: "Nasale Reflexzonen-Therapie mit äth. Ölen.", 1982, Haug Verlag, Heidelberg
Ch. Zink: "Psychrembel, Klinisches Wörterbuch", 256. Auflage, 1989, de Gruyter Verl., Berlin
H. Schramm: "Heilmittel-Fibel", (Weleda AG), 1983, Novalis Verlag, Schaffhausen
Knoblich/Schubert: "Marketing mit Duftstoffen", 1989, Oldenbourg Verlag GmbH, Wien
P.J. Lehmann: "Naturkleidung", 1. Auflage, 1986, Edition Schangrila, Haldenwang
V.W. Worwood: "Liebesdüfte", 1. Auflage, 1990, Goldmann Verlag, München
Becht/Legath: "Das große Buch vom Öl", 1989, AT Verlag, Aarau/Schweiz
S.Price: "Aromatherapie", 1991, Mosaik Verlag, München
E. Asjes: "Heilende Öle und Essenzen", 1991, Aurum Verlag GmbH, Braunschweig
R. Tisserand: "Aromatherapie", 5. Auflage, 1989, Verlag H. Bauer KG, Freiburg
J. Jackson: "Aromatherapie", 1991, Droemersche Verlagsanstalt Th. Knaur, München
N.S. Drury: "Handbuch der heilenden Öle, Aromen und Essenzen", 1989, Windpferd, Durach
R. A. Strassmann: "Duftheilkunde", 1991, AT Verlag, Aarau/Schweiz
Prof.Dr. O. Schmeil: "Pflanzenkunde", 28. Auflage, 1921, Quelle & Mener Verlag, Leipzig
IFRA: "Code of practice", Verfahrenscodex der International Fragrance Association
Dr. D. Gümbel: "Wie neugeboren...", 1. Auflage, 1990, Gräfe und Unzer Verlag, München
T. Kettenring: "Neue Küche mit natürlichen Aromen", 1987, Joy Verlag, Isny
R. A. Miller: "Das magische Parfum", 1991, Aurum Verlag GmbH, Braunschweig
H. D. Hentschel: "Alte und neue Wege d. Massage-Therapie", 1981, Med. Welt 32.1703-1710
Prof. Dr. F. Fischler: "Ausführung qualitativer Analysen", 1949, Bergmann Verlag, München
H. Wojahn: "Kurze Einf. in die galenische Pharmazie", 2. Aufl., 1951, Steinkopff, Leipzig
Lohs/Martinetz: "Gift", 1986, D.W. Callwey Verlag, München
G. Schomburg: "Gaschromatographie", 2. Auflage, 1987, VCH Verlags-GmbH, Weinheim

Prof. Dr. Bodendorf, "Kurzes Lehrbuch der pharm. Chemie", 3. Auflage, 1949, Springer-Verl.
E. Mutschler: "Arzneimittelwirkungen", 1970, Wissenschaftliche Verlagsges., Stuttgart
Dr. Sobotta: "Kurzes Lehrbuch der deskriptiven Anatomie", 2. Auflage, Lehmanns, München
"The Merck Index", eleventh edition, 1989, Merck & Co., Inc., Rahway, New York, USA
M.-L. Kreuter: "Der Biogarten", 3. Auflage, 1982, BLV Verlagsgesellschaft mbH, München
"Die Bibel, mit Bildern von Salvador Dali", Weltbild Verlag, Augsburg, Zertifikat-Nr.: 06913
H. Jonas: "Das Prinzip Verantwortung", 7. Auflage, 1987, Insel Verlag, Frankfurt
Gall-Kruse: "Lehrbuch der Chemie", 1. Band, 4. Auflage, 1942, Diesterweg Verlag, Frankfurt
"Zeitschrift für Phytotherapie", 13. Jahrgang, Heft 1-6, Hippokrates Verlag, Stuttgart
"Arzneipflanzen", Steigerwald Arzneimittel GmbH, 1985, Darmstadt
Dr. W. zur Linden: "Geburt und Kindheit", 11. Auflage, 1982, Klostermann GmbH, Frankfurt
F. Husemann: "Das Bild des Menschen...", 1977, Verlag Freies Geistesleben, Stuttgart
Altner/Boeckh: "Geschmack und Geruch", in "Phys. des Menschen", 1976, 18. Aufl., Berlin
"Dufte Kampagnen", in "Absatzwirtschaft", Nr. 2/86, S. 62-64
J. Wind: "Product Police", Reading Massachusetts, 1982
Dr. K. Freudenberg: "Organische Chemie", 7. Auflage, 1950, Quelle & Meyer, Heidelberg
H. Lothrop: "Das Stillbuch", 11. Auflage, 1987, Kösel-Verlag GmbH & Co., München
F. Leboyer: "Geburt ohne Gewalt", 4. Auflage, 1986, Kösel-Verlag GmbH & Co., München
F. Leboyer: "Sanfte Hände", 8. Auflage, 1987, Kösel-Verlag GmbH & Co., München
J. Lawless: "The Encyclopaedia of Essential Oils", 1992, Element Books, Dorset
"Physik und Transzendenz", 4. Auflage, 1987, Hrsg. H.-P. Dürr, Scherz Verl., Bern,/München
N. Weeks: "Edward Bach", 1988, Hugendubel Verlag, München
M Scheffer: "Erfahrungen mit der Bach Blütentherapie", 1988, Hugendubel Verlag, München

NOTIZEN

NOTIZEN

NOTIZEN

NOTIZEN

NOTIZEN

NOTIZEN

NOTIZEN

NOTIZEN